职业教育工学一体化课程改革规划教材·老年服务与管理系列
北京劳动保障职业学院国家骨干校建设资助项目
总主编　王建民

老年服务沟通实务

主　编　王建民　谈玲芳
副主编　尚振坤　许川资

中国人民大学出版社
·北京·

图书在版编目（CIP）数据

老年服务沟通实务/王建民，谈玲芳主编．—北京：中国人民大学出版社，2015.2
职业教育工学一体化课程改革规划教材．老年服务与管理系列
ISBN 978-7-300-20364-5

Ⅰ.①老… Ⅱ.①王… ②谈… Ⅲ.①老年人-家庭-护理-人际关系学-高等职业教育-教材 Ⅳ.①R473.2

中国版本图书馆 CIP 数据核字（2014）第 282444 号

职业教育工学一体化课程改革规划教材·老年服务与管理系列
北京劳动保障职业学院国家骨干校建设资助项目
老年服务沟通实务
主　编　王建民　谈玲芳
副主编　尚振坤　许川资
Laonian Fuwu Goutong Shiwu

出版发行	中国人民大学出版社		
社　址	北京中关村大街 31 号	邮政编码	100080
电　话	010－62511242（总编室）		010－62511770（质管部）
	010－82501766（邮购部）		010－62514148（门市部）
	010－62515195（发行公司）		010－62515275（盗版举报）
网　址	http://www.crup.com.cn		
经　销	新华书店		
印　刷	固安县铭成印刷有限公司		
开　本	787 mm×1092 mm　1/16	版　次	2015 年 9 月第 1 版
印　张	15.5	印　次	2024 年 6 月第 6 次印刷
字　数	406 000	定　价	29.00 元

北京劳动保障职业学院国家骨干校建设资助项目

编　委　会

参编者（排名不分先后）

王建民　北京劳动保障职业学院
谈玲芳　北京劳动保障职业学院
屈冠银　北京劳动保障职业学院
郑春贤　北京劳动保障职业学院
杨海英　北京劳动保障职业学院
王　婷　北京劳动保障职业学院
刘　艳　北京劳动保障职业学院
王　巍　北京劳动保障职业学院
卢　先　北京慈爱嘉养老服务有限公司
王凤臣　北京京北职业技术学院
王红红　北京劳动保障职业学院
罗雪艳　美国达拉斯医院
侯晓霞　大连职业技术学院
臧少敏　北京劳动保障职业学院
青　玮　北京劳动保障职业学院
季　琼　北京劳动保障职业学院
李　冰　北京劳动保障职业学院
黄志远　北京劳动保障职业学院
王文焕　北京劳动保障职业学院
张保丰　北京劳动保障职业学院
王　钵　北大医疗产业园科技有限公司
赵　丹　北京京北职业技术学院
杜　庆　重庆城市管理职业学院
徐红莉　湖北职业技术学院
谭　晶　同济医院
曾　韬　荆楚理工职业学院

贾　真	北京京北职业技术学院	雷　雨	重庆城市管理职业学院
齐玉梅	荆楚理工职业学院	刘　琼	北京京北职业技术学院
马丽娟	东北师范大学人文学院	王　允	大连职业技术学院
许川资	CFU 家庭支持资源中心	曲　波	东北师范大学人文学院
杨　萍	北京市华龄颐养精神关怀服务中心	王鹏云	中国科学院心理研究所
黄文杰	东北师范大学人文学院	陈捷文	甘家口社区卫生服务中心
刘世文	东北师范大学人文学院	肖品园	北京京北职业技术学院
赵　强	北京鹤逸慈老年生活用品有限公司	邢　媛	北京鹤逸慈老年生活用品有限公司
王红歌	北京鹤逸慈老年生活用品有限公司	程俊飞	北京无障碍设施中心
苏兰君	北京信息职业技术学院	欧阳青	禄祥源（北京）科技发展有限公司
朱军伟	邢台学院	薛　齐	北京劳动保障职业学院
张　妍	北京劳动保障职业学院	张　洁	用友新道科技有限公司
章艳华	淮安信息职业技术学院	肖三喜	北京市海淀区职工大学
杨爱春	北京诚和敬投资有限责任公司	贾金凤	北京市朝阳区寸草春晖养老院
崔文一	北京英智康复医院	王艳蕊	北京市乐龄老年社会工作服务中心
韩艳萍	东北师范大学人文学院	尚振坤	北京市第一社会福利院
付　玉	东北师范大学人文学院	郝莹莹	甘家口社区卫生服务中心
惠普科	北京劳动保障职业学院	徐海峰	北京劳动保障职业学院
弓永钦	北京劳动保障职业学院	张艳宁	临沂职业学院

总　序

中国的老龄化趋势日趋严峻，养老服务人才严重短缺，为了加快养老服务人才培养的步伐，北京劳动保障职业学院与同类院校、行业企业专家共同编写的国内首套“老年服务与管理”专业系列教材终于开始出版发行了。作为整个系列教材立项的支持者和编写过程的见证者，我感到无比兴奋与欣慰。

第一，本套教材的推出是促进专业发展的“及时雨”。21世纪的第一个十年刚刚过去，我国老龄人口已经突破两个亿，老龄社会已经快速到来。老年服务业开始成为“夕阳事业中的朝阳产业”，老年服务人才已经成为老年服务企业竞相争抢的对象。面对老年服务产业人才短缺现状，不少具有战略眼光的高职和中职院校纷纷开设老年服务类专业。然而，教材的短缺已经成为制约专业教学发展的重要瓶颈之一。在此时推出本套系列化教材可谓“好雨知时节”，“久旱逢甘霖”，某种程度上可以说填补了国内空白，相信一定会很好地满足老年服务类专业教学的迫切需要，发挥其应有的作用。

第二，本套教材是真正以能力为导向的项目化教材。项目化教材是“坚持能力为重”的最好体现。《国家中长期教育改革和发展规划纲要（2010—2020年）》关于“坚持能力为重”是这样论述的：“坚持能力为重。优化知识结构，丰富社会实践，强化能力培养。着力提高学生的学习能力、实践能力、创新能力，教育学生学会知识技能，学会动手动脑，学会生存生活，学会做事做人，促进学生主动适应社会，开创美好未来。”职业教育改革的实践证明，能力不是教师“讲”出来的，不是学生“听”出来的，能力是靠学生自己动手、动脑“练”出来的，而项目和任务是训练能力的最好载体。参与教材编写的专家和老师们高度认同这些观念，所以，本套教材打破了传统的“知识体系”，确立了现代职业的“能力体系”；改变了惯常的“章、节”编写体例，创建了以项目和任务贯穿始终的新体例。而且，每一个项目和任务都不是孤立存在，而是根据具体的工作情境设计出来的。因此，这是一套真正意义上坚持能力导向的项目化教材。使用本套教材的学生，定会成为学习的真正主体，在教师的引导下，靠项目和任务的驱动去学习知识、创新方法，在完成一系列项目和任务的过程中提高分析问题和解决问题的能力。

第三，本套教材是学校、企业、行业多方合作的结晶。《教育部关于全面提高高等职业教育教学质量的若干意见》（教高2006年16号文）对如何进行教材建设明确提出：“与行业企业共同开发紧密结合生产实际的实训教材，并确保优质教材进课堂。”在本套教材的编者中，既有企业实践一线的业务骨干和管理者，又有养老行业的知名专家。企业专家贡献他们的实践经验，为教材提供真实的案例；行业专家发挥他们的战略思维优势，为教材开发指明方向。教材中涉及的学习项目和典型工作任务都是专业教师和行业、企业专家一起从实际工作中提取出来的，切合实际，便于教与学。

第四，本套教材是学院国家骨干校建设结出的硕果。北京劳动保障职业学院2011年被评为国家骨干高职建设院校，其中项目化课程改革是骨干校建设的一项重要内容。“三年磨一剑，今日把示君”，经过三年艰苦努力，学院不仅在办学硬件方面提升了一个档次，而且在专业建设方面也打磨出了一批精品专业。其中“老年服务与管理”专业成为学院的品牌专业，在北京市乃至全国高职院校中都享有一定的知名度。该专业的所有核心课程都完成了项目化课程改革，并随之产生了相应的项目化校本教材。有观念的改变和课程改革经验的积累，才能编出优秀的教材，从这个意义上讲，本套教材的产生是学院国家骨干校建设结出的硕果。

本套系列教材共16本，几乎涵盖了“老年服务与管理”专业所有专业基础课和专业核心课，这是一项浩大的工程。我为北京劳动保障职业学院专业教师的勇气和能力感到骄傲，为多位行业、企业专家能够积极参与到教材编写中来而深深感动。祝愿这套系列教材能为全国有志于为老年事业服务和奉献的同行们提供教学和培训参考，为促进中国老年事业健康发展贡献自己绵薄的力量！

北京劳动保障职业学院院长、教授　**李继延博士**
2014年12月10日

前 言

随着人口老龄化的快速发展，我国已经进入老龄化社会，并且已经成为世界上老年人口最多的国家，养老服务需求与专业化服务供给不足的矛盾日益突出。因此，加快发展养老服务业，积极应对人口老龄化，不断满足老年人持续增长的养老服务需求，已经成为全社会共同关心的问题。

调查显示，老年人的养老服务需求是多样化的，既有生活照料、医疗保健、康复护理、家政服务等方面的生存型服务需求，也有精神慰藉、营养服务、健康管理等方面的改善型服务需求，还有老年教育、老年旅游、老年文体等方面的享受型服务需求。不管为老年人提供哪方面的服务，尊敬老人、关爱老人、与老人进行有效沟通和交流都是为老服务人员所必须具备的基本素养和能力。因此，培养为老服务人才的沟通技能，不仅是胜任为老服务工作的职业要求，也是提高老年人生活质量和幸福指数的主要途径。

本教材根据职业院校学生特点及为老服务的技能要求，设计了上、下两篇共11个项目。上篇为沟通原理与方法，包括沟通原理认知、人际沟通方案设计、口头表达训练、书面沟通训练、非语言沟通训练、组织沟通方案设计6个项目，重点培养学生的基本沟通能力；下篇为与老年人沟通方法与技巧，包括接待老年人沟通、老年人照护沟通、与临终老年人沟通、多元文化沟通方案设计、团队沟通方案设计5个项目，重点培养学生为老服务工作过程中的沟通能力。本教材由王建民、谈玲芳任主编，尚振坤、许川资任副主编，参加编写工作的还有王艳蕊、王翘楚。其中，项目一、项目三、项目五由王建民编写，项目二、项目四由王翘楚编写，项目六由王建民、王艳蕊编写，项目七由谈玲芳、许川资编写，项目八、项目九、项目十由谈玲芳编写，项目十一由尚振坤、谈玲芳编写。全书由王建民统稿。刘艳、黄志远、王允、闫丛立、曹炳政参与了体例及内容设计，并为教材编写做了大量资料收集工作。

本教材的突出特点，一是项目化设计，任务驱动。即根据为老服务的工作内容设计项目，为完成项目设计一系列任务，让学生在完成任务过程中学习知识、提高技能，变“教学做”为“做学教”，变“教师推动式”学习为“任务拉动式”学习，使学生成为真正的学习主体。二是校企深度合作。即学校专业教师与行业企业专家共同研讨设计为老服务专业人才应具备的沟通知识和技能，将典型工作案例融入教材内容之中，共同设计项目、情景、任务和内容，共同确定教材编写体例和风格，共同参与教材编写，实现了教学内容与实践需要的有机结合。三是编写团队实力雄厚。本教材参编人员既有实践经验丰富的行业企业专家，也有学历层次高、理论功底扎实的院校专业教师，既有学习医疗、护理的专业人员，也有学习企业管理、市场营销的实践专家，团队知识结构合理，为教材编写质量提供了基本保障。全书以党的二十大精神为引领，全面贯彻党的教育方针，落实立德树人根本任务，推进习近平新时代中国特色社会主义思想进教材、进课堂、进头脑。

本教材主要作为老年服务与管理专业学生学习的教材，同时也可作为养老机构管理人员、服务人员的培训教材或参考书。

在编写过程中，本教材参考和引用了部分国内外有关研究成果与文献资料，得到了北京劳动保障职业学院领导的大力支持，中国人民大学出版社牛晋芳编辑也为本书出版付出了许多辛劳与努力，在此一并表示衷心感谢！

由于作者水平有限，书中难免存在错误或遗漏之处，恳请广大读者批评指正，并提出修改与完善意见，我们将不胜感激。

王建民

目　录

上篇　沟通原理与方法

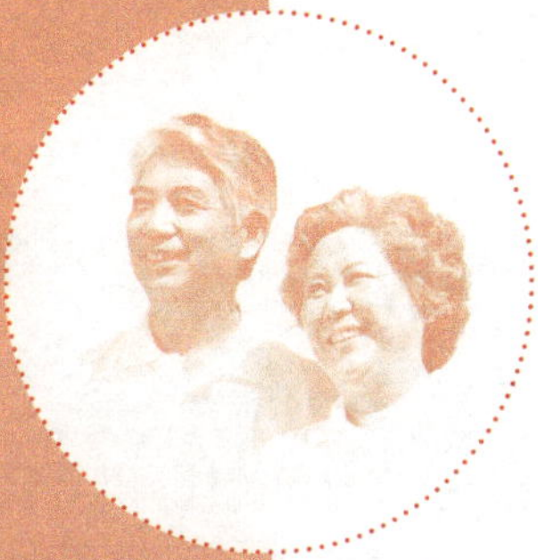

上篇

沟通原理与方法

项目一

沟通原理认知

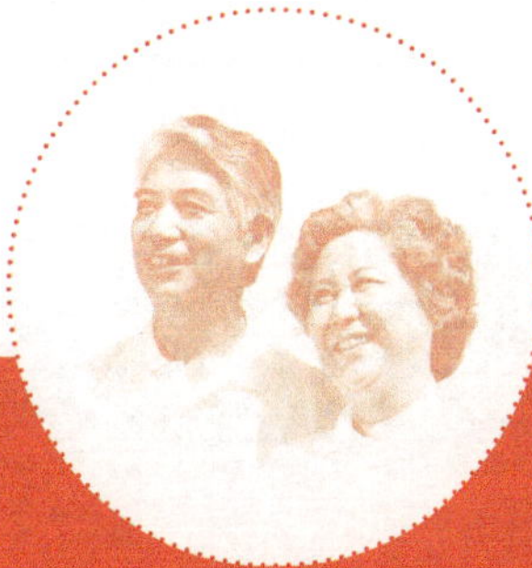

学习目标

知识目标

- 了解沟通的基本内涵
- 熟悉沟通的过程及构成要素
- 掌握沟通的主要类型
- 了解正式沟通渠道与非正式沟通渠道

素质目标

- 掌握沟通的常识
- 具有沟通的意识
- 学会反思与改进

能力目标

- 把握沟通障碍产生的环节和原因
- 采取正确的对策克服沟通障碍

任务一

了解沟通的过程及要素

情境导入

随着现代通信技术和网络技术的发展，人与人之间的沟通方式更加多样化，相对于传统的面谈、书信沟通方式而言，现代沟通方式如网络聊天、QQ语音视频、微信、微博、E-mail、无线通信等更加便捷高效，但由此也产生了一系列问题，如手机依赖、交往孤独、信息泛滥等。

任务描述

请你分别描述在与家人手机联系、E-mail联系过程中，沟通的各个要素是什么。

相关知识

一、沟通的基本内涵

沟通是各种技能中最富有人性化的一种技能。社会就是由人互相沟通所形成的网络。沟通渗透于人们的一切活动之中，是流注人类全部历史的水流，不断延伸人们的感觉和信息渠道。人们已经习惯于生活在沟通的汪洋大海中，很难设想，要是没有沟通，人们该怎样生活。所谓沟通，就是发送者与接收者之间为了一定目的所进行的信息传递与交流。

从沟通的定义可以看出，沟通过程涉及沟通主体（发送者和接收者）和沟通客体（信息）的关系以及信息发送者为影响接收者而使用的语言或非语言的行为。在沟通过程中，信息以怎样的方式被传送，又如何传递给接收者，接收者如何解读信息，信息最终以怎样的方式被理解，都与沟通过程中主体的语言行为息息相关。具体来说，要正确理解沟通的含义，可以从下述几点来把握：

（一）沟通是信息的传递与交流

如果信息和想法没有传递到接收者，那么也就没有沟通的发生。沟通中传递的信息包罗万象，不仅包括一般事实，而且还包括思想、情感、价值观、意见和观点等。沟通过程中，发送者把要传送的信息“编码”成符号传递给接收者，接收者则在收到后进行相反的“解码”过程。传递信息要完整，即既要传递事实，又要传递发送者的价值观及个人态度，只有这样才能达到有效的沟通。

（二）沟通成功的关键在于信息被充分理解

有效的沟通，意味着信息不仅被传递，而且还要被理解。我们知道，无论多么伟大的思想，如果不传递给他人或被他人理解，都是毫无意义的。最理想的沟通应该是信息经过传递后，接收者所感知的信息与发送者发出的信息完全一致。但是在现实生活中，由于信息是一种无形的东西，是一些符号，每个人对同一符号的理解和认识不同，由此导致了不少沟通问题和障碍。因此，在沟通过程中，只有传递的信息被充分理解，才能达到沟通的目的。

（三）有效的沟通在于双方能准确理解彼此的意图

在现实生活中，不少人认为，有效的沟通就是让别人接受自己的观点。实际上，沟通并不一定要使对方完全接受你的观点，但一定要使对方完全明白你的观点。也就是说，对方可以只是准确地理解你所说的意思而不同意你的看法。沟通双方能否达成一致意见，对方是否接受你的观点，并不仅仅取决于沟通是否有效，它还涉及双方根本利益是否一致、价值观念是否相似等其他关键因素。只要沟通过程中双方能准确理解彼此的意图，就是有效沟通。

（四）沟通是一个双向动态的反馈过程

每天我们都在与他人进行各种各样的沟通，但并不能说每个人都是成功的沟通者，也并不是每一次沟通都能成功。这是因为沟通不是一个纯粹单向的活动。有时你已经告诉对方你所要表达的信息，但这并不意味着对方已经与你沟通了，如果接收者并未对你发出的信息作出反馈，那么就没有达成沟通。所以，有效的沟通必然是一个双向互动的反馈过程，这种反馈并非一定要通过语言表现出来，接收者也可以其表情或目光、身体姿势等形式将信息反馈给传递者，从而使发送者得知接收者是否接收与理解其所发出的信息，并了解接收者的感受。

二、沟通的过程

沟通过程就是发送者将信息通过一定的渠道传递给接收者的过程。该沟通过程涉及发送者与接收者、通道与噪音、反馈等要素，并包括两个“黑箱操作”子过程：一个是发送者对信息的编码过程，另一个则是接收者对信息的解码过程。这两个子过程之所以被视为“黑箱”过程，是因为我们无法监测而且难以控制这两个过程，它们是人脑的思维和理解过程。前者是反映事实、事件的数据和信息如何经过发送者的大脑处理、理解并加工成双方共知的语言的过程，而后者是接收者如何运用已有的知识，将其还原成事实、事件的过程。沟通过程如图 1—1 所示。

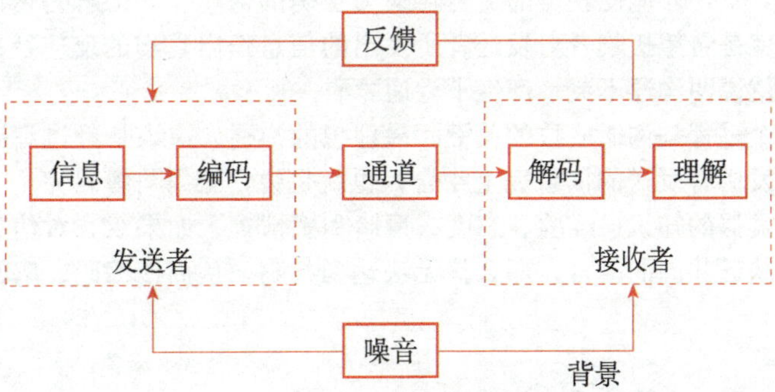

图 1—1　沟通过程模型图

沟通的具体步骤如下：

第一步，发送者获得某些观点或事实（即信息），并且有传送出去的意向。

第二步，发送者将其观点、事实以言辞来描述或以行动来表示（即编码），力求不使信息失真。

第三步，信息通过某种通道传递。

第四步，接收者由通道接收到信息符号。

第五步，接收者将获得的信息解码，转化为其主观理解的意思。

第六步，接收者根据他理解的意思加以判断，以采取不同的反应行为。

由此看出，一个看起来简单的沟通过程事实上包含着许多环节，这些环节都有可能产生沟通的障碍，从而影响沟通目的的实现。这就不难理解，为什么我们每天都有可能遇到一些因沟通而出现的误解、尴尬甚至是矛盾和冲突。

三、沟通的构成要素

（一）发送者与接收者

沟通的主体是人，任何形式的信息交流都需要有两个或两个以上的人参加。由于人与人之间的信息交流是一种双向的互动过程，所以，把一个人定义为发送者而把另一人定义为接收者，这只是相对而言，这两种身份可能发生转换。在信息交流过程中，发送者的功能是产生、提供用于交流的信息，是沟通的初始者，处于主动地位；而接收者则被告知事实、观点或被迫改变自己的立场、行为等，所以处于被动地位。发送者和接收者这种地位对比的特点对于信息交流的过程有着重要影响。

（二）编码与解码

编码是发送者将信息转换成可以传输的信号的过程。这些信号或符号可以是文字、数字、图画、声音或身体语言。编码是信息交流过程中极其关键的一环。若此环节出现问题，那么整个信息交流过程就会变得混乱不堪。如果编码的信号不清楚，将会影响接收者对信息的理解。毫无疑问，人们所拥有的语言水平、表达能力和知识结构，对于将自己的思想、观点、感情等进行编码的能力，起着至关重要的作用。评价发送者的编码能力有三个标准：一是认知，即“对不对”的问题；二是逻辑，即“通不通”的问题；三是修辞，即“美不美”的问题。

解码就是接收者将获得的信号翻译、还原为原来的含义。它可能是将信息由一种语言翻译为另一种语言，也可能是理解他人点点头或眨眨眼的意思。在解码过程中，接收者需要利用自己具备的知识、经验以及文化背景，才能使获得的信号转换为正确的信息。如果解码错误，信息将会被误解或曲解。沟通的目的就是希望接收者对发送者所发出的信息作出真实的反应及采取正确的行动，如果达不到这个目的，就说明沟通不灵，产生了沟通障碍。

编码和解码的两个过程是沟通成败的关键。最理想的沟通，应该是经过编码与解码两个过程后接收者形成的信息与发送者发送的信息完全吻合，也就是说，编码与解码完全“对称”。“对称”的前提条件是双方拥有类似的知识、经验、态度、情绪和感情等。如果双方对信息符号及信息内容缺乏共同经验，则容易缺乏共同的语言，那么就无法达到共鸣，从而使编码、解码过程不可避免地出现误差和障碍。

（三）信息

如果说发送者和接收者是沟通活动的主体，那么信息就是沟通传递的客体。接收者并不能直接探知发送者内心的思想和观点，他只能通过接收发送者传递的信息来理解对方真正的意图。而在沟通过程中，人们只有通过“符号—信息”的联系才能理解信息的真正含义，由于不同的人往往有着不同的“符号—信息”系统，因而接收者的理解有可能与发送者的意图存在偏差。

（四）通道

通道是发送者把信息传递到接收者那里所借助的媒介物。口头交流的通道是声波，书面交流的通道是纸张，网上交流的通道是互联网，面对面交流的通道是口头语言与身体语言的共同表现。在管理活动中，对通道的选择必须尽可能符合信息的性质。例如，传达政府工作报告，就不宜通过口头形式而应采用正式文件作为通道；邀请朋友吃饭，宜采用备忘录，如果采用正式通知的形式就显得不伦不类；而员工绩效评估结果的公布，如采用口头表达的形式就会失去其严肃性与权威性，这时宜用书面形式。选用正确恰当的通道对有效的沟通十分重要。然而，在各种通道中影响力最大的仍是面对面的原始沟通方式。因为它可以最直接地发出及感受到彼此对信息的态度与情感，因而，即使是在通信技术高度发达的美国，总统大选时候选人也总是不辞辛苦，四处奔波去选民面前演讲。

（五）背景

背景就是指沟通所面临的总体环境，这种环境可以是物质环境，也可以是非物质环境。任何形式的沟通都必然受到各种环境因素的影响。沟通的背景通常包括以下几个方面。

（1）心理背景。心理背景是指沟通双方的情绪和态度。它包括两方面内容：一是沟通者的心情和情绪。沟通者处于兴奋、激动状态时与处于悲伤、焦虑状态时的沟通意愿和行为是截然不同的，后者往往沟通意愿不强烈，思维处于抑制或混乱状态，编码、解码过程也会受到干扰。二是沟通双方的态度。如果沟通双方彼此敌视或关系淡漠，则其沟通常常会由于偏见而出现误差，双方都较难准确理解对方的意思。

（2）社会背景。社会背景是指沟通双方的社会角色及其相互关系。不同的社会角色关系有着不同的沟通模式。上级可以拍拍你的肩头，告诉你要勤奋、敬业，但你绝不能拍拍他的肩头，告诉他要乐于奉献。因为对应于每一种社会角色关系，无论是上下级关系，还是朋友关系，人们都有一种特定的沟通方式，只有采取与社会角色关系相适应的沟通方式，才能得到人们的认可。但是，这种社会角色关系也往往成为沟通的障碍，如下级往往对上级投其所好、报喜不报忧等，这就要求上级能主动改变、消除这种角色预期带来的负面影响。

（3）文化背景。文化背景是指沟通者的价值取向、思维模式、心理结构的总和。通常人们体会不到文化背景对沟通的影响。实际上，文化背景影响着每一个人的沟通过程，影响着沟通的每一个环节。当不同文化发生碰撞、交融时，人们往往能较明显地发现这种影响。例如，由于文化背景的不同，东西方在沟通方式上存在着较大的差异：东方重礼仪、多委婉，西方重独立、多坦率；东方多自我交流、重心领神会，西方少自我交流、重言谈沟通；东方认为和谐重于说服，西方认为说服重于和谐。这种文化差异使得不同文化背景下的管理人员在沟通时遇到不少困难。

（4）物理背景。物理背景指沟通发生的场所。特定的物理背景往往造成特定的沟通气氛。如在能容纳千人的大礼堂进行演讲与在自己的办公室高谈阔论，其气氛和沟通过程是大相径庭的。而在嘈杂的市场听到一则小道消息与接到一个电话特意告知你一则小道消息，给你的感受也是截然不同的，前者显示出的是随意性，而后者体现的却是神秘性。

（六）噪音

噪音就是沟通过程中对信息传递和理解产生干扰的一切因素。噪音存在于沟通过程的各个环节，如难以辨认的字迹、模棱两可的语言、不正确的标点符号、电话中的静电干扰、生产场所中设备的轰鸣声，以及接收者固有的成见、身体的不适、对对方的反感等，都可以成为沟通过程中的噪音。根据噪音的来源，可将它分成三种形式：外部噪音、内部噪音和语义噪音。外部噪音来源于环境，它阻碍人们听到和理解信息。最常见的外部噪音就是谈话中其他声音的干扰，如机器的轰鸣声、小商贩的喊叫声、装修房子的声音等。不过这里所说的外部噪音并不单纯指声音，它也可能指刺眼的光线、过冷或过热的环境等。有时在组织中人们之间不太友好的关系、过于强调等级和地位的组织文化等也是影响有效沟通的"外部噪音"。内部噪音发生在沟通主体身上，比如注意力分散、存在某些信念和偏见等。语义噪音是由人们对词语情感上的拒绝反应引起的，如许多人不喜欢听带有亵渎语言的讲话，因为他们认为这些词语是对他们的冒犯。

（七）反馈

反馈就是将信息返回给发送者，并对信息是否被接受和理解进行核实，它是沟通过程的最后一个环节。通过反馈，双方才能真正把握沟通的有效性。在没有得到反馈之前，发送者无法确认信息是否已经得到有效的编码、传递和解码。如果反馈显示接收者接收到并理解了信息的内容，这种反馈称为正反馈，反之则称为负反馈。通过反馈，信息交流变成一种双向的动态过程。由于反馈能让沟通的主体参与并了解信息是否按他们预计的方式发送和接收、信息是否得到分享，所以它对沟通效果的好坏是至关重要的。在沟通过程中，反馈可以是有意的，也可以是无意的。例如，课堂上教与学的过程是个沟通的过程，学生可以用喝倒彩的方式有意识地反馈出他们对教师讲授内容及教学方式的不满；学生也可以在课堂上显得疲惫、精神不集中，用这种无意间的神情与表情的流露反馈出他们对教师所授内容及教学方式不感兴趣。一个经验丰富的教师善于根据学生的不同反馈对教学过程加以及时调整。

反馈可以检验信息传递的程度、速度和质量。获得反馈的方式有很多种，直接向接收者提问，或者观察接收者的面部表情，都可获得其对传递信息的反馈。但只借助观察来获得反馈还不能确保沟通的效果，将观察接收者与直接提问法相结合能够获得更为可靠、完整的反馈信息。

同步训练

请指出当上级向你当面布置工作任务，或你向上级请示工作时，沟通的要素各是什么。

任务二

了解沟通类型及沟通渠道

情境导入

假设你是班里的班长，上课过程中总发现有少数同学组织纪律性较差，不是迟到、早退，就是在课堂上说话、玩手机或吃东西，这些现象严重影响班级形象和学习风气，也影响教学效果，为此，班主任要求班委会成员尤其是班长，一定要发挥带头作用，多与相关同学沟通，以便维护班级良好的教学秩序。

任务描述

请你与班委会成员商量一下，针对班级存在的问题，采取适当的沟通渠道、类型和方法，加强相互交流，争取实现班级课堂纪律的明显好转。

相关知识

一、沟通类型

（一）正式沟通与非正式沟通

1. 正式沟通

所谓正式沟通，就是按照组织结构所规定的路线和程序进行的信息传递与交流，如组织间的公函来往、组织内部的文件传达、汇报制度、例会制度等。正式沟通的优点是沟通效果好，有较强的约束力，可使内部各项工作保持一定的权威性。重要的信息和文件、组织的决策等一般都采用正式沟通的渠道传递。其缺点是信息层层传递，沟通速度慢，缺乏灵活性。

2. 非正式沟通

所谓非正式沟通，就是运用组织结构以外的渠道所进行的信息传递与交流，如员工之间的私下交谈、朋友聚会时的议论以及小道消息等。非正式沟通的优点是沟通方便，沟通速度快，能够提供一些正式沟通中难以获得的“内幕新闻”。其缺点是沟通难以控制，传递信息不确切，容易失真，而且还有可能导致小集团、小圈子的滋生，影响组织凝聚力和人心稳定。

（二）语言沟通与非语言沟通

1. 语言沟通

语言沟通是指利用语言、文字、图画、表格等形式进行的信息传递与交流。它建立在语言文字的基础上，可细分为口头沟通和书面沟通两种形式。研究结果表明，口头与书面混合沟通的效果最好，口头沟通次之，书面沟通最差。

（1）口头沟通。是指运用口头语言进行的信息交流活动，如谈话、演讲、讨论、电话联系等。它是所有沟通形式中最直接的方式。口头沟通的优点是沟通方式灵活多样，简便易行，具有亲切感，信息可以在最短时间内被传送，并能在最短时间内得到对方回复。如果接收者对信息有疑问，信息的迅速反馈可使发送者及时反省所发信息中不够明确的地方并进行改正，有助于双方对问题的了解。其缺点是口说无凭，沟通范围有限，随机性强；口头沟通时所采取的面对面方式会增加沟通双方的心理压力，造成心理紧张，影响沟通效果。此外，在口头传递信息过程中，每个人都以自己的偏好增删信息，从而使信息存在失真的可能性。

（2）书面沟通。是指运用书面的形式所进行的信息传递和交流，如书信、通知、文件、报刊、备忘录等。其优点是：第一，传播内容不易被歪曲，有利于长期保存，有据可查。一般情况下，发送者与接收者双方都拥有沟通记录，沟通的信息可以长期保存下去，便于事后查询。第二，书面沟通对信息的组织更周密，逻辑性强，条理清楚。书面语言在正式发表之前能够反复修改，直至作者满意，想表达的信息能被充分、完整地表达出来，其他因素对信息传达的影响大大减少。第三，书面沟通的内容易于复制，有利于大规模传播。其缺点是耗费时间较长，不能及时提供信息反馈，沟通效果受文化修养的影响较大，对情况变化的适应性较差等。

2. 非语言沟通

非语言沟通是指借助非正式语言符号（即语言及文字以外的符号系统）所进行的信息传递与交流。一般而言，非语言沟通与语言沟通相互补充，在某种程度上强化了语言沟通的效果，不仅能使沟通双方正确估计到对方要表达的思想和情感，而且往往能引起“他（即对方）是怎样一个人”的猜想。美国心理学家艾伯特·梅拉比安（Albert Mehrabian）经过研究认为：人们在沟通中所发送的全部信息仅有7%是通过语言来表达的，而93%的信息则通过非语言来表达。非语言沟通的内涵十分丰富，包括身体语言沟通、副语言沟通、物体的操纵及空间距离等多种形式。

（1）身体语言沟通。这种沟通是通过动态无声的目光、表情、手势语言等身体运动或者是静态无声的身体姿势、衣着打扮等形式来实现的。一个动作、一个表情、一个姿势都可以向对方传递某种信息。人们可以借由面部表情、手部动作等身体姿态来传达诸如攻击、恐怖、腼腆、傲慢、愉快、愤怒等情绪或意图。比如欢乐时手舞足蹈，悔恨时捶胸顿足，惧怕时手足无措，等等。

（2）副语言沟通。这种沟通是通过非语词的声音、语调、语速的变化来实现的信息传递与交流。语音表达方式的变化，尤其是语调的变化，可以使字面相同的一句话具有完全不同的含义。一句话的含义往往不仅取决于其字面的意义，而且取决于它的弦外之音。比如一句简单的口头语——“讨厌”，当音调较低、语气委婉时，“讨厌”表达的是一种撒娇；而当音调升高、语气生硬时，“讨厌”则表达了一种反感和憎恶。

（3）物体的操纵及空间距离。这是指人们通过物体的运用和环境布置等手段进行的非语言沟通。日常生活中，客人常常通过观察主人的办公室或住所的房间布置、装饰等，来获得对其性格、爱好等方面的初步认识。

（三）单向沟通与双向沟通

1. 单向沟通

单向沟通是指信息接收者只接收信息而不向发送者反馈信息的沟通，如发布指示、下达命令、作报告、书面通知等。其优点是信息传递速度快，信息发送者不会受到信息接收者的影响。其缺点是信息发送者与接收者之间没有交流，接收者无论理解还是不理解都必须执行，容易使接收者产生挫折感和抗拒对立情绪；信息的准确性较差；沟通形式比较严肃、呆板。

2. 双向沟通

双向沟通是指发送者与接收者之间所进行的双向信息传递与交流，如讨论、座谈会、协商、交谈、面谈等。在双向沟通中，发送者和接收者之间的角色不断交换，信息发送者不仅要发出信息，而且还需要听取信息接收者的反馈意见，必要时双方还要进行多次交流，直到双方理解一致为止。双向沟通的优点是沟通信息准确性较高；接收者有反馈意见的机会，容易产生平等感和参与感，增加了其自信心和责任心；有助于增进双方的理解和信任。其缺点是信息传递速度慢，易受干扰，缺乏条理性；在沟通时，信息发送者随时会受到接收者的质询、批评和挑剔，因而有较大的心理压力。

在管理过程中，双向沟通和单向沟通各有不同的作用。一般情况下，在要求接收者准确无误地接收信息，或处理重大问题，或作出重要决策时，适合采用双向沟通。而在强调工作速度和工作秩序，或者例行公务时，适合采用单向沟通。

与单向沟通相比，双向沟通在处理人际关系和加强双方紧密合作方面有着更为重要的作用。因为双向沟通更能激发员工参与管理的热情，有利于组织的发展，因而现代组织的沟通也越来越多地从单向沟通转变为双向沟通。

（四）上行沟通、下行沟通和平行沟通

1. 上行沟通

上行沟通是指下级向上级反映意见，即自下而上的沟通。只有上行沟通渠道畅通，上级才能掌握全面情况，作出符合实际的决策。上行沟通有两种形式：一是层层传递，即依据一定的组织原则和组织程序逐级向上反映；二是越级反映，即减少中间层次，让一般员工与最高决策者直接沟通。

2. 下行沟通

下行沟通是指上级对下级进行的自上而下的信息传递和交流，如发布规章制度、下达各种任务、对一些具体问题提出处理意见等。这是领导者向被领导者发布命令和指示的过程。有关专家认为，这种沟通方式有如下目的：向下属明确组织的目标；传达工作方面的有关指示；加强下属对工作任务的了解；向下属提供工作所需的资料；向下属反馈其工作绩效。

3. 平行沟通

平行沟通是指组织中各平行部门之间的信息传递与交流。在组织运行过程中，经常会遇到部门之间发生矛盾和冲突的情况。部门之间沟通不力是造成这一现象的重要原因之一。因此，保证部门之间沟通渠道畅通，是减少部门之间冲突的一个重要途径。

（五）人际沟通、组织沟通和跨文化沟通

1. 人际沟通

人际沟通就是人和人之间所进行的信息和情感的传递与交流。它是组织沟通乃至管理沟通的基础。人际沟通在形成组织规范、协调人际关系、实现组织目标和加强组织领导方面是一个举足轻重的因素。

2. 组织沟通

组织沟通就是指涉及组织特质的各种类型的沟通。它不同于人际沟通，但包括组织内的人际沟通，是以人际沟通为基础的。一般来说，组织沟通又分为组织内部沟通和组织外部沟通。其中，组织内部沟通又可以细分为正式沟通和非正式沟通；组织外部沟通则可以细分为组织与顾客、股东、上下游企业、社区、新闻媒体等之间的沟通。

3. 跨文化沟通

跨文化沟通是指发生在不同文化背景下的人们之间的信息和情感的相互传递过程。它是同文化沟通的变体。相对于同文化沟通而言，跨文化沟通要逾越更多的障碍。

（六）直接沟通与间接沟通

1. 直接沟通

直接沟通就是信息在发送者与接收者之间直接进行的传递与交流，如面对面谈话、电话中直接对话等。其优点是双方可以充分交换意见，获得准确的信息。其缺点是有时受时间、地点等条件的限制。

2. 间接沟通

间接沟通就是信息在发送者与接收者之间通过第三者进行的传递和交流。其优点是不受时间的限制，应用机会多。其缺点是浪费的人力与时间多，有时会使信息在传递过程中受损或失真，甚至使信息失去使用价值。

二、沟通渠道

所谓沟通渠道，就是信息在传递与交流时所经过的通道。当人们为解决某个问题或协调人际关系进行沟通时，必然要有相应的沟通渠道。沟通渠道的结构形式不同，对沟通的效率和效果产生的影响也不同。一般来说，按照沟通渠道的性质划分，可以把沟通渠道分为正式沟通渠道与非正式沟通渠道。

（一）正式沟通渠道

正式沟通渠道是指根据组织结构规定的路线和程序，由组织内部的规章制度明确规定进行的信息传递与交流的渠道。例如，组织与组织之间的信函来往，组织内部的文件传达、召开会议、上下级之间的定期情报交换，以及组织正式颁布的法令、规章、公告等，都属于通过正式渠道进行沟通。这种正式渠道一般包括链式、轮式、环式、全通道式和Y式五种结构形式，如图1—2所示。

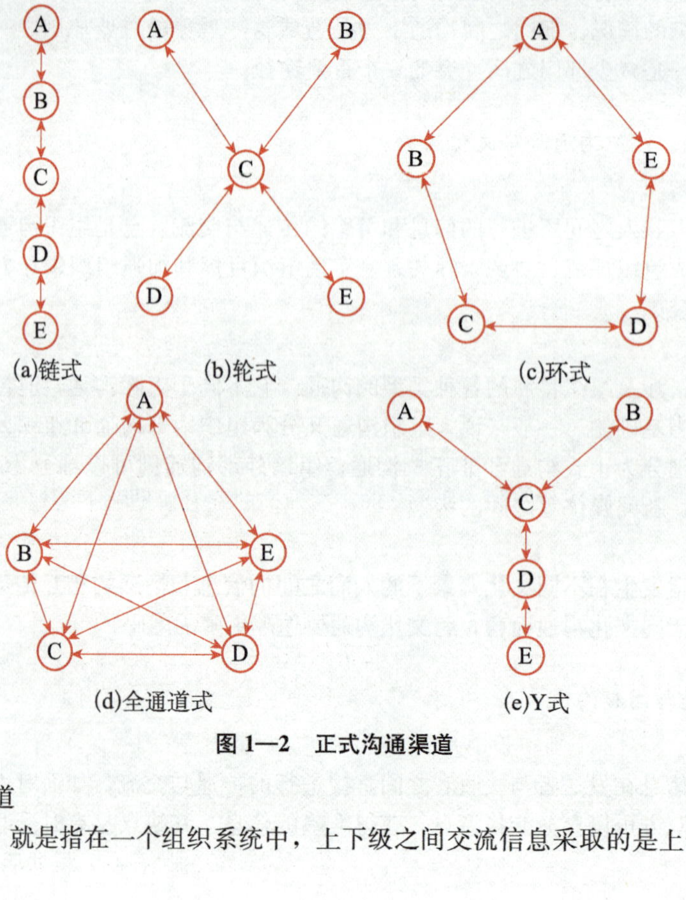

图1—2 正式沟通渠道

1. 链式沟通渠道

链式沟通渠道，就是指在一个组织系统中，上下级之间交流信息采取的是上情下达和下情上报的形式。其优点是信息传递速度快，解决简单问题效率较高。其缺点是：（1）信息经过层层筛选，容易出现失真现象，使上级不能直接了解下级的真实情况，下级也不能直接了解上级的真实意图；（2）各层信息传递者接收的信息差异很大，平均满意程度有很大的差距；（3）处于最低层次的沟通者只能作上行沟通，所接收的信息失真度较大，这易使其心理压力大，产生不满足感；（4）每个成员的沟通面狭窄，彼此沟通的内容分散，不易形成群体共同意见，最低层次的沟通者与最高层次的沟通者难以沟通，不利于培养群体凝聚力。如果一个组织系统过于庞大，需要实行分层授权管理，链式沟通不失为一种行之有效的方法。

2. 轮式沟通渠道

按轮式沟通渠道沟通，就是指信息沟通通过中间人来进行，其他人只能与中间人进行交流，中间人是各种信息的汇集点与传递中心，起着一种领导、支配与协调的作用。其优点是：权力高度集中；沟通速度快；解决问题精确度高；处于中心地位的领导（即中间人）掌握的信息多，能够汇总全面情况并迅速把自己的意见反馈出去。其缺点是：沟通渠道少；缺乏横向交往，成员之间互不交流，平行沟通不足，不利于提高士气；下属经常被动地接收和传递信息，较少承担责任，不利于发挥下属的主观能动性。采用这种沟通渠道是加强组织控制以及争时间、抢速度的一个有效方法。在某一组织接受了紧急攻关任务，或要求进行严格控制时，采用这种沟通渠道比较合适。

3. 环式沟通渠道

环式沟通渠道可以看成是一个封闭式的控制结构，该结构中的每个人都可以与两侧的人同时进行沟通。其优点是组织内民主气氛较浓，团体成员都具有一定的满意度。其缺点是组织的集中化程度和领导人的预测程度较低，沟通速度较慢，信息分散，往往难以形成中心。如果需要在组织中创造出一种高昂的士气来实现组织目标，采用环式沟通渠道是一种有效的措施。通常组织中的决策机构、咨询机构、研发机构以及小规模工作群体适宜采用环式沟通渠道。

4. 全通道式沟通渠道

全通道式沟通渠道是一个开放式的系统，成员之间能够自由主动地交流信息，通过协商进行决策。其优点是：（1）渠道高度分散，组织内每一个成员都能同其他成员进行直接交流；（2）所有成员平等，人们能够比较自由地发表意见，提出解决问题的方案；（3）沟通者之间全面开放，组织成员平均满足程度较高；（4）组织内士气高昂，合作气氛浓厚，可充分发挥组织成员的创新精神。其缺点是：（1）沟通渠道多，容易造成混乱；（2）对较大的组织不太适用，在一个较大的企业组织中各成员不可能都有面对面接触的机会；（3）沟通路线的数目会限制信息的接收和传出的能力；（4）信息传递费时，影响工作效率。民主气氛很浓或合作精神很强的团体、委员会之类的组织机构一般都采用这种沟通模式。

5. Y式沟通渠道

Y式沟通渠道，是指在一个组织系统中，从上层领导到中层机构，再到基层部门，最后到基层工作单位的纵向沟通系统。其优点是集中化程度高，较有组织性，信息传递和解决问题的速度都较快，组织控制比较严格。其缺点是信息经过层层筛选，使上级较难了解下级的真实情况，信息被过多的中间环节所控制，可能造成信息失真，给工作带来不良影响。Y式沟通渠道通常适用于规模较大而管理水平不高的组织。

一个组织要达到有效管理的目的，对沟通渠道的选择应视不同的情况而定。如果要求速度快，易于控制，且成员具有较大的自主权与责任感，则轮式沟通较好。如果要求团体有高昂的士气，则环式沟通比较理想。如果组织非常庞大，需要分层授权管理，则链式沟通比较有效。总之，应具体情况具体分析，以确定适当的沟通渠道。

（二）非正式沟通渠道

非正式沟通渠道是指组织结构规定以外的信息传递与交流的渠道。其主要形式有单串型、饶舌型、概率型和密集型，如图1—3所示。图1—3（a）为单串型，即信息通过一连串的人进行传递，人与人之间的信息传播呈直线式。图1—3（b）为饶舌型，即信息通过一个关键人物向其他所有人进行传播。图1—3（c）为概率型，即信息由一个人按偶然的机会传递给其他人，再由这些人传递给其他人，并无一定的中心人物，选择性较弱。图1—3（d）为密集型，即在沟通过程中可能有几个中心人物有选择地把信息传递给其他人。

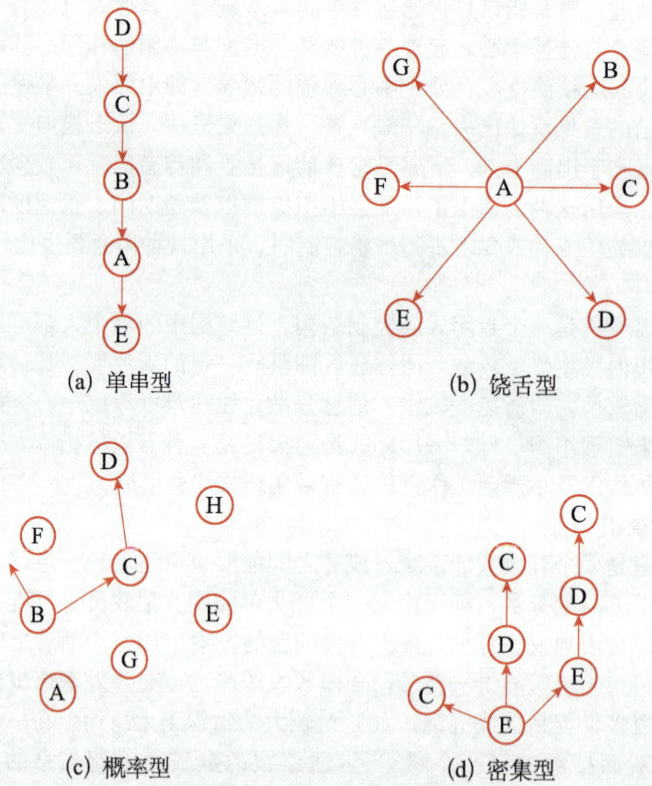

图1—3 非正式沟通渠道

管理学家认为，一个组织中，无论设立了多么合适的沟通系统，总会有非正式沟通渠道存在。因此，为有效地达到目标，管理者应该像利用正式沟通渠道那样利用非正式沟通渠道，既要正视它的存在，又要正确利用它，用其所长，避其所短，让其为达到组织目标服务。

同步训练

假设你是某公司部门经理，在工作过程中，发现有些职员工作纪律性差，对上级布置的工作总是以开孩子家长会、老人生病住院、自己工作能力不强等借口推托，请你针对存在的问题，设计一套适当的沟通渠道、类型或方法，争取与下级进行一次深入坦诚的沟通。

任务三

克服沟通障碍

情境导入

我们在与别人沟通过程中，有时候总感觉自己不能准确表达自己的想法或意图，也有时候又感觉自己不能正确理解别人传递的信息和想法，经常产生这样那样的误会或误解。

任务描述

请深刻反省自己：在日常沟通中，作为发送者，自身存在哪些主要问题？作为接收者，自身又存在哪些主要问题？请按照重要程度分别列出来，至少5条以上。

相关知识

一、沟通中的主要障碍

从信息发送者到接收者的沟通过程并非都是畅通无阻的，沟通过程中经常存在这样或那样的障碍，从而导致沟通失败或无法实现沟通的目的。沟通中的障碍，是指导致信息在传递过程中出现失真、错误或丢失的各种因素，其中既有发送者与接收者的问题，也有编码与解码的问题，还有渠道、噪音及反馈的问题。可以说，沟通障碍存在于沟通过程的各个环节，导致了沟通障碍的普遍存在。就一般情况而言，对沟通过程产生重要影响的是发送者的障碍与接收者的障碍。

（一）发送者的障碍

发送者在把信息传递给接收者之前首先必须整理信息，将之变成双方都能理解的信号，也就是说，把要传达的信息表达出来，并表达得十分清楚。而这方面容易出现的障碍如下所述。

1. 目的不明确，导致信息内容不确定

发送者对自己要交流的目的不明确，不知道自己到底要向对方说些什么、怎么去说，也不知道接收者想听些什么。这使信息沟通遇到无法逾越的障碍。因此，发送者在传递信息之前必须有一个明确的目的和清楚的概念，即“我要通过什么通道、向谁传递什么信息、达到什么目的”。

2. 表达不清，导致信息传递失真

无论是口头交流还是书面沟通，都要求发送者必须清晰地表达自己的意思或意图。发送者含糊其辞、语无伦次、口齿不清，或字迹模糊、文理不通、词不达意，都会造成信息失真，使接收者无法了解发送者所要传递的真实信息。

3. 选择失误，导致信息误解的可能性增大

对传送信息的时机把握不准，缺乏审时度势的能力，会大大降低信息交流的价值，时间上的耽搁与拖延会使信息过时而无用；信息沟通通道选择失误，则会使信息传递受阻，或延误传递的时机；沟通对象选择错误，无疑会造成“对牛弹琴”或自讨没趣的局面，直接影响信息交流的效果。

4. 形式不当，导致信息失效

当人们使用语言和非语言形式表达同样的信息时，一定要相互协调，否则会使人“丈二和尚摸不着头脑”。比如，当我们传递一些十万火急的信息时，若不采用电话、传真或互联网等现代化的快速通道，而是通过邮递寄信的方式，那么接收者收到的信息往往会由于时过境迁而毫无价值。

（二）接收者的障碍

在沟通过程中，接收者接收信息符号后对之进行解码，从而理解信息。在这一过程中，经常会出现如下障碍：

1. 过度加工，导致信息模糊或失真

在信息交流过程中，接收者有时会按照自己的主观意愿对信息进行“过滤”和“添加”。现实生活中许多沟通失败的主要原因是接收者对信息做了过多的加工。我们常可以看到，由下级向上级所进行的上行沟通中，某些部下“投其所好”，报喜不报忧，所传递的信息经过层层“过滤”后或变得片面，或变得完美无缺，使上司难以了解到实际情况；而上级向下级所进行的下行沟通中，所传递的信息经过逐级领会而“添枝加叶”，变得或断章取义，或面目全非，从而导致信息的模糊或失真。

2. 知觉的选择性，导致对信息的理解出现偏差

人们由于个性特点、认知水平、价值标准、权力地位、社会阶层、文化修养、智商情商等方面的不同，在信息交流过程中总习惯于以自己为准则来选择接受哪些信息。一般来说，接受的往往是自己感兴趣的内容、与自己利益紧密相连的事情等；对不利于自己的信息，要么视而不见，要么熟视无睹，甚至颠倒黑白，以达到防御的目的。例如，某公司广告大力宣传自己制造的鸟枪如何优良，可是许多环境保护主义者完全不接受这则信息，因为这则信息不符合他们的价值观。

3. 心理定势，导致对信息的理解片面和极端

接收者若在人际沟通或信息交流过程中曾经受到过伤害，有过不良的情感体验，造成“一朝被蛇咬，十年怕井绳”的思维惯性和心理定势，对发送者心存疑惑、怀有敌意，或内心恐惧、忐忑不安，就会拒绝接收所传递的信息，甚至抵制参与信息交流。

4. 思想差异，导致对信息的交流困难和中断

由于接收者与发送者在知识水平、社会阅历、性别、年龄等方面有所不同，因而往往会出现发送者用心良苦而仅仅换来“对牛弹琴”的局面，或者造成二者思想上的隔阂与误解，甚至引发冲突，导致信息交流的中断以及人际关系的破裂。

5. 文化差异，导致对同一信息有不同的理解和认识

文化差异对人际交流产生重要影响。例如，世界上大部分国家，点头表示“同意”，摇头表示“不同意”，而在印度的一些地区却截然相反，点头表示“不同意”，摇头表示“同意”。再如，企业研发部门人员多具有长期意识，注重未来，而生产部门管理者更关心装配流水线的运行现状，关心每日生产指标的完成情况，这种文化差异也会影响沟通的效率和效果。

6. 忽视反馈，导致信息传递受阻或重复

反馈的实质是接收者给发送者一个信息，告知已收到发送者发的信息，以及理解信息的程度。

在沟通过程中，如果沟通双方不能及时反馈信息，可能产生以下问题：一是导致发送者再次发出信息。由于发送者没有收到反馈信息，他不知道接收者是否接受或理解了信息，因此会导致信息的重复发送，影响信息传递的时效性。二是导致接收者可能按不确定的信息行动。如果接收者对信息的理解正确，那么不会产生严重后果；一旦接收者对信息的理解错误，后果有可能不堪设想。

二、克服沟通障碍的策略与技巧

尽管在沟通过程中可能会遇到各种各样的障碍，但是，只要人们树立正确的沟通理念，采取科学的沟通渠道和方法，仍然能够克服沟通中的障碍，实现有效沟通。具体来说，克服沟通障碍的策略与技巧主要表现在下述方面：

1. 明确沟通的目的

沟通双方在沟通之前必须弄清楚沟通的真正目的是什么，动机是什么，要对方理解什么。确定了沟通的目标，沟通的内容就容易规划了。因为从本质上讲，沟通意味着目标、价值、态度和兴趣的共识，如果缺乏共同的目标和感受，只是一味地去尝试沟通，不仅失去了沟通的意义，更无法实现有效沟通。因此，在沟通前必须确定沟通的目标，然后对要沟通的信息进行详尽的准备，并根据具体的情景选择合适的沟通形式来实现这个目标。另外，不仅要分析听众或读者的特点，学会“换位思考”，而且还要善于激发接收者的兴趣，这样才能达到有效沟通的目的。

2. 尊重别人的意见和观点

在沟通过程中，要试着去适应别人的思维架构，并体会别人的看法。也就是说，不只是“替别人着想”，更要能够想象别人的思路，体会别人的世界，感受别人的感觉。因此，无论自己是否同意对方的意见和观点，都要学会尊重对方，给对方说出意见的权利，同时将自己的观点更有效地与对方进行交换。需要注意的是，有效的沟通不是斗勇斗智，更不是辩论比赛。对接收者而言，沟通中的发送者所扮演的角色是仆人，而不是主人。如果说话人发觉听话人心不在焉或不以为然，他就必须改变沟通方式。接收者握有“要不要听”和“要不要谈”的决定权。作为发送者，你或许可以强制对方进行沟通，但是却没有办法指挥对方的反应和态度。因此，在沟通中沟通双方都不能把自己的观点强加到对方身上，更不能因不同意对方的观点而对其横加指责。沟通的真正目的在于了解他人，而不是同意或不同意他人。

3. 考虑沟通对象的差异

发送者必须充分考虑接收者的心理特征、知识背景等状况，依此调整自己的谈话方式、措辞或是服饰、仪态，要避免以自己的职务、地位、身份为基础去进行沟通。如上级在车间与一线工人沟通，如果穿得西装革履，且又咬文嚼字，势必给工人造成一道心理上的鸿沟。技术人员在与其他员工沟通时，也要尽量避免使用过多的专业词汇，否则不仅达不到应有的沟通效果，反而可能会弄巧成拙。

4. 充分利用反馈机制

许多沟通的问题是由于接收者未能准确把握发送者意思造成的，为减少这些问题的发生，沟通双方应该在沟通中积极反馈。只有通过反馈，确认接收者接收并理解了发送者所发送的信息，沟通过程才算完成；发送者要检验沟通是否达到目标，也只有通过获得接收者的反馈才能确定。因此，建立并充分利用反馈机制，无疑是实现有效沟通的重要环节。当然，反馈的方式多种多样，发送者可以通过提问、聆听的方式来获得反馈信息，也可以通过观察、感受等方式来获得反馈信息。

5. 学会积极倾听

积极倾听就是要求沟通双方能站在对方的立场上，运用对方的思维架构去理解信息。一般说来，要做到积极倾听，需要遵守以下四项基本原则：专心、移情、客观、完整。专心就是指要认真倾听对方所要表达的内容及其细节。移情就是指在情绪和理智上都能与对方感同身受。客观就是指要切实把握沟通的真实内容，而不是迅速地加以价值评判。完整就是指要对沟通的内容有一个完整的了解，而不是断章取义。

6. 注意非语言信息

非语言信息往往比语言信息更能打动人。因此，如果你是发送者，你必须确保你发出的非语言信息能强化语言的作用。如果你是接收者，你则要密切注意对方的非语言提示，从而全面理解对方的思想、情感。高明的接收者精于察言观色，窥一斑而见全豹。

7. 避免一味说教

有效沟通是一种心灵的交流，美国著名管理学家彼得·圣吉在《第五项修炼》中称之为“深度会谈”，即一个团体的所有成员都敞开心扉，彼此进行心与心的交流。这就要求沟通双方必须撇开个人职务、学历和地位的影响，以开放的心态、平等的视野进行沟通。如果信息发送者总是居高临下，采取教育或教训的口吻与人交流，那么，即使发送者传递的信息非常重要，也会因引起接收者的不满和反感而不为接收者正确接收。

8. 保持积极健康的心态

人的情绪、心态等对沟通过程和结果具有巨大影响，过于兴奋、失望等情绪一方面易造成对信息的误解，另一方面也易造成过激的反应。因而，沟通双方在沟通前应主动调整各自的心态和情绪，明确自己的角色位置，只有做到心平气和，才能对人、对事、对物作出客观公正的评价。

同步训练

请你找出自己通常不能正确理解别人的主要原因，并与朋友讨论商量，提出解决的办法。

项目小结

所谓沟通，就是发送者与接收者之间以语言、文字、符号等形式进行信息传递与交流的过程。沟通的构成要素包括：发送者与接收者、编码与解码、信息、通道、背景、噪音、反馈。常见的沟通类型有：正式沟通与非正式沟通，语言沟通与非语言沟通，单向沟通与双向沟通，上行沟通、下行沟通和平行沟通，人际沟通、组织沟通和跨文化沟通，直接沟通与间接沟通。沟通渠道分为正式渠道与非正式渠道。正式沟通渠道一般包括链式、轮式、环式、全通道式和Y式五种结构形式，非正式沟通渠道主要有单串型、饶舌型、概率型和密集型。

沟通中的障碍是指导致信息在传递过程中出现失真、错误或丢失的各种因素。它存在于沟通过程的各个环节，其中发送者的障碍主要有：目的不明、表达不清、选择失误和形式不当；接收者的障碍主要有：过度加工、知觉的选择性、心理定势、思想差异、文化差异和忽视反馈。克服沟通障碍的策略与技巧有：明确沟通的目的，尊重别人的意见和观点，考虑沟通对象的差异，充分利用反馈机制，学会积极倾听，注意非语言信息，避免一味说教，保持积极健康的心态。

思考练习

1. 什么是沟通？怎样才能正确理解沟通的基本内涵？

2. 简述沟通的基本要素。

3. 沟通的主要类型有哪些？

4. 简述沟通的障碍及克服对策。

能力测评

你的沟通能力如何？

请阅读下面的情境性问题，选出你认为最合适的处理方法。请尽快回答，不要遗漏。

1. 你的一位上司邀请你共进午餐。餐后你回到办公室，发现你的另一位上司对此颇为好奇，此时你会：

A. 告诉他详细内容。

B. 不透露蛛丝马迹。

C. 粗略描述，淡化内容的重要性。

2. 你正在主持会议，有一位下属一直以不相干的问题干扰会议，此时你会：

A. 要求所有的下属先别提出问题，直到你把正题讲完。

B. 纵容该下属提问。

C. 告诉该下属在预定的议程完成之前先别提出问题。

3. 你跟上司正在讨论事情，有人打来长途电话找你，此时你会：

A. 告诉对方你在开会，待会儿再回电话。

B. 请上司的秘书代接并说你不在。

C. 接电话，而且该说多久就说多久。

4. 有位下属连续四次在周五向你要求他想提早下班，此时你会说：

A. 你对我们相当重要，我需要你的帮助，特别是在周五。

B. 今天不行，下午 4 点我要开个会。

C. 我不能再容许你早退了，你要顾及他人的想法。

5. 你刚被聘为某部门主管，你知道还有几个人关注着这个职位，上班的第一天，你会：

A. 把问题记在心上，但立即投入工作，并开始认识每一个人。

B. 忽略这个问题，并认为情绪的波动很快会过去。

C. 找人个别谈话以确认哪几个人有意竞争职位。

6. 你有位下属对你说："有件事我本不应该告诉你的，但你有没有听到……"你会说：

A. 跟公司有关的事我才有兴趣听。

B. 我不想听办公室的流言。

C. 谢谢你告诉我怎么回事，让我知道详情。

评分标准：

A=1分　B=0分　C=－1分

结果评价：

● 如果你的得分在0分～2分，表明你的沟通能力较差，沟通存在较大的障碍，你急需加强沟通技能的学习和训练。

● 如果你的得分在3分～4分，说明你的沟通能力一般。如果你能够进一步加强沟通能力的学习和训练，将会使你受益匪浅。

● 如果你的得分在5分～6分，表明你具有较强的沟通能力，你能够与人进行有效沟通。

案例分析

案例1　工作丰富化与员工的“消极怠工”①

开心果食品公司是一个中型的健康食品企业。最近总经理庞云为员工缺乏工作兴趣而担心，因为这导致了包装质量问题的产生。如果品质问题在检查阶段被发现，袋装食品就被送回流水线，否则它们将最终被客户所拒绝。在生产经理的建议下，在重要工段设置了管理监督岗位，由他们进行随机检查，但这样增加了成本，而且对返回率的降低并没有起到预期的作用。

庞云召集职能部门管理者举行质量讨论会议，以审议形势与采取有效的对策。生产经理李松认为一些问题是策划引起的，他建议在设计阶段进行检查。人事部门也被指责没有招聘到合适的员工。公司还存在人员频繁流动及缺勤的问题。策划及人事部门的主管都为自己辩护。策划部门的主管周卓认为设计并没有什么问题，而提高质量标准则意味着要耗费更多的成本。人事部门主管王菲则指出，由于劳动市场上劳动力紧缺，她无法在挑选员工过程中过于苛刻，另外，包装工作枯燥乏味，期望员工对此类工作产生更大的兴趣也不合理。

王菲提出了使员工对其所从事的包装线工作增加兴趣的一些建议。建议之一就是要求扩大包装线个人的工作范围。她建议每个员工将同工作群体的其他工人一起处理几个操作程序，而不是只做单纯的一项工作。另外她还建议采取工作轮换，以使工人们的工作更具挑战性。

庞云非常赞同这个建议，并采取措施立即付诸实施。但是在实施变革的一周内，工人们却对这些变革表达了诸多不满，而且还存在一种“消极怠工”的状况；工人们认为他们现在要进行更多的作业，而工资却没有增加。

总经理和部门主管，包括人事部门主管，都对工人们的反应感到吃惊。王菲也非常泄气地说：“我被搞糊涂了，似乎他们并不想使自己的工作更有趣。”

① 参见康青：《管理沟通教程》，56～57页，上海，立信会计出版社，2003。

讨论：

1. 人事部门主管王菲的建议出了什么差错？
2. 从管理沟通的角度分析问题的原因。
3. 若你是庞云的话，你将采取什么补救对策？

案例2 一场不该发生的空难事故[①]

仅仅几句话能否决定生与死的命运？1990年1月25日恰恰发生了这样的悲剧。那一天，阿维安卡52航班（Avianca Flight 52）飞行员与纽约肯尼迪机场航空交通管理员之间的沟通障碍，导致了一场空难事故，机上73名人员全部遇难。

1月25日晚7：40，阿维安卡52航班飞行在南新泽西海岸上空37 000英尺（1英尺约合0.3米）的高空，机上的油量可以维持近两个小时的航程。在正常情况下飞机降落至纽约肯尼迪机场仅需不到半小时的时间，这一缓冲保护措施可以说十分安全。然而，此后发生了一系列耽搁。首先，8：00，肯尼迪机场管理人员通知52航班由于严重的交通问题他们必须在机场上空盘旋待命。8：45，52航班的副驾驶员向肯尼迪机场报告他们的“燃料快用完了”，管理员收到了这一信息，但在9：24之前没有批准飞机降落。在此期间，阿维安卡机组成员再没有向肯尼迪机场传递任何情况十分危急的信息，但飞机座舱中的机组成员却相互紧张地通知他们的燃料供给出现了危机。

9：24，52航班第一次试降失败。由于飞行高度太低以及能见度太差，因而无法保证安全着陆。当肯尼迪机场指示52航班进行第二次试降时，机组人员再次提到他们的燃料将要用尽，但飞行员却告诉管理员新分配的飞行跑道“可行”。9：32，飞机的两个引擎停止工作，1分钟后，另外两个引擎也停止了工作，耗尽燃料的飞机9：34坠毁于长岛。

当调查人员考察了飞机座舱中的磁带并与当事的管理员交谈之后，他们发现导致这场悲剧的原因是沟通的障碍。为什么一个简单的信息既未被清楚地传递又未被充分地接收呢？针对这一事件作出以下分析。

首先，飞行员一直说他们“燃料不足”，交通管理员告诉调查者这是飞行员们经常使用的一句话。当被延误时，管理员认为每架飞机都存在燃料问题。但是，如果飞行员发出“燃料危急”的呼声，管理员有义务优先为其导航，并尽可能迅速地安排其着陆。一位管理员指出，如果飞行员“表明情况十分危急，那么所有的规则程序都可以不顾，我们会尽可能以最快的速度引导其降落的”。遗憾的是，52航班的飞行员从未说过“情况紧急”，所以肯尼迪机场的管理员一直未能理解到飞行员所面对的真正困境。

其次，52航班飞行员的语调也并未向管理员传递燃料紧急的严重信息。许多管理员接受过专门训练，可以在这种情境下捕捉到飞行员声音中极

① 参见孙健敏：《管理中的沟通》，2～3页，北京，企业管理出版社，2004。

细微的语调变化。尽管52航班的机组成员相互之间表现出对燃料问题的极大忧虑，但他们向肯尼迪机场传达信息的语调却是冷静而职业化的。

最后，飞行员的文化和传统以及机场的职权也使52航班的飞行员不愿意声明情况紧急。正式报告紧急情况之后，飞行员需要写出大量的书面汇报。另外，如果发现飞行员在计算飞行过程需要多少油量方面疏忽大意，联邦飞行管理局就会吊销其驾驶执照。这些消极因素极大阻碍了飞行员发出紧急呼救的信息。在这种情况下，飞行员的专业技能和荣誉感可能变成赌注。

讨论：

1. 你认为造成52航班失事的主要原因是什么？飞行员与机场管理员之间在沟通上存在什么问题？产生这些问题的原因是什么？

2. 从这个案例中，我们能够得到什么启发和借鉴？

延伸阅读

约哈瑞窗

约哈瑞窗是由约瑟夫·卢夫特和哈雷·英格姆于1961年提出的一种用于研究人信息沟通改进的方法。它将人的心灵想象成一扇窗，其中的四个区域分别代表个人特征中与沟通有关的部分（见图1—4）。

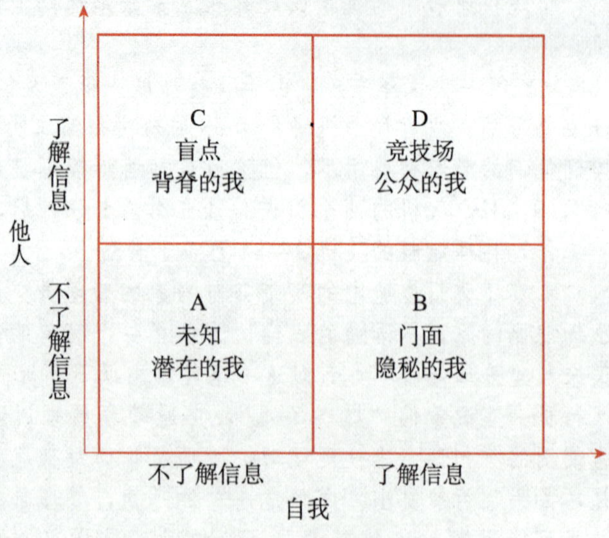

图1—4 约哈瑞窗

约哈瑞窗实际上是一种人际沟通与信息处理的方式。四方形的区域代表我们的人际关系。区域中心的四扇“窗子”中所包含的信息对我们人际关系的质量是很重要的。为衡量我们管理沟通的有效性，我们需要确定每扇“窗子”的大小与形状。

约哈瑞窗可以帮助我们提供自我认知，更加客观地了解他人，并减少管理沟通中的知觉偏差。

第一扇窗：竞技场D（公众的我）。

这个区域反映互相理解与分享信息。在这个区域，自己了解，别人也了解，双方不存在沟通障碍。你的公开场区域越大，工作关系越倾向于高回报、高效率和高生产力。

第二扇窗：盲点C（背脊的我）。

这个区域包括了那些别人全部知道而自己却一无所知的信息。这是一个隐藏且难察觉的区域。例如：你的同事如何评价你的管理与沟通能力，是太武断或非常果断？通常我们不能真正了解。常言道："当局者迷，旁观者清。"因而，必须通过不断的反馈了解并理解他人对自己的评价。

第三扇窗：门面B（隐秘的我）。

这个区域包括自己知道，但别人完全不知道的信息。在工作场合，这指的是我们的上司、同事或其他重要的人并不知道的关于我们的工作表现与能力的信息。我们有时表现得含蓄，并不对所有的人和事敞开心扉。换句话说，我们是戴着"面具"与人交往的。显然，过度自我暴露会讨人嫌，但是过于自我封闭也绝非是一件好事。若想获得成功，一定要争取他人的支持与合作。

第四扇窗：未知A（潜在的我）。

这个区域由自己不知道，他人也不知道的信息组成。这是个有潜力与创造力的区域，我们在扩大公开区域范围的同时，通过有效的沟通，可以加强工作联系与自我认知来缩小未知区域的范围。通过自我学习与团队学习来激发自我潜力的开发，将潜在意识与愿望变成美好的现实。

控制小道消息的方法

管理者可以采取一些策略来降低小道消息的消极影响，使组织的沟通系统更为有效。

(1) 不予理会。许多受小道消息困扰的人和组织选择不做任何事，让时间使谣言不攻自破。公共关系专家有时也提倡采取这种方法。因为反谣言行动可能会助长谣言的气焰并给组织带来负面的压力，许多人本来不关注谣言，而反谣言行动反倒使人们注意谣言了。

(2) 尽快告知事实。信息内容被了解后传播的速度最快，尤其当涉及朋友和同事时，人们会传递更多并且丰富了传言。因此，不管是解雇、升迁还是停职等信息，必须让员工尽早知道真相，如果他们无法从公司的正式渠道获得信息，就会去传播或接收小道消息。

(3) 直接说明某些决策或计划的保密性。不要遮掩、躲避，这或许不能减少谣言，但比让人们胡乱猜测更好些。有可能的话，明确公开进行决策的时间表，以减少人们的焦虑。

(4) 教育员工认识传播小道消息的不良影响。举行讲习会或讨论会，对员工进行教育，使员工了解谣言产生的原因、对组织的影响与控制谣言的方法。

(5) 设立行动计划，让管理人员针对小道消息传播者进行必要的沟通，沟通时应特别注意技巧。以下是一套使企业摆脱小道消息的行动计划表，此计划包含四个步骤：

第一，如果小道消息只限于组织内部流传，则向每个员工发送备忘录，阻止员工士气的下落，防止小道消息传出公司。备忘录以对话的方式撰写，避免严厉的官僚口气，因为那样会使人们失去兴趣并产生不信任感。

第二，如果发送备忘录无效，可让中层管理者召开员工会议来沟通信息，以杜绝对小道消息的谈论。会议最好不要由员工不认识的高层主管主持，以免员工产生不信任感。

第三，如果小道消息已经传到组织外，就应立刻正式发布和公开讨论人们有权知道的那些信息，以促进沟通的透明性。

第四，营造良好的上下级关系。控制小道消息还需从平时的沟通入手。要与下属维持良好的关系，及时发现下属想要知道和需要知道的信息与他们实际接收到的信息的差距，并尽快提供相关资讯来弥补。

项目二

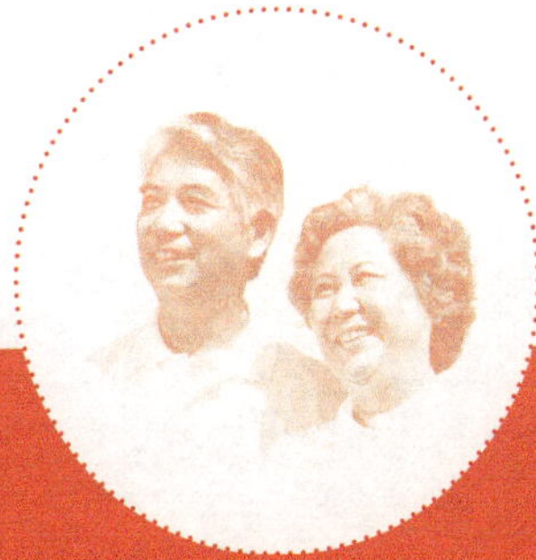

人际沟通方案设计

学习目标

知识目标

- 掌握人际沟通的特点
- 了解人际沟通的作用
- 明确冲突的积极作用与消极作用

素质目标

- 学会文明礼貌说话
- 养成开放、坦诚的沟通态度
- 以正确的心态对待冲突

能力目标

- 能够分析人际沟通的障碍及克服对策
- 掌握人际沟通的各种方法和技巧
- 能够设计人际冲突的处理策略

任务一

克服人际沟通障碍

情境导入

在校学习期间，学校出台了一系列鼓励在校大学生自主创业的政策，以便培养和挖掘学生的自主创业能力。你非常希望能够借此机会大胆尝试一下，但当你把创业的想法告诉家长后，却遭到了家长的反对，家长认为你在校期间的主要任务是学习，创业是毕业之后的事情，所以家长拒绝为你创业提供任何帮助。

任务描述

请分析你与家长之间沟通障碍产生的原因，采取什么办法才能克服这种沟通障碍。

相关知识

一、人际沟通的障碍

人际沟通过程中，信息发送者把自己要传递的意思即意义信息进行编码，变成物质化的符号信息，然后通过一定的渠道传递给信息接收者，接收者对接收到的符号信息进行解码，获得一定的意义，然后沿着一定的渠道发出反馈信息，从表面上看，这个沟通过程就完成了。但在实际沟通过程中，信息接收者对信息发送者的信息不理解、不完全理解甚至误解的情况时有发生。之所以如此，是因为人际沟通除了存在一般的沟通障碍外，还存在下述特殊的沟通障碍：

（一）文化因素引起的障碍

1. 语言障碍

人际沟通中的语言障碍主要表现在两个方面：一是语言差异障碍，这种障碍主要是由于语系、语族的不同造成的。不同国家、不同民族之间的交流往往因语系或语族的不同而存在沟通困难，这时就需要通过翻译才能进行沟通。二是语言表达障碍，这种障碍主要是由于语言表达能力不同造成的。如果沟通者语言表达能力太差，则会词不达意，令人费解，甚至产生误解和冲突。

2. 文化程度障碍

沟通双方的受教育程度、经验水平、文化素质和文明程度差距过大，信息接收者对信息的内涵不理解或不接受，也会造成沟通障碍。

3. 文化传统障碍

沟通双方的文化传统、风俗习惯及行为方式的差异过大，也会造成沟通的障碍。这种差别不仅存在于国家之间，在同一国家的不同区域有时也存在，这正是俗话所说的“一里不同俗，十里改规矩”。

（二）社会因素引起的障碍

1. 社会地位不同造成的障碍

居高位、掌实权的人物如果官僚主义作风严重，下属就会敬而远之，由此便阻塞了上下沟通的渠道。克服社会地位障碍的有效方法是发扬民主，干群广泛接触，经常对话，相互听取意见。

2. 社会角色不同造成的障碍

在管理过程中，如果管理者不能以平等的态度对待下属和同事，总喜欢用教训人的口吻与下属和同事说话，那么他与下属和同事之间就会产生隔阂，导致管理沟通的障碍。解决的办法是管理者发扬民主作风，对下属和同事要尊重，有事一起商量，共同寻求解决问题的途径，这样才能达到有效沟通。

3. 年龄差异造成的障碍

年龄是人的阅历的体现和反映，是时代的年轮和缩影。不同年龄的人所处的时代不同、环境不同，这就决定了每个年龄段的人都带着所处时代的烙印，因此其思想观点、行为习惯甚至世界观也有所差别，这正是人们所说的“代沟”。可以说，在不同的年龄阶段，代沟是人际沟通的主要障碍。

4. 性别差异造成的障碍

由于性别的差异，男性和女性有不同的语言表达方式和习惯。有研究表明：男性通过交谈来强调自己的身份，而女性通过交谈来改善人际关系。也就是说，男性的说和听是一种表达独立意识的行为，而女性的说和听是一种表示亲密的行为。因此，对于许多男性而言，交谈主要是保持个体独立和维持社会等级秩序与身份；而对于许多女性来说，交谈则是为了亲近而进行的活动，女性通过交谈寻求认同和支持。例如，男性经常会抱怨女性一遍又一遍地谈论她们的困难，女性则批评男性没有耐心听她们说。实际情况是，当男性听女性谈到问题和困难时，他们总是希望通过提供解决方案来表现他们的独立和对问题的控制。相反，女性则将谈论困难看作是拉近彼此距离的一种方法。女性谈到困难是为了获得支持和理解，而不是想听取男性的建议。

（三）认知偏见造成的障碍

对于每个人来说，他人与外部的客观事物一样，都是客观存在的，都是自己的认知对象。但是人们对他人的认知和对客观事物的认知所遵循的原则和方法是不同的。人们认知客观事物时，很少加入主观成分，看问题相对来说比较客观，但在对他人进行认知时，往往带有浓厚的主观色彩，总是在一定的心理倾向作用下加工整理外部输入的信息，形成对他人的印象，然后把这个印象加到认知对象身上，认为这个人就是这个样子的。这种主观的认知偏见在人际沟通过程中的具体表现有下述几种。

1. 晕轮效应

所谓晕轮效应是指对某个人的整体印象影响对其具体特征的认识和评价的一种心理现象。当你认为某个人不好时，会觉得他什么都不顺眼，他就被消极否定的光环所笼罩，一无是处；当你认为某个人很好时，他就会被一种积极肯定的光环所笼罩，令你觉得这个人什么都好。俗话说的“一俊遮百丑”、“情人眼里出西施”、“爱屋及乌”等就是这种认知偏见的典型表现。晕轮效应形成的心理机制是中心性质扩张化，是一种以偏概全的心理偏差。在人际沟通过程中，只要是权威人物说的话，就深信不疑，而一般人的话则人微言轻，这就是晕轮效应在起作用。

2. 刻板印象

人们在认知时并不是把认知对象当作孤立的个体来认识的，而是把他看作是某一类人中的一员，认为他具有这一类人所共有的特点。这种把人划归某种类型加以认识的现象就是刻板印象。刻板印象使人们对某一类人有一套固定的看法，但是用这种固定的看法去套一个具体的人时未必正确。而且，即使在同一类人中，每个人除了具有某种共性外，还有自己的个性。所以，刻板印象很容易造成偏见，使人戴着有色眼镜看人，从而影响人际沟通的效果。

3. 第一印象效应

两个素不相识的人初次见面所形成的印象叫作第一印象。第一印象效应是指一定条件下最先映入认知者视野中的信息在形成印象时占优势。人际交往总是通过第一印象进行的。第一印象效应对人际认知的影响表现在很多方面：首先，它会使人际认知带有表面性。第一印象常常是对一个人表面特征的认知。两个素不相识的人初次接触，彼此会根据对方的外貌、表情、姿态、谈吐、衣着等，作出一个初步的判断与评价，形成某种印象，这就容易出现以貌取人的现象，使认知具有表面性。其次，第一印象效应容易使人际认知具有片面性。初次接触获得的信息和形成的印象对日后的交往影响重大，常常使人跟着第一印象走，忽视以后的新信息，或按最初的印象来解释后来出现的新信息，造成对人认知的主观片面性。比如，当初次看到某人谈吐优雅、很有礼貌，形成一个有教养的好印象后，在日后的交往中，往往不会注意他在其他场合是否会有行为粗鲁、蛮横的表现，即使注意到了，也会认为那是偶然的。由此可见，第一印象一旦形成，就会起到一个过滤器的作用，以致在后来的人际沟通过程中，凡是跟第一印象一致的信息，就印象深刻，而凡是跟第一印象不一致的信息，就视而不见、听而不闻，这便产生了沟通的障碍。

4. 自我投射

自我投射是指人的内在心理的外在化，即“以己之心度人之腹”，把自己的情感、愿望、意志、特征投射到他人身上，强加于人，认为他人也是如此。自我投射效应是人从自我出发去认知他人，自我与非我不分，主观与客观不分，认知主体与认知客体不分。而事实上，世上并没有完全相同的人，自己与他人之间的差异是客观存在的。因此，在人际沟通过程中，应注意这些差异，从他人的实际特点和具体情况出发去认知他人、理解他人，才能避免曲解别人的信息，克服沟通的障碍。

（四）情绪与情感因素引起的障碍

情绪与情感是个体对客观事物是否满足自己的需要所产生的态度。情绪和情感可分为两种：一种是积极的情绪和情感，如满意、喜爱、快乐、自豪等；另一种是消极的情绪和情感，如愤怒、恐惧、厌恶、嫉妒、自卑等。这些积极的和消极的情绪、情感取决于个体的需要是否得到满足，如果需要得到满足，就会产生积极的情绪，反之就会产生消极的情绪。一旦个体产生了某种情绪，这种情绪就会对其行为产生影响。例如，当我们心情烦躁时，会变得好发脾气，说话带刺，尽管平时可能热情随和，此时也难以对人心平气和，隔阂与误解也就会随之产生，从而妨碍与他人的正常沟通与交往。情绪与情感造成的沟通障碍主要体现在下述几个方面。

1. 愤怒造成的沟通障碍

在生活中，当事与愿违，某种要求不能得到满足，一再受到挫折之时，愤怒自然产生。根据程度不同，愤怒可以表现为不满、生气、愠怒、激愤和暴怒。愤怒时，人体内会调动所有的能量储备，迸发出比平时大得多的生理和心理力量，并且常用侵犯性语言或行为宣泄出来。这在面对野兽、面对敌人时有积极意义，而在日常生活中只会伤害感情，破坏融洽的气氛。怒气在哪里，哪里就会有争吵和冲突，而事过之后，则悔之晚矣。心理学认为，在冲动的情绪状态下，人的意识范围缩小，对自身行为的控制能力降低，常做出不明智的举动。

2. 恐惧导致的沟通障碍

恐惧根据程度不同可分为不安、担心、惧怕等。现代人的恐惧不仅仅是身体方面的，如受伤或死亡，更常见的是心理和社会方面的，如害怕考试不及格，担心绩效评估不佳，担心评优落空或遭受末位淘汰，担心自己的体力、能力不是一流的，害怕寂寞、孤独等。这些恐惧情绪给人带来一系列不良的心理反应，使人丧失某些原则，甚至用对人作假或贬低别人抬高自己来消除自身的不安。这就拉大了自己与周围人的心理距离，造成沟通的障碍。

3. 嫉妒造成的沟通障碍

嫉妒是指在意识到自己对某人、某事、某物品的占有或占有意识受到现实的或潜在的威胁时产生的情感。它可以向积极和消极两方面转化。对于嫉妒，有的人能克制自己不采取攻击性言行，并控制它、适应它，使它逐渐淡化，甚至把它转化为积极的竞争行为。而有的人则不能把握这种情感，任由其向消极一面转化，产生痛苦、忧伤，进而采取攻击性言论和行为，导致人际冲突和沟通障碍。

4. 自卑造成的沟通障碍

在人际交往活动中，自卑表现为缺乏自信，自惭形秽，行动退缩不前，难以主动与人交往和沟通，想象成功的体验少，想象失败的体验多。自卑的浅层感受是觉得别人看不起自己，而深层的体验是自己看不起自己。自卑者往往并不是能力低下，而是凡事期望过高，不切实际，在人际交往中总想使自己的形象理想完美，惧怕丢丑、受挫或遭到他人的拒绝与耻笑。这种人常常不敢表达自己的意见，哪怕知道自己的意见是正确的，也往往缺乏表达的勇气与信心。

5. 自负造成的沟通障碍

自负在人际交往中表现为傲气轻狂，居高临下，自夸自大，过于相信自己而不相信他人，只关心个人的需要，强调自己的感受而忽视他人的想法。与人相处，高兴时口若悬河、手舞足蹈，不高兴时乱发脾气，很少考虑对方的反应。与熟识的人相处，常过高地估计彼此的亲密程度，使对方出于心理防卫而采取疏远态度。

6. 孤僻造成的沟通障碍

孤僻导致的沟通障碍具体表现为孤芳自赏，自命清高，不合群，待人不随和，独来独往；或是由于行为习惯上有某种怪癖而使他人难以接受，以致从心理到行为上与他人存在屏障，自己将自己封闭起来。

（五）人格因素引起的障碍

所谓人格，指人经常地、稳定地表现出来的心理特点，包括气质和性格。人格的差异会造成人际沟通的误解、矛盾甚至冲突。正确理解自己和他人的人格特点的差异，有助于理解许多误解和冲突产生的原因，进而克服人际沟通中的障碍。

1. 气质不同产生的障碍

不同的人的情绪和行为发生的速度、力量、持久性和灵活性各不相同，这反映了人的不同气质。气质一般可分为四种不同的类型：（1）胆汁质，表现为好动、热情、直率、急躁、易激动、精力旺盛、缺乏耐性等。（2）多血质，表现为活泼好动、反应迅速、善交际、适应力强、热情、乐观、敏捷。（3）黏液质，表现为安静、沉着、稳重、有耐心，但固执、反应慢、不灵活。（4）抑郁质，表现为敏感、多疑、多愁善感、孤僻、谨小慎微、反应缓慢。

从生活中我们可以看到，不同气质的人在一起会因气质不同而产生一些摩擦。胆汁质的人会由于一点小事而突然间怒不可遏，对人大发雷霆，使抑郁质的人深感委屈和不满；而冲突过后，前者会很快把事情忘却，后者却始终耿耿于怀。黏液质的人对事情认真，有耐心，但做事慢腾腾，难以同时处理几件事情，无法很快从一个问题转入另一问题，这会使多血质的人很不耐烦，这两种类型的人相处时很容易产生不快。需要指出的是，气质主要是由遗传因素决定的，虽然后天的生活经验可以在一定程度上对气质进行某种程度的掩盖，但很难彻底改变，每种类型的气质都有其有利的一面，也各有其不利的一面，只有知已知彼、宽容他人，方能防止不必要的冲突产生。

2. 性格差异产生的障碍

性格指一个人在后天社会实践活动中形成的对人、对事、对己的态度及与之相应的行为方式。当你与性格相投的人相处时，会感到难舍难分；与性格不合的人相处时，则会感到别扭难耐。社会生活中人们需与各种性格的人打交道，自身的性格不仅决定了你对他人的态度、行为，也影响着你与周围人的关系。

瑞士心理学家荣格把性格分为外向型和内向型两种。前者一般高级神经活动强烈，气质多为胆汁质和多血质，性格特点往往表现为根据外界的客观情况来决定自己的情感和行为，关心现实，活泼好动，乐观开朗，善于谈吐，感情易变，性情急躁，其情绪、态度和行为的对象多是外部客观现实，指向外界。而内向型性格的特征则与外向型性格相反，表现为对周围的事不大关心，以自己的感情和意志等主观因素决定行为，注重内心体验，不喜欢与人交往，与亲人以外的其他人保持一定距离，平静、沉稳、慎重，有条理，气质多为黏液质和抑郁质。

无论性格外向还是内向，对他人来说都同时具有吸引力和使人反感、容易引起冲突两个方面。某些性格相似的人，由于有共同的弱点，会难以相处。两个外向型性格的人相处，会相互抱怨对方做事急躁，欠考虑，主意易变，难共事。而两个内向型性格的人相处，则会认为对方冷漠、高傲、四平八稳、没有朝气，等等。彼此要想达到相互理解、沟通，须明了自己及交往伙伴的性格特点，相互协调、适应。

二、克服人际沟通障碍的对策

尽管在人际沟通过程中会遇到各种各样的障碍，但只要人们树立正确的沟通理念，采取科学的沟通渠道和方法，就能够克服沟通中的障碍，实现有效沟通。具体来说，克服人际沟通障碍的策略与技巧主要有以下几种：

（一）态度要积极

态度对人的行为具有非常重要的影响。比如，同样是上司交给的一项任务，员工甲与上司积极沟通，获得了较多的信息，加上他本人态度认真而且充满热情，他就会高效率地完成这项任务；而员工乙做事一贯懒散，对什么事都认为无所谓，凡事都消极被动，他就不会主动去与上司进行沟通，工作效率自然也就受影响。因此，在人际沟通中要尽可能地保持乐观、积极、向上的态度，避免消极、悲观的态度，在沟通中保持平和的心态，这样才能够达到沟通的预期效果。

（二）坚持实事求是，以理服人

为人处世不讲道理，戴着有色眼镜看人，就没有立身之地。所以，在人际沟通过程中，不仅说话办事要实事求是，言论行为要符合社会规范，相处交往要体谅他人，而且需要有判别力、洞察力和严密的逻辑思维以及分析推理的能力，待人接物要善于抓住事物的本质。与人交往难免发生矛盾，而且常常不是一方绝对有理，当你遇到这种情况时，最好的办法就是避实击虚，即避开对方最有力的攻击，寻找对方的薄弱环节有理有力地进行反击，以理服人。这种方法在企业竞争、经济谈判和“打官司”中用得最多。如果与人交往中发现自己确实错了，切不可强词夺理，不妨主动认错，赔礼道歉，这样显得诚恳而又豁达，更易赢得别人的谅解、同情和赞许。

（三）以情动人

在人际沟通中要善于驾驭自己的感情，根据不同的人、事以及环境、气氛，恰当地、情真意切地表达自己的喜、怒、哀、乐，以打动对方。例如，老友重逢时的喜悦和激动，同事、朋友相聚时的愉快和欢乐，面对遭受挫折和不幸的人时的同情和悲痛，当企业遇到困难和风险时，领导在部下和群众面前所表现出来的从容和镇静，凡此种种，皆是以情动人。情不真就不动人，意不切就会失态。只有真正的感情才具有力量，才能够感染和打动人。

（四）正确地运用语言

人际沟通过程中，语言是必不可少的工具。若一个人驾驭语言的能力强，谈吐自如，能根据不同的人、事、环境等选择准确恰当的词语，充分显示自己说话、办事的逻辑性和严密性，就能够保证人际沟通获得更大的成功。如果说话吞吞吐吐，词不达意，甚至颠三倒四，不仅达不到沟通的目的，而且还可能造成冲突。要想在人际沟通中正确地运用语言，需要注意两个问题：一是选词造句要准确恰当，中心要鲜明突出，思维逻辑要严密；二是语言要流畅，语气声调要依人依事来选择，使之恰到好处。

（五）随机应变

人们在交往过程中，常常会遇到一些意外的情况或问题。在这种情况下，有的人处事死板，死抱教条；有的人不知所措，慌乱尴尬；而有的人则随机应变，采取灵活多样的方法进行恰当的处理。例如，小李与朋友相约到另一位同事家去玩，小李带了一些糖果作为礼品到同事家时，他发现朋友们都未带礼品。这时，小李既没有当着大家的面叫主人将礼品收下，也没有将礼品悄悄放在某个角落，而是大大方方地对主人和朋友们说：“我带来点东西助助兴，大家都来尝尝吧!”礼品本来是送给主人的，小李这么灵活处理，不仅没有使未带礼品的朋友感到难堪，反而使主人和朋友们都感到高兴。

（六）保持良好心态，进行换位思考

在人际沟通过程中，要常常进行心理换位，把自己想象成对方，了解一下自己处在对方情境中的心理状态和行为方式，体会一下他人的心理感受，以理解别人的态度和行为，做到“己所不欲，勿施于人”。同时，还要保持良好的心态，积极主动地与他人进行沟通，做到不卑不亢、平等真诚，这样才能避免自卑和自负造成的沟通障碍，赢得他人的信赖。

同步训练

请列出你和家长之间存在的沟通障碍，并设计出克服沟通障碍的具体对策，达到与家长有效沟通。

任务二

设计人际沟通方案

情境导入

你朋友的母亲患病住院了，医生建议做各种检查，然后才能确诊治疗。你朋友家庭经济条件不好，既担心母亲病情严重，又担心诊断治疗费用过高家庭承担不起，为此，一家人压力很大。

任务描述

请你与朋友及其家人沟通一下，以缓解朋友及其家人的心理压力。

相关知识

一、学会说话

人世间的快乐和烦恼、友谊和仇恨，大多产生于人们的言谈话语中，这正是俗话所说的“病从口入，祸从口出”。会说话的人，其言谈让人听了感觉很舒服；不会说话的人，其言谈让人听了感到恐惧和厌烦。要做个会说话的人，掌握下面的说话技巧是非常必要的。

（一）主动问候

在交往开始时，要注意问候，这样不仅能够表现出对对方的亲近之情，还可以营造良好的谈话氛围。一般来说，年轻人应主动问候长辈，下级应主动问候上级，男士应先问候女士。问候时目光要注视对方，面带微笑，语调清晰、温和，切忌显出一副心不在焉、无可奈何的样子。

（二）礼貌告辞

在交往结束时，要礼貌地告辞，并表示以后还想相见的愿望，这样有利于保持良好的人际关系。告辞时态度要谦逊、诚挚，不要趾高气扬。临走时说声“再见”、“对不起，先走一步”等均可。

（三）多谈对方感兴趣的事情

在交谈中人们往往对与自己有关的问题较感兴趣，如自己所缺乏的东西、所认识的人或所看见过的东西以及所经历过的事情，或与自己的经历有关的种种事情。因此，在与别人谈话时，不能一味地谈“我……”，这会使对方反感和厌烦。最明智的做法就是谈论对方感兴趣的问题，多让对方谈，再穿插自己的东西，这样更易于获得对方的好感。

（四）重视每一个人

在有众多人参与的谈话场合，只跟与自己谈得来的人说话，而使某些人遭受冷落，这是极不明智的做法，假如被冷落的恰巧是来日对你事业前途起关键作用的人物，那么你就可能为此付出沉重的代价。因此，在谈话时千万不要冷落了任何人，要留心每一个人的面部表情及其对你谈话的反应，让每个人都有被重视和尊重的感觉。

（五）学会使用“万能语”

所谓“万能语”，一般具有以下几个特征：一是使对方觉得你很有礼貌；二是听起来平易近人，用起来简单方便；三是给人一种舒心的感觉；四是富有弹性。最常见的万能语有：噢，是的；真是太不好意思了；请多多包涵；哪里，哪里，实不敢当；真是太感谢你了；请多指教；拜托，拜托。万能语是人际关系的润滑剂，巧妙地使用它能收到意想不到的效果。

（六）注意停顿

说话时的停顿其实也是一种艺术。巧妙地运用停顿，不仅能使讲话层次分明，还能突出讲话的重点，吸引听话人的注意力，让听话人更容易明白所讲的内容。如果不懂得运用停顿，滔滔不绝地一直讲下去，势必使对方感到一种压迫感，从此怕听你说话。

（七）用词准确易懂

使用的语言要准确精练，不要拖泥带水，否则会使别人抓不住要领。语言必须通俗易懂，让人一听就明白。在非专业性交往中不要使用专业术语，除非双方学的是同一专业。语言还应朴实无华，既不要滥用词汇，使人产生故弄玄虚之感，也不要干巴枯燥，令人感到索然无味。

（八）不轻易打断对方的谈话

一方在谈论某个问题或叙述某件事时，听者不应该轻易打断说话者的话，应该等其说完后再提问或发表自己的见解。如果中间确有必要插上一两句话，应预先打招呼，说声“对不起，我插一句话”，说完后应礼貌地请说话者继续说下去。

二、学会电话交谈

随着通信技术的发展，电话已经成为最普遍、最快捷的人际沟通工具。人们在工作、生活中经常要打电话或接听电话，因此，掌握电话交谈的技巧对于搞好人际沟通是十分重要的。

（一）拨打电话的技巧[①]

不管打电话是出于私人交流，还是为了商务活动，都需要具备一定的常识和礼节。尤其是在商务活动中，掌握一些打电话的方法和技巧，对于提高商务活动的成功率大有益处。以下几点是打电

① 参见孙健敏：《管理中的沟通》，81～85页，北京，企业管理出版社，2004。

话时应该考虑的。

1. 理清自己的思路

拿起电话听筒之前，应先考虑一下自己想要说些什么，不要在毫无准备的情况下给他人打电话。你可以在脑海中设想一下要谈的话题或草草写下想说的事情。

2. 养成随时记录的习惯

在你的办公桌上应时刻放有电话记录用的纸和笔。打电话时应一手拿话筒、一手拿笔，以便能随时记录。

3. 立即表明自己的身份

电话接通后，首先应表明自己的身份以及自己所属的组织的名称，然后以“您好!”“您最近怎么样?”“一切都还顺利吗?”或类似的问候语作为谈话的开场白。电话交谈时应称呼对方的名字，以便让对方了解到你知道他的名字，缩小你们之间的距离感。

4. 确定对方是否处于合适的通话时间

当你给他人打电话时，对方也许正忙于自己的某件事情。这时，你应当表明自己尊重对方，能够给对方足够的时间作适当的调整。例如，你可以在开始讲话时先询问对方：“您现在接电话方便吗?”“您现在忙吗?”“您现在有时间同我谈话吗?”“这个时候给您打电话合适吗?”“您能抽出点儿时间听我讲话吗?”

5. 表明自己打电话的目的

接通电话后，你应立即向对方讲明自己打电话的目的，即迅速进入正题。专家们认为，商场上的机智就表现在你能否在30秒内引起他人的注意。

6. 给对方足够的时间作出反应

即便你想迅速解决某一紧急的事务，也应该给对方足够的时间，让他们对你的要求作出反应。如果你拿起电话说个不停，那么对方会误以为你正在朗读材料而无暇思考。

7. 避免与旁人交谈

在打电话的中途与身边的其他人说话，这是极不礼貌且不合适的行为。如果万一你这时有一件更加重要的事情需要马上处理，你应该向对方道歉，并讲明理由，然后在最短的时间内处理完这些事情，不要让对方久等。如果你估计让对方等候的时间可能会很长，也可以向对方道歉，说明你会过一会儿再打过去。但最好避免这种情况的发生。

8. 设想对方要问的问题

当你在电话中与他人进行商务谈话时，对方肯定会问你一些问题，所以你应该事先准备好如何回答。例如，总公司的一位总经理助理给城外的分公司的一位专家打电话，请他参加总公司的会议，那个专家听后问：“为什么我要跑这么远去参加这个会议呢?”在这种情况下，一个拙劣的回答可能是：“我想您最好来这儿。”但如果你事先考虑过这样的问题，就能十分机智地回答：“您是这方面的专家，而且我们讨论的问题恰巧在您的研究范围之内，如果您能光临，会对我们有很大帮助。”听了这些话，那个分公司的专家可能当时就会表态：“好的，我会准时参加的。”

9. 道歉应该简洁

有时，你不在的时候会有人给你打电话，并且要求代接的人记下电话转告你。当你回这些电话的时候，不要在道歉上浪费时间，只需用一两句话表示一下歉意即可，例如：“对不起，我没有尽早给您回电话。”“抱歉，接到您的口信我就立即给您回电话，但是您一整天都不在。”因为所有这些都是过去的事情，过多的解释是毫无意义的，只会延误你谈正题。

10. 不要占用对方过多时间

当你主动给别人打电话时，要尽可能避免占用对方过多时间。如果你要求对方查找一些资料或说出某个问题的答案，就可能占用电话时间过长。因为大多数情况下，对方不一定马上就能替你找到资料，或者立即给你一个肯定的答案，你必须给予对方一定的时间。而这么长时间的通话可能会令对方十分反感，因为也许他正急着处理某一事情，希望你尽快结束通话。因此，当你预计对方可能要过一段时间才能给你答复时，你可以先挂上电话，要求对方回电告知你，或者你过一会儿再打过去，这样就不会过多占用他人的时间，影响他人的正常业务。

（二）接听电话的技巧

当你给他人打电话时，你应调整好自己的思路。而当你的电话铃响起时，你应该尽快集中自己的精力，暂时放下手头正在做的事情，以便你的大脑能够清晰地处理电话传来的信息。当然，上述过程应该迅速完成，否则对方会因电话铃响得过久无人接而挂断电话，你便会失去得到信息的机会。以下几点是你在接电话时可以参考和借鉴的技巧。

1. 随时记录

在手边放置纸和笔，随时记下你所听到的信息。如果你没有做好准备，而不得不请求对方重复，则会使对方感到你心不在焉，没有认真听他说话。

2. 自报家门

你拿起电话后应清晰说出自己的全名，有时也有必要说出自己所在单位的名称。同样，一旦对方说出其姓名，你可以在谈话中不时地称呼对方的姓名。

3. 转入正题

接听电话时，不要“哼哼哈哈”地拖延时间，而应立即作出反应。一个好的开场白应是立刻切入正题的，例如：“您需要我做什么？”当你觉出对方有意拖延时间，你应立即打断他，如可以说：“对不起，真不巧！我正要参加一个会议，不得不在 5 分钟后赶到会场。”很多情况下，这样说会防止你们谈论不必要的琐事，加速谈话的进程。

4. 避免电话中止时间过长

如果你在接电话时不得不中止电话而查阅一些资料，那么你查阅的动作应当迅速，你还可以有礼貌地问对方：“您是稍候片刻，还是过一会儿我再给您打过去？”另外，让对方等候时，你可以按下等候键。如果你的电话没有等候键，也可把话筒轻轻地放在桌子上。如果查阅资料的时间超过你所预料的时间，你可以每隔一会儿拿起电话向对方说明你的进展。例如，你可以说：“我已经快替您找完了，请您再稍候片刻。”当你查找完毕，重新拿起电话时，应说“对不起，让您久等了”，以引起对方的注意。如果有人在你正在通话时打进另一部电话，你可以礼貌地让与你通话的人稍候，然后拿起另一部电话说：“您能否稍等？我正在接听一个电话。”一般而言，如果后打来电话的人所说的事不是很紧急，他会同意等待或稍后再打来，而你应迅即转向处理前一个电话，让对方意识到你很忙而加速你们的讨论。

三、学会赢得人心

许多人可能会被一个问题长期困扰，那就是自己该怎样做才能赢得别人的心，让周围的人喜欢自己。以下就是一些赢得人心的技巧。

（一）记住对方的名字

在与别人初次见面后，如果能够在再见面时叫出对方的名字，往往会让对方产生一种被重视的感觉。因此，在谈话中多叫几次对方的名字，可以增进彼此的感情。其实，要记住对方的名字并不难。这里介绍一个小技巧，即把对方的名字听准，并将这个名字与主人的外貌或行为特征作夸张的视觉想象，在心中默记片刻，事后再多次提醒自己这个名字便可。

（二）学会使用赞美

任何人都喜欢合其心意的赞美。恰到好处的赞美，是一种博得好感与维系好感的最有效的方法，借助它可以获得别人的善意协助。可以说，不分男女，无论贵贱，都有优点，如果你能够发现这些优点，并加以赞美，有时会起到意想不到的效果。当然，在赞扬别人的时候，要恰到好处。称赞不当，犹如明珠暗投，引不起别人注意，甚至激起别人的疑虑和反感。要使赞美得当，需要掌握各人性格的不同之处，区别对待，不能一概而论。

（三）学会倾听

在人际沟通过程中，在适当的场合说适当的话是十分重要的。还有一件与之同样重要的事情，那就是倾听。倾听是你表现个人魅力的大好时机，是你能够给予讲话者的最好礼物。倾听表示你对讲话者的谈话充满了兴趣，使对方产生一种被尊重的感觉，从而赢得其好感。在别人说话时，如果你心不在焉，哈欠连天，时时看表，只能使讲话者意兴阑珊、索然寡味。而真正的倾听是暂时忘记自己的思想、期待、成见和愿望，全神贯注地理解讲话者的内容，与讲话者一起亲身感悟，经历整个过程。

（四）在小事上关心别人

每个人都希望被人关心，并且对关心他的人自然地产生好感。做一些不起眼的小事，最能够体现你对别人的关心，也能帮你赢得人心。这些小事包括：记住对方说过的话；记住对方的兴趣、爱好；分别后打个电话问一下是否安全到家；指出对方在衣着服饰上的变化；记住对方特别的日子，并送些小礼物、写张贺卡、打个电话表示问候等。这些虽然都是不起眼的小事，但若做了就会让别人高兴，收到意想不到的效果。

（五）主动发现别人的需求

主动发现别人的需求，并想办法帮助他满足需求，这是赢得人心的好方法。由于各人的个性、背景不相同，其需求也必然不一样。但是有些需求却具有普遍性，很容易被发现。美国学者克里斯·科尔将人分为三类，即成就型、交往型、权力型。成就型的人通常为自己建立具体的、可以衡量的目标或标准，并在工作中朝着目标前进，直到实现他们的目标。他们总想做得更好，例如比他们过去做得好，或比其他人做得好，或是要突破先前的标准。对于这种人，应该想方设法让他对自己的工作有种成就感，让他感觉到自己的工作做得非常好。交往型的人更看重友情和真诚的工作关系。令他们愉快的是能有一种和谐的、既有付出又有收获的、轻松的工作氛围。他们不太愿意同陌生人一起工作。对于这种人，要注意与其建立良好的关系，关心他们的家庭、他们的爱好以及他们对事物的想法和感受。权力型的人热衷于负责，他们具有很强的权力欲望。对于这种人要给予他们渴望得到的尊重，不要触动他们的权威。由于人是彼此独立的个人，人们的需要往往是两种或数种需求的结合体。因此，交往中必须实行不同的“需求配方”，即改变各种配方强度，以适合不同的人的口味。

四、学会表扬

表扬是一种既不用资金，也不用设备，但却能产生多方面效果的利器。表扬正确，会给被表扬者带来极大的精神鼓舞，并对其他人产生强烈的示范效应；表扬不当，则会产生许多消极影响和副作用。所以，管理者在进行表扬时，既要注意表扬的方式与方法，也要讲究表扬的策略和技巧。概括而言，常用的表扬方法和技巧主要表现在下述几个方面：

（一）当面表扬与背后表扬相结合

当面表扬就是在被表扬者在场的情况下进行表扬。当面表扬有当众表扬和个别表扬之分。如果被表扬者的行为突出，对企业的发展有方向性指导作用，或者希望在全体员工中发扬这种良好行为，可以采取被表扬者在场的大会、工作例会或黑板报等形式当众表扬，特别是对一些荣誉感强的职工，采用当众表扬可起到较大的鼓舞作用。除了当众表扬外还可采取个别表扬。

背后表扬就是在被表扬人不在场时所进行的表扬，或者通过别人去传话表扬。背后表扬能使被表扬者感觉到领导对他的表扬是有诚意的，是实事求是的。因此，作为领导者，如果你想表扬某个人，又不便当面提出，如想表扬的人是对你抱有成见的下级，当面表扬他，他反而觉得你是别有用心，会听不进去，这时，你可以在跟他经常接触的人或他的知心朋友面前把他夸奖一番，用不了多久，这个表扬的信息就会传到被表扬者的耳中，被表扬者听到这种表扬后，就会感到你对他的诚意和公正，对你的成见就会逐渐消除，双方的关系就会更加亲密。

（二）表扬方式因人而异

对不同的人应采取不同的表扬方式。对年轻人，在语气上可稍带夸奖；对有威望的长者，在语气上应带有敬重的意味；对机敏的人，只要三言两语他就能感觉到，甚至稍加暗示就能使之心领神会；而对于有疑虑的人，表扬则应该明显，把话说明白、说透，否则可能会让被表扬者产生误解，还以为是在讽刺他或是变相批评他。

（三）表扬的态度诚恳热情

不要认为表扬只是走形式，不带感情、应付差事地说上几句赞美之辞是不会有什么效果的。在表扬别人时，要对他的优点有发自内心的赞赏，以满腔热情的态度对他表示赞扬，并热切地期望他能够把这些优点坚持下去，作出更大的成绩来。这样的表扬才能和对方做到感情交流，发挥促进作用。

（四）表扬要实事求是，恰如其分

表扬是一种有效的激励手段，但必须实事求是。如果把七分成绩说成十分，甚至任意夸大，评价失实，不仅起不到表扬的作用，反而会引起各方面的不满，降低自己的威信。因此，表扬必须实事求是，恰如其分，才能真正起到作用。领导者应该特别注意，表扬要公平合理，不能掺杂私人成见，不能有亲疏远近之分，否则将会起到相反作用。

（五）表扬人的行为

对一个人的表扬，要着重表扬他的行为。例如，他做了某件有意义的事情，就应表扬他这种行为。这会激励他重复这种行为，作出更大的成绩。如果笼统地肯定他整个人，如某某真了不起、某某觉悟真高、某某是个高尚的人等，这样的表扬，不仅不能帮助被表扬者认准具体的努力方向，而且还可能使之产生盲目自满情绪，也容易引起其他人的不满。

五、学会批评

（一）批评的技巧

好听的话即使言过其实也不会引起听者的反感，而难听的话即使恰如其分也不会使听者高兴。愿意听到赞美而不愿意遭受批评，这是人们心理需求的基本规律。但在现实生活中，批评又是难以避免的，如果不了解批评的方法和技巧，直接地批评别人，往往是伤了和气又达不到目的。所以，要进行有效的批评，必须讲究批评的方法和技巧。

1. 考虑批评的必要性

对于所有的管理者来说，在批评别人之前，一定要考虑批评的必要性，要清楚地了解别人的什么举动惹恼了你，分析你的批评是试图改善工作状况，还是仅仅为了发泄自己的恼怒；要弄清你的批评哪些与自己有关、哪些与别人有关。只有这样，你才能把握批评的真正目的和意图。

2. 批评要公道正直，实事求是

在规章制度、道德规范面前人人平等，该不该批评对谁都要坚持一种原则，不能对亲者宽、疏者严，否则，被批评者会不服气，其他员工会鸣不平，领导者会因此失信于下属，造成矛盾和混乱。同时，批评必须尊重事实，在批评之前务必搞清错误的大小、轻重，一是一，二是二，绝不可夸大事实、无限上纲以及随便给人戴帽子，更不能道听途说，无确凿证据就随便指责人，也不能轻信个别人的反映，否则一旦批评错了，既会伤害对方的感情，也会失去自己的威信。下级对领导的话都是很在意的，如果批评过度或不正确，则不仅达不到批评的目的，还会增加下级的抵触情绪。

3. 批评要对事不对人

批评他人是比较严肃的事情，所以在批评时一定要就事论事，对事不对人。一定要记住：批评他人，并不是批评对方本人，而是批评他的错误的行为，千万不要把对人的错误行为的批评扩大到对人的批评上，更不可否定别人的人品和人格，那样就会造成不可调和的矛盾。例如，某位员工没有准时完成你交给他的某一项工作，但这并不说明他本人是个懒惰、不准时的人，他可能是个非常好的员工并且每件事都做得很好。所以，就此事向他提出批评时不要说："你太懒了，办事总是如此。"否则，他会立刻反驳："难道我昨天交给你的材料也晚了吗？"所以，你要针对对方的某一行为和情况作出批评，而不要笼统地对个人作评价。

4. 保持批评的建设性

批评的目的在于帮助别人认识自己的错误，让其知道怎样加以改进，而不是简单地指出他们错在哪儿。保持批评建设性的有效方法是为受批评者的个人发展着想，使受批评者了解自己所犯的错误对个人以及工作造成的危害和不利影响，以便于受批评者从错误中吸取教训，把错误变成财富。

5. 选择适当的批评场合

批评要当面批评，不可背后批评。对下级的批评，一定要当面进行。这样能够让他听清楚你的意见，明白你的态度，也便于双方交流意见。如果背后批评，不仅起不到应有的作用，反而会使对方产生错觉，以致造成误解。但在当面批评时，最好不要当着外人的面批评，也不要当着被批评者的下级的面批评，因为有别人在场会增加被批评者的心理负担，从而影响其接受批评的态度。所以，批评时通常应该采取和被批评者个别交谈的方式，这样可以使被批评者体会到领导者对他的关怀和爱护，有利于其认识自己的问题。若有些问题需要当众批评或通报，应事先做好对方的工作，帮助其打消顾虑，缓解其抵触情绪。

6. 选择合适的时机

批评时机的选择很重要。通常情况下，如果早该批评员工，你却视而不见、任其发展，那可能会造成一些意外的不良后果。大多数员工的问题并非突然产生，而是在工作中慢慢形成的。如果上级不能及时将自己对员工的看法表达出来，及时与员工沟通，彼此之间的怨气就会在心中日积月累，终有一天会爆发出来。如果能够及早提出批评意见，员工就能够慢慢改正缺点，彼此间的隔阂也可以逐渐消散。一般情况下，人们总是在事情发展到无法控制的地步时才提出批评，而这时他们往往怒不可遏。在这种情况下，对员工进行批评是最糟糕的，它会伴以尖刻的讽刺、威胁以及一大堆牢骚、抱怨。这类并非批评的攻击会导致恶劣的结果，受批评者往往会变得非常愤怒。

7. 友好地接近对方

提出批评时采取的方式越周全、越体谅和越直接，对方的回应效果就越好。你可以用眼神加强沟通效果，并且注意你说话的语调，谨慎选择用词，避免类似“你总是”、“你从不”或“你应该”这样的话。这类词语往往被看作是一种攻击，使人产生抵触情绪。同时，应避免以嘲笑、玩笑的形式提出批评。当你嘲弄对方，或以开玩笑的形式批评对方时，对方会认为你对他有敌意，因为你对他不尊重。而当你直接地表达你的批评观点时，你的批评意见就会被人慎重对待。

8. 称赞与批评相结合

很多管理者对于表扬十分吝啬，对批评却非常慷慨。有些人对于表扬和批评的技巧掌握极少。无论你做得多么杰出，他们也从不说什么；但如果你做错了什么，他们就追着指责你。有些员工除非犯了错误，否则他们不会从老板那里听到对他们工作的评价。作为管理者，当你认为你必须批评一个人时，你可以先称赞一下对方再指出其不足之处，这能够使后面的批评意见变得柔和并且易于听取和接受，但要保证是一种真诚的称赞，如果不诚恳的话，对方会认为你虚伪。

9. 批评的方式要因人而异

由于人的经历、知识和性格等不同，接受批评的能力和方式也不同。管理者要针对不同人的不同特点采取不同的批评方式。对性格比较温顺的人，宜用“温和式批评”，即和他慢慢讲道理，逐步加以引导，启发他自觉地认识问题，批评的方式应该婉转些。对惰性心理、依赖心理和试探性心理较突出的人，宜用“触动式批评”，通过语言的强刺激，用“情”来触动他，使其醒悟，但注意不要引起对抗情绪。对自尊心较强、主观见解难以改变的人，宜用“渐进式批评”，即批评时要有层次，逐步深入，不要一下子和他“摊牌”，这样能使他逐步适应、逐渐接受。对反应速度快、脾气暴躁、行为容易被语言所激发的人，宜用“商讨式批评”，即用缓和的方式、商讨的态度，平心静气地把批评的信息传递给对方，这种方式的优点在于通过和对方平等商讨问题，改变对方可能发生的对抗动机，稳定他的情绪，在这个基础上帮助他认识问题。

（二）批评应注意的问题

有效的批评能够使被批评者心服口服，更好地改正缺点和错误；无效的批评不仅不能使被批评者改正缺点，受到教育，反而会产生更大的消极作用。因而，要使批评产生应有的效果，还必须注意下述问题：

1. 不要伤害对方的自尊

在批评别人时，一定要尊重对方的人格，要把对方所犯的错误与其人格区分开来，尽量表达自己的感受，而不是一味地责备对方。如你可以说："我遇到了麻烦，需要和你讨论一下。对你的所作所为我有些不太好的感觉。我是否可以提些意见，并且告诉你我对你的看法？"对于你的这种批评，被批评者不会觉得反感，不会认为你伤害了他们的自尊。同时，当你向别人提出意见的时候，不要乱下断言，更不能否定别人的工作，攻击别人的品行，说某人愚蠢或无能，这都是错误的方法，受批评者是不会接受你对他的这类劝告的。

2. 不要算总账

批评应针对当前发生的问题来提出，以帮助对方提高认识、改正错误。不要把过去发生的问题都拉扯出来。有些领导者为了说服对方认识问题，把对方以往的错误，如哪一天迟到了、哪一天说了什么、哪一天怎么做的，像流水账一样都数落了出来。这样会使对方认为你一直在注意收集他的缺点，这一次是在和他算总账，从而产生对立情绪。要知道，批评的目的是帮助其改正错误，只要他现在的错误改正了，过去的类似错误不必再提。

3. 不要与对方争吵

往往有这种情况，当领导批评下级的时候，下级表示不服，而领导为了说服下级，证明自己正确，就和下级争辩起来，这么做是很不好的，因为这样一来，群众会认为这是谁和谁吵架，被批评者也会认为自己"理由"很充足，非但毫无接受批评之意，反而对领导产生了意见。当发现某些被批评者不愿接受批评，甚至还提出了无理的要求，想要和你争吵时，你要特别冷静地对待，心平气和地和他谈问题，有时应对其生硬态度加以回避，待他平静下来后，再和他谈实质性问题。

4. 不能以权压人

领导握有批评下级、纠正下级错误的权力，但是不能倚仗这种权力去压制下级。有些人和下级发生争论时常说"是你说了算，还是我说了算"，"你这是目无领导"，等等，甚至用处分、撤职、调动工作来威胁下级。采用这种压服手段，往往是压而不服，反而会遭到下级的反抗，即使下级当面不说什么，心里也会为此结上了疙瘩。

同步训练

训练 1　你爷爷今年 80 岁了，家人准备为爷爷举办 80 岁寿宴，请你设计一套方案，争取把爷爷的寿宴办得喜气、热闹、隆重而又高雅。

训练 2　两个人为一组，一方先赞美另一方，然后互换。要求每人至少说出 10 句赞美的话，而且这些赞美的话实事求是、恰到好处。

训练 3　两个人为一组，一方就对方的某一缺点（如不吃早饭、花钱无节制、上课迟到、不讲卫生等）批评另一方，然后互换。要求批评诚恳、实事求是，且具有建设性。

任务三

处理人际冲突

情境导入

在学习及日常生活中，由于观念、习惯、性格、职业等各方面的差异，我们不可避免地与别人经常发生这样那样的矛盾和冲突，甚至与自己的亲戚朋友也经常发生冲突。如何处理冲突，不仅影响人际关系，而且影响自己的身心健康。

任务描述

请分别说明你与家长、老师发生冲突的可能原因，以及处理这些冲突的策略和方法。

相关知识

一、冲突的类型

冲突是指个体或群体之间所产生的摩擦和碰撞。尽管冲突的表现形式多种多样，但归纳起来，冲突大致可分为内心冲突、人际冲突、组织冲突三种类型。

（一）内心冲突

内心冲突发生在个人本身时通常表现为目标冲突和认识冲突。所谓目标冲突，指的是积极的和消极的两种结果间的相互作用。只要个人的行为与所产生的效果互不相容或不一致，就会产生目标冲突。如有的工作收入较高，但危险性较大；有的工作对个人未来发展有利，但当前待遇不高；而有的工作环境相当安逸，但没有发展前景。也就是说，只要存在多目标决策，就必然产生目标冲突。当个人意识到其想法、态度、价值观与行为有分歧的时候，便产生了认识冲突。如在公交车上遇到小偷行窃，想自己挺身而出，又担心受到伤害，想不管不问，自己又于心不忍，这时一个潜在的我和现实的我就会发生冲突，这就是人们通常所说的思想斗争。产生了认识冲突，会让人感到紧张和不适，解决这种冲突的途径在于改变自身原有的想法、态度、价值观或行为，使认识和行为保持一致。

在一些重要的决策中，目标冲突与认识冲突往往并存。一般来说，在决策前目标冲突越大，决策后认识冲突就越突出。

（二）人际冲突

人际冲突指的是人与人之间在认识、行为、态度及价值观等方面存在的分歧。只要人与人之间存在目标、价值或行为的不一致或相互排斥，便会产生人际冲突。可以说，人际冲突是客观存在的，只要有人的地方，就会产生人际冲突，人的责任似乎就在于解决冲突的同时又制造冲突。有人说，人际冲突是破坏性的，没有冲突当然要比有冲突好。但这只是一种良好的愿望，是不现实的，冲突是一种人们不得不面对的客观存在。其实，人际冲突并非都是破坏性的和消极的。尽管大多数情况下人际冲突在很大程度上是消极的，但某些起因于工作的人际冲突却可以帮助人们发现存在的问题和隐患，甚至可能是解决问题的途径。

（三）组织冲突

组织冲突包括组织间冲突和组织内冲突。当组织与组织之间在利益、信仰、价值观等方面产生差异时，就会产生组织间冲突，如企业之间的竞争、国家之间的战争等都是组织间冲突的具体表现形式。组织内冲突，指的是组织成员相互之间发生的摩擦和碰撞，这种摩擦和碰撞不仅影响组织凝聚力，而且影响组织工作效率。一般说来，组织内冲突主要有两种形式：一是纵向冲突，即组织内不同级别之间的冲突，主要表现为上下级之间的冲突。这类冲突常常是由于上级控制过严，以致下属不服所产生的。二是横向冲突，即组织内相同级别之间的冲突，主要表现为同级之间的冲突。这类冲突常常是由于各部门在目标、利益以及态度上存在差异而产生的，如部门之间经常会在报酬公平性和福利计划等方面产生冲突。

二、人际冲突产生的原因

人的性格、特点和思想的多样性，决定了人际冲突产生的原因也是多种多样的。归纳起来，人际冲突产生的原因主要表现在以下方面：

（一）缺乏沟通

缺乏沟通是产生人际冲突的重要原因之一。有关研究表明，语义理解困难、信息交流不充分以及沟通渠道中的“噪音”等因素都构成了人际沟通的障碍，从而成为冲突产生的潜在原因。具体而言，人们之间缺少或没有沟通，工作范围或工作性质不同，人们选择性的存在以及对他人缺乏必要的了解等，都可能造成人们在沟通时对对方语义的理解困难。沟通过少或沟通过度都会增加冲突的可能性；信息传递中的过滤、正式与非正式通道的沟通偏差等也有可能造成冲突。

（二）对有限资源的争夺

资源的有限性与需求的无限性是人类社会面临的基本矛盾，怎样用稀缺的资源来满足不同组织或个人不断增长的需要，既是经济学研究的中心和主线，也是组织或个人之间相互竞争的焦点。为了占有和使用有限的资源，组织或个人之间不可避免地会发生冲突，历史上的无数次战争无不是争夺有限资源而导致的结果。同样的道理，在企业中，各个部门为了各自的目标和利益，也常常因为争夺材料、资金、人员诸方面资源而发生人际冲突。

（三）目标和利益的差异

有调查表明，在企业生产经营活动过程中，生产部门对组织结构的规范化、程序化有较高要求，销售部门对人际关系有较高的要求。生产部门关注的是生产流程和有效的操作，质量部门要求的是产品一定要符合标准，市场部门关注的是产品销量和收入。当不同的部门追求不同的目标时，就容易发生分歧，各部门在工作目标上的差异是产生人际冲突的主要原因之一。另外，企业中的人际关系还取决于各个成员的背景、思维方式和需要，当成员拥有共同的工作目标和利益时，沟通协调比较容易；当不同部门或群体成员在利益和目标上存在差别时，就有可能产生分歧和冲突，如新员工和老员工之间由于利益的差别有可能引起冲突。

（四）相互依赖性的协作

社会化的大生产必然要求分工，分工的结果必然要求各部门、各环节之间进行协作，而协作的结果必然是各部门、各环节之间的相互联系和依赖。这种相互联系、相互依赖的关系不可避免地会引起冲突。按照各部门相互依赖、相互作用的程度高低，可将部门之间的协作关系分为三种形式，即联合式、顺序式和互惠式。当两个部门功能相对独立，以并行联合的形式为组织目标作出贡献时，这两个部门就属于联合式的协作关系，如大学中各个院系之间的关系。当一个部门的工作依赖于另一个部门的工作结果时，这两个部门就是一种单向的顺序式协作关系，如企业中的原材料供应部门与生产部门、生产部门与销售部门之间的关系。当两个部门互相交换它们的投入与产出时，它们便是互惠式的协作关系，如销售部与产品开发部之间就存在着高度的互惠关系，这种高度的互惠关系可以转化为更多的相互作用和更高的协作要求，但也更加容易产生冲突。

（五）工作的不确定性

所谓不确定性工作，是指非常规性的、随时可能变化和遇到例外情况的工作。在企业中，市场研究部门和产品开发部门的大部分工作属于这一类。与从事确定性工作的部门相比，从事不确定性工作的部门和人员需要更多的信息，需要与其他部门有更多的相互作用和接触，他们面临的冲突也更为频繁。

（六）个人因素

个人的价值观和个性特征也是冲突的来源。有的人认为人与人之间应当互相理解、互相帮助，有的人则认为做好自己分内的事才是最重要的；某人对某件事评价甚高，另一人却不以为然，这些都是人们在价值观上的差异，它同样会导致人际冲突。而某些个性特征，如专制、武断、教条、冷酷、敏感、以自我为中心等，也是引起冲突的原因。

三、处理人际冲突的策略

充分了解人际冲突的性质及其产生原因，并且能够采取十分恰当的方法来避免或解决冲突，对于任何负有管理责任的人来说都是非常重要的。一般而言，个人对待人际冲突大致有五种不同的策略，即回避、对抗、妥协、迎合及合作。在处理人际冲突过程中采取何种策略，主要取决于冲突个人本身的需求或目标。上述五种冲突处理策略在坚持倾向与合作倾向两方面的不同表现如

图 2—1 所示。

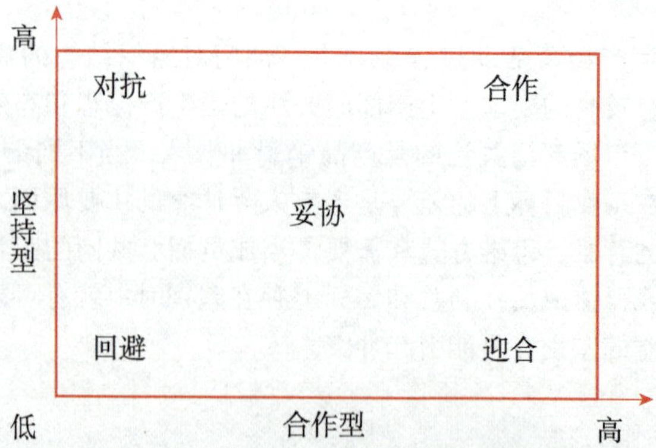

图 2—1　人际冲突的处理策略

（一）回避

回避是指在冲突的情况下采取退缩或中立的倾向。采取这种策略的人会不惜一切代价避免冲突，其中心思想就是逃避，因为冲突让他们感到不舒服或非常害怕。实践证明，对于重要问题采取回避的态度往往是不明智的，因为回避不仅无助于问题的解决，甚至有可能导致问题的恶化。回避策略反映了回避者对紧张和挫折的恐惧和厌恶情绪。

但是，在下列情况下选择回避策略可能是有效的：当冲突微不足道，或还有更紧迫、更重要的问题需要解决时；当你认识到对方不可能满足你的要求时；当问题得以解决还不如不解决好时；当收集信息比立刻决策更重要时；当其他人能有效地解决冲突时；当这一问题与其他问题无关或是其他问题的导火索时。

（二）迎合

迎合是指在冲突的情况下尽量弱化冲突双方的差异，更强调双方的共同利益。这是一种不坚持自己的利益和具有较高的合作倾向的态度，反映的是一种退让的风格，是一种利他的行为，或者是对别人愿望的一种服从，或者是一种与别人长期合作的策略。采取这种策略的人对待冲突的态度是：不惜一切代价维持人际关系，很少或不关心双方的个人目标，他们把退让、抚慰和避免冲突看作是维护人际关系的主要方法。采取这种策略的人往往会赢得别人的好评，但也可能被认为是软弱的表现。

在下列情况下适宜选择迎合策略：当你发现自己错了，希望倾听、了解更好的观点时；当你想表现出自己的通情达理时；当该问题对别人或组织比对你更为重要时；当你希望为以后的交往建立信用时；当你处于弱势，希望能尽量减少损失时；当你需要融洽和稳定至关重要的关系时；当你允许下属从错误中得到教训和经验时。

（三）妥协

妥协是指在冲突双方互相让步的过程中达成协议的一种局面。采取这种策略的人既要考虑目标又要考虑双方关系，倾向于将不同的利益和观点加以平衡，同时采用“给予—获取”的方法来解决冲突。妥协策略不追求各方的最佳满意程度，而是取得各方适中的、部分的满足。由于在妥协过程中各方可以将他们的损失减少到最低程度，同时又能够有所收获，因而妥协策略经常能够奏效。妥协可以被看作是一种基本的合作举动，也是解决冲突比较实际的准则，因而妥协策略在解决各种冲突中被广泛运用，也往往得到人们的好评。

在下列情况下可以选择妥协策略：当问题很重要，而你左右不了局面，过于坚持己见可能造成更坏后果时；当对方具有同样的影响力，且准备提出其他目标时；当你需要为复杂问题找到临时性的解决办法时；当时间十分紧迫，需要找到一个权宜之计时。

（四）对抗

对抗是一种坚持己见而缺乏合作倾向精神的行为。它是人际冲突中的“赢—输”处理模式。采取这种策略的人，往往只为实现自己的目标而不顾别人的利益，甚至牺牲别人的目标来达到自己的目的，认为冲突非赢即输，只有顺利实现自己的目标才能体现其地位和能力。对抗策略常涉及权力和控制方面，它往往会导致人们的不良评价。

但在某些情况下可选择对抗策略：当处于紧急情况下，迅速果断的行动极其重要时；当问题很重要，需要采取不受欢迎的行动时，比如缩减开支、制定惩罚制度等；当你知道自己是正确的，并且问题的解决有益于组织，需要对付那些从非竞争性行为中受益的人的时候。

（五）合作

合作策略是既坚持己见又与他人合作的行为。它是人际冲突中一种“双赢”的冲突处理模式。采用合作策略的人对待冲突的态度是：一个人的行动不仅代表自身利益，而且也代表对方的利益，当遇到冲突时，应注重维持人际关系，并确保双方都能达到目标。人际冲突调查结果表明，采用合作策略的人或团体往往是较成功的管理者或绩效很好的企业，他们能充分利用冲突带来的积极影响，并能充分看到对方的长处，对自己的绩效及能力进行良好的评价。

下列情况下可以选择合作策略：当你发现问题非常重要，不允许妥协时；当你需要综合不同人的不同意见时；当你需要把各方意见合并而实现承诺时；当你希望建立或维持一个重要的相互关系时；当有可能扩大双方共同的利益时；当你向他人表示信任、坦诚和合作时。

同步训练

在工作中，请分别说明你与领导、同事发生冲突的可能原因，以及处理这些冲突的策略和方法。

项目小结

人际沟通就是人与人之间进行信息传递和情感交流的过程。它具有丰富人们的知识和经验、协调和改善人际关系、客观地认识自我、促进心理健康、营造高效的工作团队等作用。

人际沟通中存在许多障碍，主要包括五类：一是文化因素引起的障碍，如语言障碍、文化程度障碍、文化传统障碍及沟通的态度障碍等。二是社会因素引起的障碍，如社会地位不同造成的障碍、社会角色不同造成的障碍、年龄差异造成的障碍、性别差异造成的障碍等。三是认知偏见引起的障碍，如晕轮效应、刻板印象、第一印象效应、自我投射等。四是情绪与情感因素引起的障碍，如愤怒所致的障碍、恐惧导致的障碍、嫉妒造成的障碍、自卑造成的障碍、自负造成的障碍、孤僻造成的障碍等。五是人格因素引起的障碍，如气质不同产生的障碍、性格差异产生的障碍等。克服人际沟通障碍的策略与技巧主要表现在以下方面：态度要积极；坚持实事求是，以理服人；以情动人；正确地运用语言；随机应变；保持良好心态，进行换位思考。

与人沟通要学会说话，掌握说话的技巧；要掌握与人电话交谈的方法与技巧；学会赢得人心、表扬他人和正确的批评方法。

冲突是指个体或群体之间所产生的摩擦和碰撞，归纳起来，冲突可分为内心冲突、人际冲突、组织冲突三种类型。人际冲突产生的原因主要有：缺乏沟通，对有限资源的争夺，目标和利益的差异，相互依赖基础性的协作，工作的不确定性以及个人因素等。个人对待人际冲突有五种不同的策略，即回避、对抗、妥协、迎合及合作。

学训做一体化训练

思考练习

1. 简述人际沟通的障碍。

2. 怎样才能克服人际沟通的障碍，实现有效沟通？

3. 运用人际沟通的有关知识，谈谈怎样才能做个会说话的人。

4. 采取什么样的批评方法和技巧才能使批评更加有效？

5. 人际冲突产生的主要原因有哪些？

6. 就你所在的组织而言，你认为目前存在哪些人际沟通问题？应如何解决？

能力测评

测评1 说话能力测评

对下面各题，请选择一个最符合自己实际情况的答案。

1. 你说话的声音是否听起来清晰、稳重又充满自信？

A. 是　　B. 也许是　　C. 不是

2. 你说话的声音是否充满激情与活力？

A. 是　　B. 也许是　　C. 不是

3. 你说话的声音是否坦率而明确？

A. 是　　B. 也许是　　C. 不是

4. 你是否在说话的时候保持一定的语速？

A. 是　　B. 也许是　　C. 不是

5. 你说话时是否几乎不用“你知道吗”这样的发语词？

A. 是　　B. 也许是　　C. 不是

6. 你是否能够十分正确地说出每一个人的姓名？

A. 是　　B. 也许是　　C. 不是

7. 你发出的声音，让人听起来不会感到单调乏味吗？

A. 是　　B. 也许是　　C. 不是

8. 在你情不自禁讲话时，能否压低自己的嗓门？

A. 是　　B. 也许是　　C. 不是

9. 别人喜欢听你讲故事吗？

A. 是　　B. 也许是　　C. 不是

10. 你说话时能否避免使用“喔”、“嗷”这样的词语？

A. 是　　B. 也许是　　C. 不是

11. 别人能从你的话语中感到轻松愉快吗？

A. 是　　B. 也许是　　C. 不是

12. 你说话时能够避免屈尊俯就、低三下四吗？

A. 是　　B. 也许是　　C. 不是

评分标准：

A=1 分　B=0 分　C=－1 分

结果评价：

- 如果你的得分在 8 分以上，说明你说话能力较强。
- 如果你的得分在 0 分～8 分，说明你说话能力一般。
- 如果你的得分在 0 分以下，说明你说话存在较大问题。

测评 2　批评能力测评

完成下面的测试，然后根据自己的得分来判断你的批评能力如何。对每个题目，请选择一个最符合你自己的想法或做法的答案。

1. 你是否小心谨慎地开始批评，并在批评他人之前认真地了解了对方的什么举动惹恼了你？

A. 一直是　　B. 有时是　　C. 从不是

2. 你是否避免将自己心里的话脱口而出，不管自己的话会对他人造成多大伤害？

A. 一直是　　B. 有时是　　C. 从不是

3. 你是否避免将对方置于防卫之地，并努力控制自己不以一种敌对、非难的方式抨击对方，同时做到不过分直率和坦诚？

A. 一直是　　B. 有时是　　C. 从不是

4. 当你试图改善关系，或帮助某人改变不良行为时，你是否注重他人什么事情做得出色，并且以积极的方式提出否定的意见？

A. 一直是　　B. 有时是　　C. 从不是

5. 当你提出批评时，是否也考虑到了积极有效的解决办法？

A. 一直是　　B. 有时是　　C. 从不是

6. 你能否避免在自己生气、疲惫或愤怒的时候批评他人？或者是当事情发展到对他人比对你更有利时你才提出批评？

A. 一直是　　B. 有时是　　C. 从不是

7. 当你从他人身上看到一些你并不喜欢的特点时，你能否控制自己不要对别人过于挑剔？

学训做一体化训练

A. 一直是　　　　B. 有时是　　　　C. 从不是

8. 你是否会找一个安静的、无人偷听的场所提出你的批评？

A. 一直是　　　　B. 有时是　　　　C. 从不是

9. 当别人觉得自己没有价值，没有希望和用武之地时，你是否能避免利用这些攻击对方？

A. 一直是　　　　B. 有时是　　　　C. 从不是

10. 你是否在事情发生后当即提出批评意见？

A. 一直是　　　　B. 有时是　　　　C. 从不是

11. 你能否限制你批评的时间，并避免漫无边际地谈话？

A. 一直是　　　　B. 有时是　　　　C. 从不是

12. 你能否精确、老练地讲话，并避免一般化？

A. 一直是　　　　B. 有时是　　　　C. 从不是

评分标准：

A=5 分　B=3 分　C=1 分

结果评价：

● 如果你的得分在 45 分以上，表明你在批评人时非常注意方法和技巧，批评能力较强。

● 如果你的得分在 36 分～45 分，表明你的批评能力一般。

● 如果你的得分在 36 分以下，表明你的批评能力较低，应加强批评技巧方面的训练。

测评 3　冲突解决风格测评①

此问卷可以帮助你了解在处理人际冲突时你可能会选择的策略以及你在面临压力时处理冲突的风格。

当与他人发生冲突时，我一般会作出以下举动：

1. 我回避对方；
2. 我换一个中性的话题；
3. 我试图理解对方的观点；
4. 我试图将冲突变成一次玩笑；
5. 我认真倾听对方的谈话；
6. 即使我不认为自己错了，我也承认自己有做得不好的地方；
7. 我退让；
8. 我要求得到比预想还多的东西；
9. 我运用自己的支配力不让对方达到目的；
10. 我试图找到与对方的异同点；
11. 我试图达成妥协方案；

① 参见赵慧军：《管理沟通——理论·技能·实务》，178～180 页，北京，首都经济贸易大学出版社，2004。

12. 我假装同意；
13. 我尽量向解决问题的方向努力；
14. 我请另外一个人来决定是非；
15. 我提出一项双方各有所得的方案；
16. 我威胁对方；
17. 我奋战到底；
18. 我试图弄清对方的目标；
19. 我随心所欲地抱怨；
20. 我退让，但要让对方知道我的苦衷；
21. 我道歉；
22. 我放弃某些观点以换取其他的东西；
23. 我争取最好的结果，不管这个结果是什么；
24. 我推迟讨论问题；
25. 我寻找中间地带；
26. 我避免伤害对方的感情；
27. 我把一切问题都摆到桌面上；
28. 我牺牲自己的利益以维持与对方的关系；
29. 我折中双方的立场；
30. 我让对方提出解决办法；
31. 我试图强调我们的共同点；
32. 我试图让对方提出妥协方案；
33. 我试图说服对方信服我的论证逻辑；
34. 我试图满足对方的目标。

结果评价：

- 选择了第3、5、10、13、18、27、32题的，为合作型；
- 选择了第11、15、22、25、29、33题的，为妥协型；
- 选择了第6、7、20、21、26、28、30题的，为迎合型；
- 选择了第8、9、16、17、19、23、34题的，为对抗型；
- 选择了第1、2、4、12、14、24、31题的，为回避型。

测评4 表达能力测评

请根据自己的实际情形如实回答以下问题：

1. 如果有位朋友提出一个无理要求，你能拒绝吗？

(1) 从来没有　(2) 很少　(3) 有时
(4) 大多是　(5) 经常是

2. 你是否觉得别人在言行中很少表示不欢迎你？

(1) 从来没有　(2) 很少　(3) 有时
(4) 大多是　(5) 经常是

3. 你能否控制你的脾气？

学训做一体化训练

(1) 从来没有　　(2) 很少　　(3) 有时
(4) 大多是　　(5) 经常是

4. 当你有充分的理由退货给店方时，你是否迟疑不决?
(1) 经常是　　(2) 大多是　　(3) 有时
(4) 很少　　(5) 从来没有

5. 当一个人对你非常不公平时，你是否让他知道?
(1) 从来没有　　(2) 很少　　(3) 有时
(4) 大多是　　(5) 经常是

6. 你是否因很难对推销员说不，而买些自己实际不需要或并不想要的东西?
(1) 经常是　　(2) 大多是　　(3) 有时
(4) 很少　　(5) 从来没有

7. 你是否易于开口赞美别人?
(1) 从来没有　　(2) 很少　　(3) 有时
(4) 大多是　　(5) 经常是

8. 在讨论或辩论中你是否觉得很容易发表意见?
(1) 从来没有　　(2) 很少　　(3) 有时
(4) 大多是　　(5) 经常是

评分标准:
(1) 1分　(2) 2分　(3) 3分　(4) 4分　(5) 5分

结果评价:

● 如果你的得分在8分～16分，说明你的自我表达欲望和能力都还很不够，需要大力加强。

● 如果你的得分在17分～32分，说明你具有一定的自我表达欲望和能力，同时又能自我控制。

● 如果你的得分在33分～40分，说明你的自我表达欲望和能力都很强，甚至有时过于表现自己，这既是你的优点，又可能成为你不受别人欢迎的原因。

案例分析

案例1　一次不欢而散的谈话[①]

汪大伟正和下属李明春谈话，这是对李明春迟到和缺席的第二次警告。李明春争辩道，在同事中，他的工作做得最多。汪大伟知道李明春是一名很好的员工，但不能容忍他违反公司的制度。

汪大伟：小李，你知道今天早上为什么叫你来吗？上个月我们谈论过你的问题，我想你一定会改进。但当我检查月度报告时，我发现你又迟到了四次，并且多病休了两天。这说明你根本不把我们的谈话当回事。小

① 参见康青：《管理沟通教程》，153～154页，上海，立信会计出版社，2003。

李，你的业绩很好，但态度不佳。我再也不能容忍这种行为。李明春：不错。我知道我们上个月谈过，我也努力准时上班，但是最近交通非常拥挤。工作的时候我是十分投入的，你应该多注意我的工作效率，与我们组的老王相比，我的工作量要大得多。

汪大伟：现在不关老王的事，而是谈你的问题。

李明春：不，应该谈老王和其他几个同事的事。我比大多数同事做得好，而我却在这儿接受批评，这不公平。

汪大伟：小李，我承认你的工作很出色，但公司的制度也很重要。你平均每个月迟到四五次，你不能总这样。我该怎样处置你呢？我真的不愿使用正式的警告，你知道那意味着什么吗？

李明春：是的，我了解问题的严重性，我想我会更加注意，但我认为我比别人工作努力，应有所回报。

汪大伟：好的，小李。如果没有了这些问题，你的出色业绩会得到回报的。如果你想挣更多的钱或被提升，你应按时上班，遵守公司的规章制度。

李明春：好的，我认为你是对的。但是，对于你这样的处理方式我仍持保留态度。

汪大伟：小李，随你选择。如果你下个月的记录仍不好，我会使用正式警告。

李明春：好的，但我还是认为不公平。

讨论：

1. 汪大伟找李明春谈话的主要内容是什么？
2. 谈话结果如何？为什么？
3. 假如你是汪大伟，你将如何做？

案例2 一次成功的推销

阿里森是美国一家电机公司的推销员。有一次，他去了一家他们刚刚发展不久的新用户工厂，打算再推销一批新电机。

阿里森刚走进这家公司，就遭到了该公司总工程师的厉声质问："阿里森，你还指望我们能够再买你们的电机吗？"阿里森惊异于总工程师这般的怒不可遏，经过了解，他得知了总工程师气愤的原因，原来该公司认为刚从阿里森手里购买的电机发热已超过正常标准。阿里森心中明白，他们的电机性能良好，至于发热超常问题，肯定不是电机本身的原因，而很可能是操作条件所致。尽管责任在用户，但阿里森并未"针锋相对"。为了双方更好地合作，他以温和的态度说明情况、分析原因，坚持以理服人，以消除对方的敌意。

他先是善解人意地对总工程师说："好吧，先生，我的意见和你的相同，假如那些电机发热过高，别说再增加订购量了，就是已购来的也该退货，您说是吧？"

总工程师点了点头，阿里森接着说："自然，电机是会发热的，但是，它的热度绝不可以高于全国电工协会所规定的标准，是吗？"

总工程师再次表示赞同。

阿里森见时机已到，便开始转入正题了，他说："按国家标准，电机的温度可比室内温度高72°F，对吗？"

"的确如此，"总工程师回答道，"但你们的产品的温度却超过了这个标准很多，让人根本没法摸，这就是事实。"

阿里森并未对总工程师的话提出反驳，他又问总工程师："你们车间的温度是多少？"

总工程师回答说："大概是75°F。"

阿里森感到循循善诱的效果已经达到了，他立即接过总工程师的话，说道："好极了，车间温度是75°F，加上应高出的标准温度72°F，一共是147°F呢！如果有人把手放入140°F的热水里，肯定会引起烫伤的吧？"

总工程师虽说是有些不情愿，但还是点头称是了。

阿里森为进一步缓和气氛，又幽默地说："那么，先生，以后可要记住不要用手去触摸电机喽！也请您放心，电机温度很高，但这完全是正常的。"

话音落下，激起了对方爽朗的笑声，在这种和谐友好的气氛中，双方又达成了一笔新交易。

讨论：

1. 阿里森在与总工程师的沟通中采用了什么策略和技巧？

2. 如果你遇到这种情况，你会运用哪些更为有效的方法和技巧？

案例3 推销梳子的故事

有一个单位招聘业务员，由于公司待遇很好，所以很多人来应试。经理为了考验大家就出了一个题目：用一天的时间去推销梳子，向和尚推销。很多人都说这是不可能的，和尚是没有头发的，怎么可能向他们推销？于是很多人就放弃了这个机会。但是有三个人愿意试试。第三天，他们回来了。

第一个人卖了1把梳子，他对经理说："我看到一个小和尚，头上生了很多虱子，很痒，在那里用手抓。我就骗他说抓头可以用梳子抓，于是我就卖出了一把。"

第二个人卖了10把梳子。他对经理说："我找到庙里的主持，对他说如果上山礼佛的人的头发被山风吹乱了，就表示对佛不尊敬，是一种罪过，假如在每个佛像前摆一把梳子，游客来了梳完头再拜佛就会更好！于是我卖了10把梳子。"

第三个人卖了3 000把梳子！他对经理说："我到了最大的寺庙里，直接跟方丈讲，你想不想增加收入？方丈说想。我就告诉他，在寺庙最繁华的地方贴上标语，捐钱有礼物拿。什么礼物呢？一把功德梳。这个梳子有个特点，一定要在人多的地方梳头，这样就能梳去晦气梳来运气。于是很多人捐钱后就梳头，然后又有很多人去捐钱。一下子就卖出了3 000把。”

讨论：

三个人的沟通策略有什么不同？

延伸阅读

人的性格的基本类型

《九型人格》一书中，把人的性格分为九大类，又将每类性格特征归纳如下。

第一型　井然有序型

性格特征：讲原则、有目标，自控力强，追求完美，注重维护质量和高标准，关注细节，喜欢改进并且简化规程。他们经常教导别人如何自我改进，如何提高效率并且正确地做事。他们也会对自己和其他人过度批判，厌恶拖泥带水或浪费，评断能力强，能做明智的决定，有道德并且负责任。

第二型　博爱型

性格特征：善于处理人际关系，慷慨，有欣赏力，喜欢取悦别人，并且占有欲强。对他人的需要敏感，愿意服务他人。他们赞赏其他人的天分，但往往对别人的请求不愿说“不”。他们厌恶客观规则和条件，富有同理心和慷慨，能够创造和谐的人际关系。

第三型　实践型

性格特征：适应能力强，雄心勃勃。集中力高、出众，讲究外在形象。工作效率高，擅长满足顾客的期望。有魅力，精力充沛，对个人形象非常清楚，喜欢得到认同，被声望或成功的地位所吸引，具竞争力，对工作狂热，经常被视为富有启发性的榜样。

第四型　自我型

性格特征：感情丰富、夸张、自我欣赏并且有气质。擅长提供个人化的服务，或以独特的感觉开发特别产品见称。他们厌烦没有创造性的工作，或不给他们留下个人发挥的空间的工作。他们对批评过敏，甚至能产生忧郁和古怪的习性。他们以直觉和创造性来开展工作，并以个人风格和深度来丰富它。

第五型　思考型

性格特征：具有洞察力、富有挑拨性，是幻想先驱。好奇、创新并且怪异。在专业或技术上，是不倦的学习者和实验者。他们喜欢详细了解，乐意花时间研究并且跟随求知欲。对事物进行高度分析，专注于发现，不注意项目时间限制。他们有时会呈现出傲慢和缺乏沟通。

第六型　谨慎型

性格特征：可爱、负责任、自力更生、独立，是努力和可靠的工作者，善于建立联盟，安抚工友和合作者，令事情得以成功。他们能估计其他人的动机和相对优点，也能感应商业环境的潜在问题。他们厌恶冒险，祈求共识和事物的可预测性。缺点是犹豫不决，没有上级支持便难以采取行动，有时会过多地责备他人。

第七型 享乐型

性格特征：自发、多才多艺、冲动、不专注。他们喜欢变动、多样性、兴奋和创新，具有幽默感，擅长争取其他人的支持。他们知道最新的趋向和潮流，寻找新可能性和选择。他们是自然的多元化行动者，但有时会缺乏跟进。缺点是多话和分心，能量不集中，做事虎头蛇尾，没有韧劲和耐心。

第八型 权威型

性格特征：自信、好命令、恣意、对抗。他们有清楚的愿景，知道个人目标，能自我克制并达到目标。对困难的决定和严肃的问题，他们会简单视之为挑战并克服障碍，控制欲强，难以下放权力。他们被他人拥戴，愿意保护和鼓励他们，缺点是控制欲强，有时通过威逼令人就范，在组织内外容易制造多余的敌人。

第九型 和谐型

性格特征：脾气随和、包容，愉快并且得意洋洋。他们在小组成员中能够创造和谐的气氛，强调正面以缓和冲突和紧张。他们是支持和包容的，谦逊地允许其他人发光。他们厌恶冲突和分裂，在团队中设法创造和谐和稳定。但他们会因过分包容他人和避免下决定而变得恼怒。

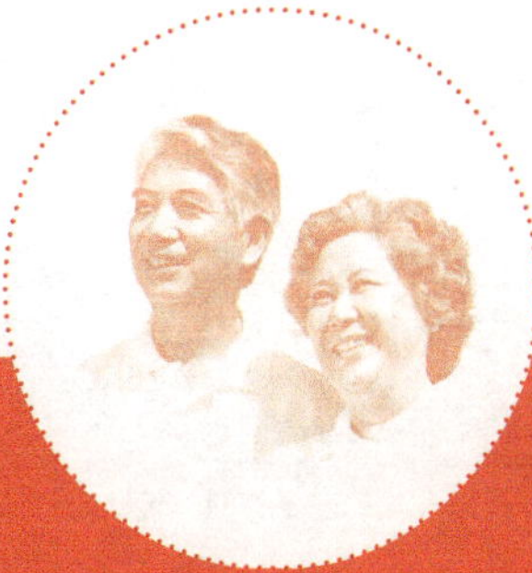

项目三

口头表达训练

学习目标

知识目标

- 了解即兴发言的种类及使用场合
- 熟悉交谈的话题、特点及基本礼节
- 了解演讲的基本过程及要求

素质目标

- 学会文明礼貌地说话
- 能够在公开场合正确表达自己的想法
- 培养积极健康的交谈心态

能力目标

- 掌握并运用交谈的基本方法
- 把握交谈的禁忌与技巧
- 熟练运用演讲的方法和技巧

任务一

掌握交谈方法

情境导入

交谈是人际沟通中最常见的一种方式。每个人在与别人交谈过程中，总存在这样那样的坏习惯和毛病，只不过自己不在意罢了。交谈中的坏习惯越多，给人留下的印象越差，甚至会引起别人的厌恶和反感。

任务描述

请深刻反省自己，你在与别人交谈中有哪些坏习惯或毛病，请逐一列出来，并制定切实可行的措施或办法，争取尽快将交谈的坏习惯改正或克服。

相关知识

一、交谈的类型

交谈是指两个或两个以上的人的谈话或对白。交谈的运用范围相当广泛，诸如交流思想、洽谈工作、探讨学问、调查访问、商讨方案等都要运用交谈，可以说这是一种最为寻常和普遍的口头表达方式。交谈有利于互通信息、沟通思想、开阔视野、增长知识和增进友谊。按照性质和目的的不同，可以将交谈划分为聊天、谈心、问答和洽谈四种类型。

（一）聊天

这是一种随意的、非正式的交谈。交谈双方无须进行任何准备，形式不拘，话题丰富，属于自由度较高的一种交谈方式。

（二）谈心

这是一种互相倾听心里话的交谈。谈话重在沟通感情，一般是针对双方某一思想问题进行交流。

（三）问答

这是一种重在提问与回答的双向性交谈，其特点是问题明确，针对性强，一问一答配合紧密。

（四）洽谈

这是一种与别人商量彼此相关的事项以达成协议的交谈。参与双方都有明确的目的，常常围绕一个中心话题阐述各自的观点，经过沟通、商讨逐渐统一认识。政治交往与经贸交易中的谈判就属于这种交谈。

二、交谈的基本方法

语言是人类沟通必不可少的工具。如果它是一种完美的工具，一个人就可以通过它来洞悉另一个人的思想，使人们的交谈顺利达到一种近似完美的心灵感应的境界。不幸的是，事实恰恰相反。语言是一种很不完美的媒介——含糊、晦涩、模棱两可，常常引起他人的误解。我们不可能对他人所说的话一听就明白，自己说出的话有时也让他人听不明白。即使是同一词语，在不同场合下面对不同的说话对象以不同的口气说出，所表达的意思和效果往往也大不相同。因此，要成功地与人交谈，使交谈产生更多的收效与乐趣，我们必须学习一些基本的交谈方法。

（一）选择恰当的时机和地点

为了保证交谈时间，集中交谈的注意力，在交谈时必须选择恰当的时间和地点。不同性质和内容的交谈应该选择在不同的场合下进行。当人们闲谈聊天时，应该找一个轻松愉快的环境。当人们进行商谈或谈判时，应找一个正式的场合。除正确选择场合之外，交谈也必须选择适当的时机，如果你走进上级的办公室，发现他满脸怒色、心情不好，这时你最好不要向上级提出过多的要求，哪怕这些要求在平时被认为是合理的；如果你发现某一员工工作时心神不定，这时你可以跟他谈谈心神不定的原因，但切不可在此时跟他探讨一件重要的事情。

（二）根据对象选择交谈话题

交谈的对象不同，兴趣爱好不同，关注点不同，因此交谈时必须根据交谈的性质和对象来选择相应的交谈内容。一般来说，交谈应尽可能选择在座人士喜欢听的话题，或是聚会的主题。与其尽说些历史、文学，抑或是外国的事情，倒不如谈些天气、服装之类的话题，虽然这些话题可能没有任何意义，但是在不同类型的人们聚会时作为共同的话题仍是比较妥帖的。根据不同的对象来改变话题是提高交谈能力的一条宝贵经验，因为政治家有政治家的话题，哲学家有哲学家的话题，年轻人有年轻人的话题，女性有女性的话题，如果不分对象、不分场合，使用同样的态度、谈论同样的话题，显然是不合适的。可以说，根据对象和场合灵活地选择交谈的话题，无疑是建立良好的人际关系不可或缺的润滑剂。

（三）事先了解交谈的内容

在交谈开始之前，最好事先了解需要交谈和可能交谈的内容，如果对交谈的内容一无所知，就不可能很好地参与交谈。事先了解交谈的内容，不仅包括了解交谈的主题、交谈的对象、交谈的环境、交谈的性质以及交谈的目的，而且还包括了解交谈是偏向理论性还是偏向实用性，这样才能使自己在交谈之前做到心中有数。

（四）把握交谈的尺度

无论什么样的交谈，都应该根据交谈的内容和对象把握住交谈的尺度，要弄清楚哪些话该说、说到什么程度，哪些话不该说、怎样加以回避等。需要记住的是，当你与他人交谈时，不要一厢情愿地认为谈论任何事情都能气氛融洽，即使是最好的朋友，也不可能什么都能很好地交谈。有些谈话要求交谈者必须具有共同的兴趣和条件、共同的性格，或者一定程度的友情。如果你明知某人对将要谈论的话题持反对意见，那最好别让他参加进来。而当你知道某人在某个问题上不可理喻时，也不要试图用道理来说服他，因为这样做毫无意义。因此，根据交谈对象和内容把握交谈的尺度，对提高谈话效果具有重要意义。

（五）用眼来“聆听”对方的谈话

在交谈时，应当直视对方的眼睛。如果不这样，对方会怀疑你心里有鬼。而且，不正视对方也是不礼貌的行为。一会儿看看天花板，一会儿看看窗外的景致，或是低头把弄着手中的东西，这种种举动都会让对方觉得你不尊重他。遇上这种情形，自尊心强的人可能会摆出憎恶的脸色，甚而恼羞成怒。不正视对方，不仅会给人留下恶劣的印象，更会使你丧失观察对方反应的机会。要了解一个人的内心深处，依赖眼睛观察要比用耳朵去听来得可靠。因为出自口中的话极有可能会造假，但是眼睛却难以说谎。

（六）避免讨论无法讨论的问题

在工作和生活中，并不是所有问题都值得去讨论，也不是任何话题都可以拿出来讨论。有些情况下，个人的性格、兴趣和爱好不同，对问题的看法也不相同，而我们很难用一个明确的是非标准来衡量谁对谁错。这时如果去引发一场毫无意义的讨论，不仅得不到任何结果，而且还有可能引发一些不必要的矛盾和冲突。

（七）善于提问和反馈

交谈是一种双方互动的过程，它要求交谈双方不仅要善于向别人提问，而且要善于处理别人的提问。当听到别人提问时，首先要弄清提问的内容和意图，然后再根据自己的知识和判断作出回答。对别人的提问不加思考地回答或回答离题都是毫无意义的。同样，当你向别人提问时，要尽可能将问题表达得明确易懂，既不能将简单问题复杂化，也不能把复杂问题简单化，不要因为自己对某一问题十分清楚就设想自己以任何方式提出来都会让他人明白，应根据交谈对象和内容选择相应的提问方法和形式。另外，在提问时，不要接二连三地提问，如果交谈对象众多的话，也要给别人提问的机会。

三、交谈的禁忌

（一）随便议论别人的短处或隐私

有些人在交谈过程中会随便议论别人的短处，或谈论别人的隐私。这样做不仅有损于别人和自己的形象，而且还有可能惹出许多麻烦和是非。因此，在与别人交谈过程中，不可热衷于议论他人的缺陷或丑闻，更不应事后加以传扬。谈论别人的隐私或丑闻绝对是有百害而无一利的。如果是无中生有的中伤，会对当事人造成莫大的伤害。即使是当事人亲自把自己的缺陷或丑闻告诉了你，这也是出于对你的信任，你只需要自己知道，也没有必要把它告诉别人。如果你贸然将之宣扬出去，说了就难以收回，也许无意中就种下了恶果，而恶果滋长到什么程度，有时是你无法预料的。总之，议论别人的短处，打听别人的隐私，这种做法对你无益，对人有损，是不应做的；要是有人向你说某某人的短处，你唯一的办法是听了就算，不可做传声筒，更不必记在心上。

（二）独占谈话时间

在与人谈话时口齿伶俐虽然是件好事，但是，如果独自一人滔滔不绝地大发议论，这反而是不礼貌的。交谈时应该尽可能地做到长话短说，毕竟谈话不是给人上课，你不能只顾自己讲话，而忽视别人的存在，更何况在交谈过程中人人都有发表意见的权利，你必须尊重别人的权利。

（三）处处与人争辩

在交谈过程中，一切的争辩都应尽力加以避免。争辩是一场没有赢家的战争，不仅会伤害对方，而且也会给自己带来极大的危害。处处争辩有下列危害：一是会损害别人的自尊，同时让人对你也产生反感；二是会使你养成专挑别人错误的恶习；三是可能使你变得狂妄而骄傲；四是可能会使你失掉很多朋友。

（四）用质问式的语气交谈

用质问式的语气进行交谈是容易伤害感情的。许多争吵、矛盾和摩擦都是因为采用了质问式的语气而起的。有这种习惯的人，多半心胸狭窄、吹毛求疵、自大好胜。要知道，尊敬别人是有效交谈的必备条件，在交谈中故意为难别人或使别人难堪，这样对人对己都没有什么好处。如果你想维护自己的尊严，那么你就不要伤害别人的自尊心，如果别人有什么不对之处，你不妨把你的意见说出来，但态度要真诚大方，采用质问语气是不适宜的。如果你想让对方心悦诚服，就更不可使用质问的语气。有些人爱用质问的语气来纠正别人的错误，先质问，后解释，犹如先打对方一拳，然后再向他解释一样，这不必要的一拳足以破坏双方的感情。被质问的人往往会觉得不知所措，自尊心受到了伤害，如果他是个脾气不好的人，必然恼羞成怒，进而引起激烈的争辩。事实上，以温厚待人就是为自己留有余地，倘若你经常用质问的态度与人交谈，在使别人难堪的同时，你自己受到的伤害可能会更重。

（五）用生硬的口吻批评别人的错误

纠正别人的错误时要抱有极大的同情心，这样你不仅不会犯吹毛求疵的毛病，反而能正确理解别人犯错误的原因。在指出或纠正别人的缺点和错误时，说话一定要温和，要先表示同情对方犯错误的原因，然后再用温和的方法指出错误来，不可用过激的或使人听了不舒服的字眼，如“你真糊涂，这件事完全弄错了”。这种口气和语言是让人无法忍受的。对于别人所犯的一些不可挽救的过失，要站在朋友的立场上给予恳切的指正，而不是严厉的责问，这样才能使他知过而改。另外，纠正别人不正确的做法时，最好用请教式的语气，而不是用命令的口吻。例如，“你不应该用红色”就不如“你是否觉得不用红色会更好看一点呢”效果更好。

（六）一味地谈论自己的事情

人们在交谈时都乐于谈自己的事情，而对于与自己毫无关系的事就不太关心。但自己感兴趣的事并不一定能引起别人的共鸣。无论多么出众的人物，如果一味地谈论自己，必将引起他人的不快。有些人在谈话中只谈与自己有关的事，结果给别人留下一个傲慢自大的印象。

（七）自吹自擂

在一切的愚笨行为中，再没有比在别人面前自吹自擂更愚笨、更可怕的了。自己若真有本领，那么赞美的话应该由别人说出，自吹自擂只会让自己更加丢脸罢了。凡有修养的人必不随便说及自己，更不会自夸。你必须明白，与其自吹自擂，不如表示谦逊。你不自吹自擂时，别人可能会称赞你；如果自己捧自己，人家反而瞧不起你了。所以，对于自己不知道的事情，不要冒充内行，因为这是一种不老实的自欺欺人的行为。自己知道多少就说多少，没有人要求你是一个百科全书。即使是最有学问的人，也有不知道的事情。坦白地承认自己对于某些事情的无知，绝不是一种耻辱，反而能够得到别人的尊敬。

（八）故意刁难别人

千万不要故意为难别人。有的人在交谈中喜欢故意刁难别人，专门表示与别人意见不同，以显示自己的高明，譬如，你说这是黑的，他硬说是白的；如果你也说这是白的，他就反过来说它是黑的了。这种处处故意表示与别人看法不同的人，与处处随声附和的人一样都是被人看不起的，甚至是令人憎恶的。所以，在交谈中不能为了表现自己的高明而处处逞能，这样不仅不能获得别人的好感，反而可能惹人厌恶。如果我们在交谈中确实不同意对方的某些观点，那么就要向对方说明自己不同意的是哪些观点，并表示除了这些观点之外其他方面自己是完全同意他的观点的，这样，对方就很容易接受你的批评或修正。要知道，无论你的意见和对方的意见相距多远，冲突多厉害，只要表现出一切都可以商量的态度和诚意，大家就能够得到比较接近的看法。

同步训练

对照交谈的禁忌，找出自身存在的问题，然后与好朋友讨论，提出克服交谈禁忌的方法和途径。

任务二

掌握演讲方法与技巧

情境导入

为了锻炼和培养每一位学生的管理才能，充分调动大家参与班级管理的积极性，学校决定班委会成员全部实行竞争上岗，定期轮换，要求每位学生都要积极参与班委会成员竞聘。

任务描述

你准备竞聘班委会某一岗位，你需要一份竞争上岗的演讲提纲，并进行演讲。演讲时间为15分钟。

相关知识

一、演讲的类型

(一) 即兴发言

即兴发言是指在未做充分准备的情况下，在特定的场合，为实现自己的表达意愿或应现场需要而临时所作的发言。即兴发言一般有两种情形：一是没有外力邀请或督促的主动发言，二是在外力的邀请或督促下的被动发言。即兴发言由于具有现场性、即兴性、灵活性的特点，因此被认为是口语表达的最高形式。即兴发言包括传递信息的发言、引荐发言、颁奖词、欢迎词、祝酒词和口头报告等。

1. 传递信息的发言

有许多场合需要发言者向听众传递信息，例如，向员工介绍新的规定或手续，向学生、社区居民或股东介绍自己的公司、经营活动、产品或组织结构，向顾客提供有关新产品或其销售折扣的信息。这种短时间讲话的主要目的是向听众提供他们原本不知或知之甚少的信息，因此发言者必须清楚听众对信息的了解程度，这样才不至于说得太多或太少。为了更清楚与直观地说明问题，在进行传递信息的发言时，经常需要一些道具，譬如一张曲线图、一幅草图、一个设备模型或一个图表，它们能在发言中起到辅助作用。

2. 引荐发言

引荐发言的目的是要激发听众去听发言人的讲话，而不是去听引荐人的讲话。因此，引荐发言应该短小、吸引人，要使发言人感到自在、受欢迎。如果引荐发言过于盛大、幽默或太长，反而会使发言人尴尬。引荐发言应该具体、有针对性，避免无效琐碎的信息。它可以强调发言人的成就，亦可谈谈发言人、话题与听众之间的关系。需要强调的是，做好引荐发言的关键是要了解发言人和听众，要善于把双方背景中令人感兴趣的因素提取出来，找到双方的共鸣点，并且要强调听众将如何得益于发言人的讲话。

3. 颁奖词

有时候管理者要向某个个人或团队颁发奖品，这时管理者就要对受奖者的成就、所获荣誉以及颁奖的意义作出评价，这就是颁奖词。颁奖词的表达要注意以下三个方面的问题：一是要言简意赅。要向受奖者表达诚挚的认可，但不必太长，以免让领奖者或听众感觉味同嚼蜡。二是应介绍一下该项奖励或奖品，或读出该奖状，这可使听众对领奖者的成就有所了解。三是恰当收尾。呈示奖品或奖状时及时做好总结。

4. 欢迎词

当人们参观工厂、商号、学校或其他设施时，东道主应致简短而诚挚的欢迎词。在欢迎词中要认可参观者的成就或职务，表达出东道主的友善，并表示愿意提供必要帮助。有时候欢迎词里还需包括一些有关安全的具体信息，譬如，在某些区域戴上安全帽，禁止拍照或打断工人的作业，在某个时间务必回到某指定地点。但表述这种规则时一定要以礼貌的方式进行，要让参观者感觉到你的建议是为他的利益和安全着想。多数情况下，致欢迎词应该做到三点：一是言简意赅；二是略带幽默感；三是表达出东道主的友善。

5. 祝酒词

参加宴会的人员构成比较复杂，因此很难给出一个统一的模式来指导人们去如何做好这类发言。因为赴宴者的目的可能很不相同，因此有些人喜欢简洁而幽默的发言，而另有一些人则准备提一些敏感的问题，所以对发言者来说，事先弄清来客的期待是非常重要的。在祝酒词中，开场白应该轻松，话题的引出要自然，接下来的讲话不仅要体现敬重和感谢之情，还要简要地强调主题思想。一般说来，轻松型的祝酒词的主题应带有相当的幽默色彩，讲话内容要轻松诙谐，如果合适，可引用适合此类场景的名言警句或短诗，以便使人印象深刻。严肃型的祝酒词一般是要引入一个新概念，或者要确保赴宴者理解某事，因此，发言人要明确表达必要的思想，还可以通过一个故事、一段小幽默、一个展示或几样道具来强化这些思想。无论是轻松型的还是严肃型的祝酒词，都应比较简明，并要谨慎措辞。

6. 口头报告

口头报告是就一个论题向听众简要介绍一个计划好的或正在进行的项目或活动。它可以分为指示型口头报告、信息型口头报告和总结型口头报告三种类型。指示型口头报告是为了让听众明确如何操作或执行某项任务，这种发言强调语言的通俗易懂，必要时要给听众当场操作的机会；信息型口头报告旨在传递信息，在这种口头报告中使用一些浅显的术语、图表并在事先发放材料将有助于解释一个复杂的问题；总结型口头报告是当一项计划或安排进行到一定阶段或结束后对这项计划或安排的执行情况作出总结，向有关方面汇报，其内容一般包括执行过程、取得的成绩、存在的问题以及解决方案、以后的设想等方面。除了个人经常要作口头报告之外，团队有时也需要汇报。譬如公司经营团队向董事会作汇报时，其中一个汇报公司财务，另一个汇报生产，还有一个汇报营销，最后一个汇报人事。每个汇报人各有分工，并有时间限制。汇报小组的带头人负责掌握好开头和结尾。

（二）演讲

演讲是指演讲者在特定的时间、环境中，借助有声语言和体态语言，面对听众发表意见、抒发情感，从而感召听众的一种现实的、带有艺术性和技巧性的社会实践活动。根据演讲的目的，可以将演讲分成劝导型、告知型、交流型、比较型、分析型和激励型。

1. 劝导型

这种演讲是为说服一些持有反对意见或者态度冷漠的听众赞同或支持某种观点主张。因此，在这种演讲中，要运用感情感染力和逻辑感染力使听众同意演讲者的观点。譬如，一位公司经理向公司管理层作演讲，劝说他们同意购买一台新型的自动生产设备。在讲话中，这位经理不仅要介绍一下该设备，而且应分析该设备能给公司生产带来的效益，同时还要谈及资金安排问题，这样才能达到劝说购买的目的。

2. 告知型

这种演讲是为传递信息，而不是为某个特定的观点辩护，演讲的主题应该是没有争议的，以避免与听众发生争议。如向委员会作的一些报告，发言者的责任不是作出什么决定，而是向委员会提供信息材料，以便委员会作出决定。

3. 交流型

这种演讲是为交流信息，譬如市场部经理向产品设计部经理和生产部经理讲演，解释潜在顾客需要什么、不需要什么，然后引导后者讲出生产中受到的技术限制。通过这种交流，双方可以探讨问题，并最终找到解决方案。

4. 比较型

当需要解释并讨论两个或两个以上的产品、概念、政策或活动时，就需要比较。比较是为了向听众提出所有相关事实，以便其更好地作决策。在这种演讲中，仔细列举事实和客观的数据分析是至关重要的。

5. 分析型

当需要深入了解企业生产经营某一方面的情况，以便于作出决策或采取措施时，就需要分析。例如，总会计师就收购一家小公司向公司财务委员会作报告，他要分析这家小公司目前的财务状况、增加销售的潜力、债务结构以及其他影响委员会决策的因素。要想使决策正确无误，必须对每一个问题作仔细分析。

6. 激励型

这种演讲的目的在于鼓励人们采取行动，更加积极地去实施相关措施。公司管理人员在动员大会上的发言可归于这一类演讲。这类演讲常用激动人心的语言来激发人们的热情和干劲，使人们朝着一个共同的目标努力。

二、演讲的准备

无论演讲者即兴构思的才能多么出色，在演讲之前如果不做认真仔细的准备工作，就不可能取得演讲的成功。无论管理者做何种演讲，都必须在演讲之前做好充分的准备。一般来说，演讲准备包括确定演讲题目、分析听众、了解演讲环境、收集演讲材料、合理安排演讲结构和把握演讲时间等。

（一）确定演讲题目

确定演讲题目是进行演讲前的首要任务，这不仅是演讲者所关心的，也是听众瞩目的。演讲的题目不仅与演讲的形式有关，更与演讲的内容、风格、格调有关。一个新颖而富有吸引力的题目，不仅能在演讲前就能激发听众的兴趣，而且会在演讲后给听众留下深刻的印象，甚至成为一个警句而广为流传。可以说，演讲题目的拟订对演讲效果起着画龙点睛的作用。

演讲者在拟订演讲题目时必须认识到，演讲题目应是大多数人都普遍关心的问题，必须符合听众的兴趣，满足听众的需要。要使演讲题目能够概括演讲的基本内容或主题，不能文不对题、题不达意，更不能拖泥带水、产生歧义。要知道，冗长的题目不便于记忆，深奥的题目令人费解，空泛的题目大而无当，听众难以了解演讲的内容，这些都是拟订演讲题目的大忌。一般来说，选择演讲题目应该注意以下几点：一是题目要富有建设性。在坚持实事求是的基础上，标题要选择那些能给人以希望的、积极向上的、令人振奋鼓舞的文字。而在内容上，要能引起听众的兴趣，满足其求知欲望。二是题目要新奇醒目。古人云："语不惊人死不休。"演讲的题目也应能像磁石吸铁一样，一下子吸引住听众。三是摒弃冗长、深奥、空泛的标题。演讲的主题应有针对性，对存在的问题有的放矢，而不能泛泛而谈。此外，主题还须带有演讲者的创见，切不可老生常谈、人云亦云。

（二）分析听众

演讲是以演讲者为中心、偏重于话语的交流。演讲者如果事先不调查研究听众的背景、态度、兴趣、心理特征、意愿要求及构成等有关因素，演讲就很难获得听众的认同。一般说来，应研究分析听众的下述特征：

1. 分析听众的构成

演讲者一般要从以下几个方面分析听众的构成：一是听众的人数。一般来说，听众人数越多，越容易接受“群体影响”的支配。所以，在听众较多的场合，更需要变更说话的语调，提高内容的感情成分。对出席的人数作尽可能准确的估计，有利于演讲者决定采用什么样的辅助手段和风格。二是听众的年龄。由于听众年龄结构不同，思维方式、价值观念会有很大的不同。例如，青年人大多具有冲劲足、有理性、较挑剔的特点，中老年人则较含蓄、稳健，因此，演讲者要注意听众的年龄结构。三是听众的教育程度。演讲者使用的语言和词汇应该适应听众的教育水平和层次，如果演讲者定位不在应当的水平上，无论是太高还是太低，都会导致演讲的失败。四是听众的职业。了解大多数听众的职业可以预测他们关注的主题，对演讲者同样是有益的。五是听众的性别。听众的性别不同，关注点不同。一般来说，男性听众往往喜欢慷慨激昂的议论，而女性听众则常常偏好娓娓动听的叙述，因此，在演讲之前了解男女的比例，并根据男女的比例确定演讲的用语、风格、方式及声调，同样是非常重要的。

2. 了解听众的心理特点

听众心理是指听众对演讲的一种特殊心理活动。听众心理具有以下四个特点：一是听众对信息的接受具有选择性。听众一般只注意那些他们熟悉、有兴趣、与他们有关或者他们渴望了解的部分；在记忆信息时也有明显的感情色彩和倾向，容易记住自己愿意记住的信息，也愿意接受那些与自己意见一致或自己认同的观点。二是听众心理是独立意识与从众心理的矛盾统一。一方面，听众对演讲中的观点有自己的看法；另一方面，在听演讲时，听众会相互刺激并相互强化情绪和行为的反应。演讲中经常出现的数人鼓掌而皆鼓掌、数人笑而皆笑的现象就是从众心理的结果。三是“名片”效应与“自己人”效应。“名片”效应与“自己人”效应就是指由于交流双方存在相似性和共同处，因此各自的信息容易被对方接受，交流双方容易沟通。其中，“名片”效应主要指双方观点一致；而“自己人”效应主要指把双方当作自己一方的人，因而更信赖对方，更容易接受对方的观点。四是首因效应与近因效应。首因效应是指第一印象在人际知觉中所具有的主导性质。在人的潜意识中，总认为第一印象是正确的。近因效应是指新形成的印象对人际知觉所具有的重要意义。

3. 把握听众的意愿要求

演讲者还必须事先了解听众的意愿要求，以便有针对性地做好确定主题、选择材料等准备工作，只有这样才能有成功的演讲。听众聆听演讲的意愿要求一般有五种，即慕名而来、求知而来、存疑而来、欣赏而来和不得不来。慕名而来者一般抱有潜在的崇拜心理，不太注意演讲者水平的高低；求知而来者为获取知识与能力而来，如果演讲的内容充实、条理清楚，这类听众一般不会过分挑剔演讲者的演讲技巧；存疑而来者对自己想了解的演讲话题非常感兴趣，他们只要求演讲者把演讲内容交代清楚，并不在乎演讲者的身份、地位。欣赏而来者在潜意识中含有对高水平演讲者的崇拜，他们不在乎演讲的内容而更在乎学习、欣赏演讲技巧；不得不来者往往是由于纪律约束或出于礼貌而来，他们对演讲内容并不关心，反应冷漠。

（三）了解演讲环境

演讲环境的好坏对于演讲成功与否有很大的影响。试想，在炎热的夏季，在一个回声很大、紧邻大街而且没有空调的大厅这样的环境里演说，将是什么景象？可以说，不管演讲者和听众如何努力，都很难达到应有的演讲效果。概括起来，与演讲有关的环境因素主要包括以下两个方面。

1. 固定因素

固定因素通常包括房间的大小和形状、窗户的位置和数目、四周墙壁的位置、电源插座的位置和数目等。这些因素是固定不变的，演讲者应事先了解这方面的情况，当演讲条件很不合适时，可要求更换演讲的地点，以利于演讲的顺利进行。

2. 可变动因素

可变动因素包括桌椅、视听设备等。演讲者应确保自己能与听众保持交流与接触，最重要的是演讲者要与听众进行目光接触，这在一定程度上能够促进演讲者与听众之间的密切联系。此外，演讲者与听众还要保持一定的空间距离。一般说来，小型集会的演讲者与听众的距离以 3 米～5 米为宜。在演讲过程中可以运用手势、动作、表情、变换位置或在过道上走动以及幻灯和字幕等视听辅助工具来“拉近距离”，达到加强人际沟通的效果，使演讲更加成功。而大型会议的演讲者，如对全体公司职员发表动员讲话的总经理，需要与听众“拉开距离”，其距离一般在 6 米以上。这也是演讲者权威的一种表现。

综上所述，分析与演讲有关的环境因素，重视并做好选择与准备，是演讲取得成功的重要基础。

（四）收集演讲材料

能够证明观点、表达主题的事实或理论叫做材料。材料有两种：一种是事实材料，包括具体事实、概括事实、历史事实及统计数据等；另一种是理论材料，包括公理、定理、名人名言、格言警句及各个学科的理论成果等。如果说主题是演讲的灵魂，那么，材料就是演讲的血肉。材料形成主题，证明或揭示主题，只有占有充分的材料，才能在演讲过程中游刃有余、左右逢源，否则就会捉襟见肘、穷于应付。处理材料的过程包括三个方面：收集材料、筛选材料和使用材料。

1. 收集材料

从总体上讲，收集材料不外乎两个途径：第一，直接获取。演讲者通过自己的观察、调查、体验获取材料，这种材料是第一手材料，为演讲者所独有。第二，间接获取。即通过阅读获取材料，如通过阅读和查找图书、报刊、计算机数据库及网络等途径获取材料。通过这种方式获取材料需要注意两个问题：一是要学会使用各种索引、目录、年鉴等工具书；二是因为所获取的材料是第二手材料，所以必须对其进行核对、甄别。

2. 筛选材料

严格地讲，演讲者为演讲的目的而收集的材料只能叫做素材，并不是所有的素材都能写入演讲稿中，演讲者还必须对其进行筛选。要选择那些能够充分支持主题、具有典型性和真实性、适于听众的材料写入演讲稿中，而对于筛选下来的材料还要注意保存，以备不时之需。

3. 使用材料

对于选中的材料，要进行归类，规划出用哪些材料说明哪个问题。对于哪个材料先用、哪个材料后用，要排出一个合理的顺序。听众的注意力是有限的，超过了一定的限度，听众就会走神。因此，适当地穿插一些趣味材料，可以调节演讲的变化层次，使听众的精力集中。另外，单纯使用一种类型的材料只能使听众疲劳，因此，还要注意材料的多样性。总而言之，在使用材料时，要学会利用归类、排序等手段。

（五）合理安排演讲结构

合理的结构安排是一篇演讲成功的基础。只有精心设计演讲的结构，在演讲之前对于如何开头、如何结尾、何处为主、何处为辅、怎样铺垫、怎样承接早已了然于胸，在演讲时才能思路清晰、中心突出、铺排严谨、首尾照应、浑然一体。这样不仅有利于演讲者在有限的时间内传递更多的内容，也有利于演讲者克服怯场，取得更好的演讲效果。一般说来，一个完整的演讲结构主要包括开头、正文和结尾三个方面。

1. 开头要巧妙

在演讲中，开头又被称为开场白或导语。一个优秀的开头对演讲的作用是极大的。它为演讲确定了基调，不但能够吸引听众的注意力，还能揭示主题或主要内容，引导理解路径。在演讲中，常用的开头方法有以下几种：利用举例；展示题目的重要性；概述主要内容；提出问题；使用引用语；发布惊人信息。当然，文无定法，开头的方法也不止这几种，但无论采用哪种形式，都要注意开头要力求简洁，一定不要太长。另外，还要周密计划，不要将所有的内容都在开头中讲出来，使演讲失去了解释悬念的过程，让听众失去继续听讲的兴趣。值得注意的是，在演讲的开头切忌讲一些毫无必要的客套话，貌似谦虚，实则虚伪。诸如“同志们，我没什么准备，实在说不出什么，既然让我讲，只好随便谈谈”之类的废话只会令听众厌烦。在演讲的开头东拉西扯、离题万里也是万万要不得的。开场白还要注意紧扣主题，适合听众心理和当时的环境，切不可为追求新奇而故弄玄虚。

2. 正文要突出重点

正文是演讲的主要部分，演讲质量的好坏、论题是否令人信服，都取决于正文的阐述。正文在结构安排上离不开提出问题、分析问题和解决问题三个方面，但这又不是一成不变的刻板公式。因此，要根据主题的需要，恰如其分地安排正文的结构，做到紧扣主题、突出重点、层次清晰、首尾呼应。需要注意的是，演讲的结构不同于文章的结构，不能肆意铺排，不可太复杂。文章可以反复看，即使结构复杂一些，读者反复揣摩也会弄通；演讲的结构若过于复杂，听众会抓不住纲目，不得要领。

3. 结尾要精彩

如果说一个精彩的开头能够引起听众的注意，那么，一个成功的结尾则能够令人产生言已尽而意无穷的感觉，给听众留下深刻的印象。结尾有很多方式，或提出问题令人深思，或深化主题加深认识，或总结观点揭示主题，或激励士气促使行动，或抒发感情感染情绪，或运用幽默赢得笑容。可以说，结尾同开头一样，并没有固定的模式，但成功的结尾必须达到使听众把握演讲的主题、明晰解说事项、提供行动动力三个目标。一般来说，结尾常犯的错误有三种：一是草草收兵。有的演讲，在结束时不考虑如何给听众留下完整的总体印象，不作强调，不作必要的概括，就突然作结，显得突兀，这就叫草草收兵。二是画蛇添足。有的演讲，本来该说的话已经说完，却还要唠叨个没完，“关于这个问题我再来补充几句”或者“我前面讲的这一点非常重要，我在这里再耽误大家几分钟”，等等，这就是画蛇添足。三是讲套话、废话。有的人演讲，结尾时总爱说“我的话讲完了，讲得不好，耽误大家很多时间，请大家原谅”之类，看来谦虚，实为套话，令人生厌。

（六）把握演讲时间

把握演讲的时间是一个极其重要的环节，演讲者要根据总体时间安排，合理分配时间，尽量避免前紧后松或前松后紧。如果可能的话，演讲者最好在演讲开始之前事先排练，并根据给定的时间调整发言结构和内容。一般情况下，演讲时间的安排可遵循这样一个原则，即开头和结尾部分占整个发言时间的20%，其余80%的时间用于主体部分的发言。

三、演讲的技巧

演讲技巧指的是在正式演讲过程中所运用的一些吸引听众、提高演讲效果的方式、方法与诀窍。为了确保演讲成功，给听众留下美好的印象，除了在演讲之前进行必要的演讲准备外，还需要在演讲过程中运用一些方法和技巧。

（一）情绪控制的技巧

克服紧张情绪，是有效演讲的第一步。研究表明，21%的人害怕在陌生人面前表演，10%的人对公众演讲有巨大的恐惧。紧张使得演讲者心率加快、手心出汗、膝盖发抖、嘴唇发干、语无伦次，预先的构思往往会被打乱。因此，掌握情绪控制的方法和技巧，就成为演讲取得成功的关键环节。

1. 熟悉讲稿

要克服紧张情绪，首先要熟悉讲稿。先确定自己熟悉、感兴趣、有材料可写的选题，在形成讲稿后还要从框架到细节加以记忆、背诵。当演讲者面对听众感觉到紧张的时候，可在脑海里迅速回忆演讲大纲，这样可以使紧张的情绪得到缓解。

2. 树立自信

演讲者在演讲之前一定要多设想些困难，多反思自己的差距和不足，只有这样，才能迫使自己进行认真而充分的准备。而演讲者一旦走上讲台，就要多想自己的长处，想象自己是做得最好的，其余的演讲者水平肯定不如自己，只有这样，才能使自己树立起信心。而有些演讲者在演讲时信心不足，总认为别人比自己强，这种自己打击自己的做法是不足取的。

3. 保持积极乐观的心态

演讲者要以积极的心态想象听众的反应和自己的演讲效果。要保持乐观的心态，可以想象听众不是来挑刺的，而是来倾听你的演讲的；还可以想象自己在演讲时神采飞扬，听众洗耳恭听，积极配合，演讲结束后听众掌声雷鸣的情景。当然，这种积极乐观不是盲目的，而是建立在自己充分准备的基础上的。

4. 做一些放松性的动作

实践表明，进入演讲场所后，微笑着环视听众和四周的环境，向自己认识的听众打声招呼或点一下头，与身边的人小声交谈几句，做一下深呼吸等动作，都可以使演讲者紧张的神经得以放松，恢复自信。

5. 尊重听众

演讲者必须尊重听众。如果听众感到演讲者的口气是居高临下的，那么听众会很反感，现场气氛便会很紧张，演讲者也会受到感染而紧张。如果演讲者给予听众更多的礼貌和尊重，他们也会给演讲者更多的礼貌和尊重，这有助于排解演讲者的紧张情绪。

6. 预先排练

预先排练是正式演讲前最后的准备工作。通过预先排练可以减轻紧张的情绪，因为它可以帮助演讲者发现紧张的根源，并及时予以解决。

（二）有声语言的运用技巧

演讲依靠有声语言来传达思想感情和有关信息。作为一种强有力的沟通手段，有声语言是连接演讲者和听众的桥梁；演讲者所用的词汇、句子，以及声音的高低、快慢、抑扬顿挫，都是表达信息的一部分。听众对演讲者的不满通常集中在演讲者用词不准、句子冗长、声音模糊、语速太快上，这些都是有声语言运用方面的问题。要克服这些问题，就必须掌握有声语言的运用技巧。一般而言，有声语言的运用技巧主要包括以下几个。

1. 准确精练

用词准确和句子精练是演讲的最基本要求，只有准确精练的语言才能使听众明白演讲者的意图。所谓准确，就是用词要能够确切地表达所讲述的对象——事物和观念，指出它们的本质及相互关系，以避免发生歧义和引起误解。在演讲中要避免使用一切似是而非、模棱两可的话。所谓精练，就是要用最少的字句表达最丰富的内容。言简意赅的句子，一经了解，就能牢牢记住，变成口语；而冗长的论述绝难如此。演讲的每一句话都是稍纵即逝的，因此要尽量避免长句和复杂的句子，减少修饰和限制的成分，多用短句，力求简洁明快、生动有力。

2. 通俗易懂

在演讲中要发挥口头表达的魅力，使语言通俗易懂，做到真正的“明白如话”。这样不仅可以使听众易于理解和接受，而且也有助于活跃会场气氛，调动听众的兴趣。有的人演讲时喜欢用一些半文不白的语言，故作高深，什么“绠短汲深”、什么“抉幽显微”，演讲的人说起来绕口，听的人也觉得生涩。当然，语言通俗易懂，讲究的是语言朴实、平易，而不是低级粗俗。

3. 形象生动

演讲还要求运用鲜明生动的语言，使抽象的事物具体化，深奥的道理浅显化，概念的东西形象化。这要求演讲者善于把握运用人的第二信号系统，用形象的语言调动听众的全部感觉——听觉、视觉、嗅觉、感觉、味觉，使听众有身临其境的感受。“望梅止渴”的故事，讲的正是第二信号系统产生的刺激作用。要使语言形象生动，一个重要的方面就是讲究修辞手法的运用，对语言进行必要的修饰加工，使之更富有感召力。有一篇演讲的结尾仅45个字：“‘日出江花红胜火，春来江水绿如蓝。’这是人民的春天，这是科学的春天！让我们张开双臂热烈地拥抱这个春天吧！”这里用了引用、排比、反复、比喻、双关等修辞手法，妙语生辉，大放异彩。演讲者常用的修辞手法有比喻、引用、设问与反问、排比等。

4. 声音洪亮

演讲者的声音要洪亮，要使每个角落的听众都能听得到。特别是在公共场所演讲时，演讲者要通过询问后排听众是否能听清或查看其非语言信号（如向前探身）的方法来了解音量的情况。如果后排听众有听不清的表示，则意味着要加大音量；一般来讲，响亮浑厚的中低音比较受人欢迎。同时，演讲时应使用正确规范的普通话。

5. 重音突出

重音在演讲中占有重要的位置，它可以突出强调某一词、词组、句子，以满足表情达意的需要。重音的处理方式在于咬字的音量和力度，一般说来，重音区读得要比其他音节重一些。但有时将关键词、句子读得比其他词轻也能起到突出强调的作用。在演讲中，重音的不同可以表达不同的意思。如“我没说他偷了我的书”这句话，根据重音的变化，可以表达七种意思，读者可自行体会一下。当你自认为已讲得一清二楚时，也可能恰恰被人误解了——由于重音的使用不当。演讲者应根据演讲的目的、场合、对象、感情等因素，确定重音的位置，并对所强调的字词作出某种声音上的变化。在使用重音时，应注意三个问题：一是使用过多，处处都是重音，那就等于没有强调了，而且处处强调显不出主次，只会增添听众的疲劳；二是过于吝啬，该用重音的地方不用，使演讲平铺直叙，缺乏波澜，同样易使听众疲劳；三是重音使用不当，造成表意错误或者语言过分夸张。

6. 吐字清晰

演讲时一定要吐字清晰，咬字真切。这正是人们所说的“咬紧字头归字尾，不难达到纯和清”。演讲时，要防止“吃字”现象。所谓“吃字”，是指一些演讲者在情绪激动或急切时把某个音节的字漏了过去，或与其他字词混淆发生新的合并现象，如把“只要你们努力”中的“只要”快说，这句话就会变成“照你们努力”。这种情况会造成演讲时吐字不清的情况，影响演讲效果。演讲者吐字是否清晰准确，直接关系着演讲者与听众的思想交流、交际沟通的效果。吐字不清，不仅会造成语言上的隔阂，而且会使听众由于无法了解演讲者的思想而变得焦躁不安，引起秩序混乱，甚至导致演讲的失败。

7. 把握语气语调

语气语调可以在演讲中表达丰富的感情色彩，如愤怒、惊讶、高兴、害怕、妒忌、蔑视、难受、紧张、骄傲、悲切、满足、同情等。实验证明，没有实在内容的声音形式也可以沟通感情。在演讲中，“气徐声柔”的语气可以表达爱意，“气粗声硬”的语气可以表达憎恨，“气沉声缓”可以表达悲伤，“气满声高”可以表达喜悦，“气提声凝”可以表达恐惧，“气短声促”可以表达急促，“气促声重”可以表达愤怒，“气细声黏”可以表达怀疑。除了语气以外，语调升、降、平、曲的运用也可以表达不同的感情。一般说来，升调多用于疑问句和祈使句中，表达惊叹、疑问、号召等语气；降调多用于感叹句和陈述句中，表达感慨、赞叹、肯定等语气；平调多用于陈述句中，表达严肃、平淡、叙述等语气；曲调多用于句意复杂的长句子中，表达讽刺、暗示、欢欣、惊讶等情感。在实际演讲过程中，随着表达的需要，语调也要不断变换。需要说明的是，虽然演讲一般有一个相对稳定的语气与语调——基调，但在演讲过程中，随着演讲内容和演讲者情绪的变化，语气语调也应随之变化，不过，这种变化不是装腔作势和矫揉造作。

8. 注意停顿

一般来说，演讲中的停顿有三种，即语法停顿、逻辑停顿和心理停顿。语法停顿是指演讲稿中的标点符号表示了句子的语法关系，有标点符号的地方一般要有适当时间的停顿。逻辑停顿是指依照句子的逻辑结构进行停顿，如长句子的语法成分分界线。心理停顿则是根据演讲者的需要有意识地安排的，停顿的时间一般比前两者长，也更能体现停顿的作用。停顿具有重要的作用：一是停顿能够给听众一个整理思路、体会感情的时间，从而达到“沟通同步”。二是停顿能够使演讲内容的展开与推进具有层次性。三是停顿具有设问和暗示的作用。四是停顿能够引起听众的好奇、注意，令听众产生悬念。停顿虽然有如此重要的意义，但也不可以滥用，过多的停顿会使演讲过程缺乏连贯性，会使听众不安，怀疑演讲者是否熟悉讲稿、准确把握主题，进而怀疑演讲者的能力。

9. 把握节奏

节奏指的是为适应演讲内容和出于表达感情的需要，演讲者特意造成的叙述过程中的抑扬顿挫、轻重缓急的对比关系。它包括语速的快慢、语句的长短、语调的刚柔以及重音、吐字、停顿等内容。概括起来，演讲的节奏可分为以下类型：

（1）轻快型：适用于致欢迎词、宴会祝词、友好访问词等较随和的场合。

（2）持重型：适用于理论报告、纪念会发言、严肃会议开幕词、工作报告等。

（3）舒缓型：适用于科学性演讲和课堂授课。

（4）紧促型：适用于紧急动员报告或声讨发言。

（5）低抑型：适用于追悼会等具有哀伤气氛的场合。

（6）高扬型：适用于誓师会、动员会、批判会等。

（7）单纯型：适用于简短的演讲。

（8）复杂型：适用于内容复杂、费时较长的演讲。

演讲的节奏固然受演讲者的气质、性格以及听众的情绪的影响，但主要还是取决于演讲的内容、演讲目的以及演讲背景。为了增强演讲效果，演讲者应据此选择恰当的节奏。

（三）身体语言的运用技巧

身体语言也是演讲者应重视的演讲表达手段。它主要是配合有声语言来更加生动、形象地表达演讲者的思想感情，通常包括表情、眼神、手势、姿态、动作等。演讲者的每种身体语言，如手势的高低起伏、动作的节奏和力度、面部表情的喜怒哀乐等，都能影响到演讲效果。有人曾列出了这样一个公式：感情传达＝7％的言辞＋38％的声音＋55％的面部表情。演讲者的声调、语气、表情、眼神等所含的雄辩能力，比字句更有力量。有句话说得好："演讲如能使聋子看得清，则演讲之技精矣！"

1. 表情要自然

实际上，面部表情比嘴里说的话更复杂。人会自觉不自觉地运用表情来表达自己的思想感情，而其他人能够读出这种特殊的"语言"。据研究认为，人的复杂的感情、心境、情绪，如喜悦、悲痛、畏惧、愤怒、烦恼、忧虑、怜悯、鄙夷、疑惑、失望、报复心等，都可以反映在脸上。可以说，面部表情是人的思想感情最复杂、最准确、最微妙的"晴雨表"。演讲者应掌握这方面的技巧，以期能通过自己的面部表情对听众施加影响、交流思想，更好地达到演讲效果。这方面的技巧有四：首先，演讲者在表情上要表现出充分的自信，这样会使听众更容易接受演讲。其次，表情要与演讲的内容相协调，不要出现表情错位。面部表情只有伴随着演讲内容和演讲者情绪的变化而变化才能打动人，表情错位则会使听众感到滑稽可笑。再次，表情的运用要自然，拘谨木然、呆板僵硬、目不斜视、精神紧张、手足无措、恐慌不安等表情只能削弱演讲效果。最后，演讲的表情还不能过于夸张以至矫揉造作、自作多情，这样只能使听众感到虚假。

2. 眼神要灵活

眼神的表情达意功能在演讲中起着至关重要的作用。演讲者通过眼神可以把他的心理变化、学识、品德、情操、性格、趣味和审美观等毫不掩饰地呈现给听众，而听众也善于通过演讲者的眼神变化来窥见其思想感情。俗话说得好："眼睛是心灵的窗户。"人的喜怒哀乐都可以通过眼睛反映出来。在演讲中，眼神的运用应注意以下几点：

（1）要看着听众说话。演讲者上台以后，不能总是低头俯视讲稿或讲台而不敢看听众，也不能总是看着天花板；不要东张西望，也不能死盯住一个地方。应以前视为主，统摄全场，与听众目光接触，使更多的听众以为"他在跟我讲话"，以此吸引听众注意。演讲中可以适当地环视全场，但不能眼睛滴溜溜地乱转。对于坐在后排的听众，应给他们以更多的目光关注，以弥补由于空间距离形成的沟通不足。

（2）与听众的目光保持实在性接触。演讲者看着听众讲话，有虚视和凝视两种。凝视能增强双方的感情联系，与听众建立起灵敏的信息交流反馈。在演讲开始和进行中，应当有适宜的凝视时间。如果凝视时间太长或过多，又会对听众形成压力。因此，可以不时地采取虚视，使双方都感觉更自然舒适。可见，在演讲中交替使用虚视和凝视，能收到更好的效果。

(3) 多种眼神并用。由于演讲者的情绪、演讲的内容、听众的态度、演讲环境等错综复杂，在运用眼神时也不能只用一种，而应丰富多彩，变化运用。不同的眼神，传递着不同的信息，交流着不同的情感，因此，演讲内容的波澜起伏，情感的抑扬跌宕，无不可以通过眼神，配合口头有声语言、手势、姿态等，协调地表达出来。但总体来说，眼神一定要自然流露，这就要求演讲者在实践中下工夫磨炼。

3. 手势要大方

手势是体态语言中重要的表达手段。不同的手势表达不同的情感。自然而安详的手势，可以帮助演讲者平静地陈述和说明；急剧而有力的手势，可以帮助升华情绪；柔和而平静的手势可以帮助抒发内心炽热的情感。演讲过程中，手势的运用要大方自然，矫揉造作和过于夸张只能使听众感到不舒服。手势的种类、幅度、方向要与演讲的内容、演讲者的感情、现场气氛协调一致。手势一定要与口语同步进行，切忌说完话后再补手势。手势还要与民族文化及听众的习惯相适应，使听众易于理解和接受。在演讲中，不能总是重复一种手势，而应富于变化。当然，手势也不是越多越好，而应根据内容表达的需要，采取适当的手势。有时手势可以用来掩饰演讲者的紧张情绪，但令人眼花缭乱的手势只能暴露演讲者自己的慌乱，往往会弄巧成拙，毫无意义。

4. 站姿要端庄

不少演讲家提倡在演讲中使用站姿。站立的姿态，一般提倡两腿略微分开，前后略有交叉，身体的重心放在一只脚上，另一只则起平衡作用。这样既便于站立，也便于移动，身姿和手势也可以自由使用。当然，演讲有时也可以采用坐姿，这比较适合时间长或拉家常式的演讲。演讲者无论采用哪种姿态，都不要做过多的无意义和过于夸张的动作，否则就会被认为浅薄、狂妄、胆怯。

(四) 即兴插说的技巧

在演讲实践中，由于心理和环境的影响，演讲者不大可能像录音机一样完全重复事先准备的讲稿。在实际的演讲中，演讲的内容有可能与原先的演讲稿不完全一样。这种变化最为突出的就是即兴插说。优秀的即兴插说可以克服记忆演讲稿的紧张心理，有效地应对演讲过程中的记忆中断。不仅如此，它还具有充实内容、强化情景、活跃气氛、启迪思维等积极作用。作为一种演讲的表现手法，即兴插说的形式是多种多样的。

1. 联想

会议或活动的特定时间、空间背景，会场的布置，现场的插曲，别人说过的话，等等，都可以引起演讲者的联想。1945 年 5 月 4 日，昆明各高校在云南大学操场举行五四纪念大会，恰逢大雨，秩序混乱。闻一多在演讲中马上联想到历史上武王伐纣时天降大雨被人称为“天洗兵”的典故，号召青年大学生以“天洗兵”的精神风貌去发扬五四精神。这个插说，由此及彼，借题发挥，可谓联想巧妙、意味深远。

2. 举例

在演讲中，经常要用到举例。无论是叙事还是说理，都需要用一些例子来展开详细的描述和对概括的结论进行阐述，以增加文章的感染力和说服力。因此，演讲者一般都要在演讲稿中使用一些典型的事例。不过，在演讲过程中，举例的范围却往往可以突破演讲稿的局限，假如演讲者能够敏捷地从现场或听众中或与听众相关联的事物中捕捉或搜索到一些事例进行插说，就能够起到增强演讲效果的作用。

3. 比喻

这是演讲者经常使用的修辞方法。一个好的比喻可以使演讲生动、浅显和妙趣横生。因此，在演讲过程中，运用比喻的方法进行即兴插说，容易收到良好的表达效果。西部一单位领导在给刚刚分来的大学生讲话时，发现会场四周摆放了许多盆西部特有的花，于是就以这种花作比喻，用这种花的花期长和扎根西部、为西部所特有等特征来比喻大学生的扎根西部和为西部做贡献的精神。这位领导的讲话插说恰当、设喻巧妙，给听众以深刻的思想启迪。

4. 设问

这是演讲者与听众进行交流的一种重要途径。在演讲过程中突然对人进行提问每每会引出表现真情实感的回答，因此不失时机地采用这种自问自答的方式进行即兴插说，既可以感染听众的情绪，又可以激发听众去思考。

（五）随机应变的技巧

尽管演讲者在演讲之前都做了充分的准备，但是由于演讲环境复杂多变、听众成分不一、演讲者自身可能失误，演讲随时可能出现意外。因此，在演讲过程中，演讲者要善于捕捉演讲环境及听众的变化，处变不慌，准确判断，灵活地处置演讲中的偶发事件。

1. 内容多、时间少的处理技巧

演讲者有时会发现在规定的时间内根本不可能完成演讲。遇到这种情况时，有些演讲者要么拖延时间，犯了演讲的大忌；要么惊慌失措，提高语速，使演讲变得前松后紧；要么删除演讲稿中的部分内容，致使演讲内容不够完整。对此，正确的处置方法是：压缩内容，删除事例和详细的分说；妥善使用概括语，将原文中的详细论证、说明、描述进行概括。需要注意的是，概括和压缩都要以不破坏演讲稿的体系为前提。

2. 记忆中断的处理技巧

演讲过程中演讲者可能还会出现记忆中断的情况，这时演讲者切忌惊慌，应采用各种方法加以弥补。弥补记忆中断的主要方法有三种：一是插话衔接法，即临时插话，对上面的内容加以发挥、阐释、例释；二是重复衔接法，即加重语气，重复最后几句话；三是跳跃衔接法，即通常所说的后话先说、前话后补。通过以上三种方法可赢得时间，使自己尽快回忆起忘却的内容。如果确实回忆不起来，则可以使用概括语替代。如果是无关大局的内容，则直接可以略去。千万不要停下来苦思冥想。

3. 讲话失误的处理技巧

当演讲者不小心发生讲话失误时，可以用反问法加以掩饰，如可以说："我这样说对吗？显然是不对的！因为……"这样做的好处是，听众根本察觉不到演讲者的失误，反而会认为演讲者是在树立靶子，以加深听众的印象。

4. 听众缺乏配合的处理技巧

有时会场上会出现一些演讲者不愿意见到的情况，如听众显得很疲惫，喧哗而不注意演讲内容，冷漠而不积极配合。这时，演讲者应当迅速冷静地分析出可能的原因，或根据实际运用悬念法、幽默法、穿插法等，调整演讲内容，或围绕演讲中心运用举例法、故事法、提问法，把听众散漫的注意力拉回来。

5. 对听众持反对态度的处理技巧

如果听众中有人对演讲者的观点提出反对意见，演讲者首先应该环视全场，然后面向持反对意见听众的方向，用亲切温和的态度设法消除对立。如你可以说："对于这个问题，有人有不同的看法，这是正常的，他们的观点也不能说没有道理，但是……”这时，演讲者就可以用进一步阐发自己的观点的方法来平息对立了。

6. 遭遇干扰的处理技巧

在演讲时，如果场外有噪音干扰，演讲者应当稍停片刻，等噪音消失以后再讲。如果会场内有听众说话，演讲者可以停下来，看着说话的听众，用眼睛制止他们；假如仍不奏效，演讲者也千万不要动怒，应使用委婉劝说或突然提问法加以解决。演讲过程中还可能出现一些意想不到的尴尬，演讲者也应设法解除。例如，有一位演讲者上台时不小心被话筒线绊倒，他灵机一动，对听众说：“我为广大听众的热情所倾倒！”这种幽默处置法既为自己解了围，又使演讲增色。

同步训练

训练1　请你向大家介绍一下你所在班级或个人的基本情况，并归纳一下你向大家传递了多少信息。(时间2分钟)

训练2　现在请一位你熟悉的老师给大家讲课，请你在上课之前对该老师作个引荐发言。(时间2分钟)

训练3　你所在的班级在全校歌咏比赛中获得了团体第一名，现在要给歌咏队队员颁奖，请你致颁奖词。(时间2分钟)

训练4　你所在的班级正在举办宴会，请你根据宴会的性质和参加人员的特点作简短的祝酒词。(时间2分钟)

训练5　你有一个打算或计划，希望能够得到领导的支持，请你向领导作个口头报告。

训练6　你准备竞聘公司某部门一岗位，请你准备一份竞争上岗的演讲提纲，并进行演讲。(演讲时间为10分钟)

项目小结

交谈是人们传递信息和情感、增进彼此了解和友谊的一种最常用的沟通方式。交谈的特点主要表现在：交谈是一种双向性的口头交流活动；交谈具有较多的灵活性；交谈的口语化色彩较浓。交谈的基本规则和技巧包括：选择恰当的时机和地点；根据对象选择交谈话题；事先了解交谈的内容；把握交谈的尺度；用眼来“聆听”对方的谈话；避免讨论无法讨论的问题；善于提问和反馈。在交谈中需要注意的问题有：不要随便议论别人的短处或隐私；不要独占谈话时间；不要处处与人争辩；不要用质问式的语气交谈；不要用生硬的口吻批评别人的错误；不要一味地谈论自己的事情；不要自吹自擂；不要故意刁难别人。

演讲是口语表达的最高形式，是有声语言与体态语言的有机统一。要成功地进行演讲，必须在演讲之前做好充分的准备，准备内容主要涉及演讲题目、演讲听众、演讲环境、演讲选材、演讲结构和演讲时间等方面。在演讲过程中，还需要掌握并运用一些方法和技巧，主要有情绪控制的技巧、有声语言运用的技巧、语气语调的技巧、体态语言运用的技巧、即兴插说的技巧、随机应变的技巧等。

学训做一体化训练

思考练习

1. 简述即兴发言的类型及使用场合。

2. 要实现有效的交谈，应掌握哪些规则和技巧？

3. 你认为在交谈中应注意哪些问题？

4. 试述演讲准备的过程和内容。

5. 在演讲过程中怎样才能控制好自己的情绪？

6. 根据你的理解和认识，你认为怎样才能处理好演讲过程中的偶发事件？

能力测评

交谈能力测评

阅读下面10道题目，请你根据实际情况，选择一个最符合你自己的真实想法或做法的答案。

1. 你是否只会对那些经过慎重挑选的朋友才大胆地吐露自己的心事和秘密？

A. 强烈肯定　　B. 有时　　C. 绝对否定

2. 在与一群人交谈时，你是否经常发觉自己驾驭不住自己，在想些与交谈话题无关的事情？

A. 强烈肯定　　B. 有时　　C. 绝对否定

3. 别人问你一些复杂的事情，你是否会觉得“跟他多讲几句没什么意思”？

A. 强烈肯定　　B. 有时　　C. 绝对否定

4. 你是否觉得那些过于表达自己感受的人是肤浅和不诚恳的？

A. 强烈肯定　　B. 有时　　C. 绝对否定

5. 你是否时常避免坦诚地表达自己的感受，因为你认为别人根本不会理解？

A. 强烈肯定　　B. 有时　　C. 绝对否定

6. 你是否觉得需要属于自己的空间和时间，一个人静静地才能保持清醒并整理好自己的思路？

A. 强烈肯定　　B. 有时　　C. 绝对否定

7. 与一大群人或朋友在一起时，你是否时常觉得有隔阂、孤独或者失落？

A. 强烈肯定　　B. 有时　　C. 绝对否定

8. 当一些你不太熟悉的人对你倾诉他们的生平遭遇以求得同情时，你是否会觉得厌烦甚至对这种情绪不加掩饰？

A. 强烈肯定　　B. 有时　　C. 绝对否定

9. 当有人与你交谈或对你讲一些事情时，你是否经常觉得没有兴趣，很难聚精会神地听下去？

A. 强烈肯定　　B. 有时　　C. 绝对否定

10. 当一群人在一起聊天时，你是否经常觉得与他们没有什么共同语言，所以就沉默寡言？

A. 强烈肯定　　　　B. 有时　　　　C. 绝对否定

评分标准：

A=3 分　B=2 分　C=1 分

结果评价：

● 如果你的得分在 25 分～30 分，表明你只有在非常需要的情况下才会与别人交谈，但你仍然不会以交谈来发展友情。除非对方愿意主动与你接触或交谈，否则你便处于孤独的个人世界里。你的交谈能力存在很大问题。

● 如果你的得分为 24 分，说明总体上你有孤僻的倾向。你的交谈能力可能存在一些问题。

● 如果你的得分在 18 分～24 分，表明你比较热衷于跟别人交谈，交朋友是你的爱好。如果你与对方不太熟悉，你开始会比较拘谨，但是时间一长，你会变得非常愿意交谈。

● 如果你的得分在 10 分～17 分，表明你非常懂得交际，跟任何人都可以随意进行沟通，在群体中能够创造一种轻松热烈的气氛，具有很强的交谈能力。

案例分析

丘吉尔的演讲

1940 年，当纳粹的铁蹄踏过波兰、丹麦和挪威，直扑英吉利海峡的时候，英伦三岛上空顿时阴云密布。时任首相张伯伦因绥靖政策失败而引咎辞职。1940 年 5 月 10 日，65 岁的温斯顿·丘吉尔受命于危难之际，出任英国首相。5 月 13 日丘吉尔在议会下院发表了题为《热血、辛劳、眼泪和汗水》的著名演说。丘吉尔铿锵有力的声音，一扫英伦三岛的低迷之气，极大地鼓舞了英国民众战胜法西斯的勇气和信心。

> 正如我曾对参加本届政府的成员说的那样，我要向下院说：我没有什么可以奉献，有的只是热血、辛劳、眼泪和汗水。
>
> 摆在我们面前的，是一场极为痛苦的严峻的考验。在我们面前，有许许多多漫长的斗争和苦难的岁月。
>
> 你们问：我们的政策是什么？
>
> 我要说，我们的政策就是用我们的全部能力，用上帝给予我们的全部力量，在海上、陆地和空中进行战争；同一个在人类黑暗悲惨的罪恶史上所从未有过的穷凶极恶的暴政进行战争。这就是我们的政策。
>
> 你们问：我们的目标是什么？
>
> 我可以用一个词来回答：胜利——不惜一切代价，去赢得胜利；无论多么可怕，也要赢得胜利；无论道路多么遥远和艰难，也要赢得

胜利。因为没有胜利，就不能生存。

大家必须认识到这一点：没有胜利，没有英帝国的存在，就没有英帝国所代表的一切，就没有促使人类朝着自己目标奋勇前进这一世代相传的强烈欲望和动力。

当我挑起这个担子的时候，我是心情愉快、满怀希望的。我深信，人们不会听任我们的事业遭受失败。此时此刻，我觉得我有权要求大家的支持，我要说：来吧，让我们同心协力，一道前进！

讨论：

1. 试分析丘吉尔演说的主要特点。
2. 你认为做一次成功的演讲应该注意哪些问题？

项目四

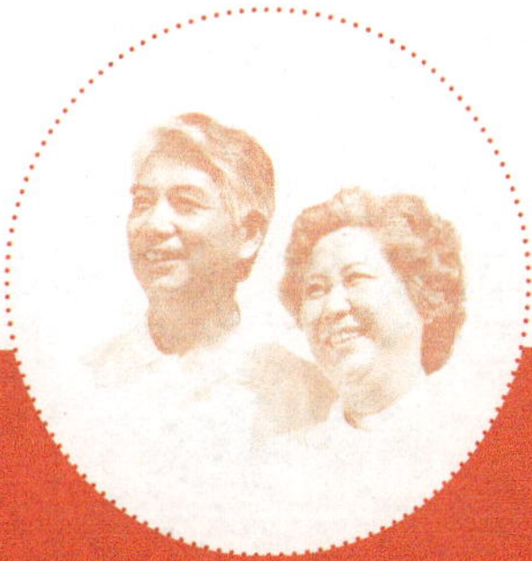

书面沟通训练

学习目标

知识目标

- 了解书面沟通的优缺点
- 掌握写作的基本过程及要求

素质目标

- 进行文明礼貌的书面沟通
- 具备良好的职业素养及形象
- 培养严谨敬业的工作态度和作风

能力目标

- 掌握资料收集的渠道和方法
- 熟悉并运用写作的方法和技巧
- 正确地撰写求职信
- 正确地撰写个人简历

任务一

撰写企业常用文书

情境导入

计划是管理的首要职能，制订计划是管理者经常性的工作。为了锻炼和培养学生的专业技能，学校准备举办全校性的专业技能大赛，要求每个班级都组队参加。

任务描述

请以小组为单位，拟订一份专业技能大赛计划方案，内容包括计划的目的、计划的内容、计划的时间和地点、参与人员、计划实施的条件、计划的有关要求或措施。字数不少于 1 000 字。

相关知识

一、写作的基本过程

写作的程序和相关技巧，是写作前的必备知识。对此有了初步的了解，并且不断加以实践，写作能力就能迅速提高。一般来说，写作过程可以分成拟订提纲、收集资料、正式写作、编辑修改四个阶段。这四个阶段既存在内在的逻辑联系，又存在不断的反馈和重复。

（一）拟订提纲

拟订提纲是写作过程中的重要环节，通常需要花费大量的时间，尤其是在写长篇报告的时候，提纲的拟订显得更为重要。重视提纲的拟订会使写作变得比较容易，也会提高写作的质量。这一阶段包括确立目标、确定主题、分析读者、列出提纲。

1. 确立目标

正式文书都是人们有计划、有目的制作的结果，无论是报纸、杂志所登载的一些文章，还是企业管理中所书写的报告、通知，都是作者或作者所代表的团队思想和意志的体现，其目的或者是告诉人们一种观点，或者是给人们提供一种新的思考方式，或者是要求别人做某些事情等。因此，在拟订提纲之前，写作者必须首先确立写作的目标，即为什么写作以及要达到什么目的和结果。只有写作的目的和意图清晰、明确，才能使写作者知道自己该写些什么以及怎样去写，使阅读者知道你写了些什么以及为什么去写。这样不仅能够使写作的思路更加清晰、富有条理，而且能够使各项工作做到有的放矢，减少或避免写作的失误，提高写作的质量和效率。

2. 确定主题

主题是写作的中心思想，确定主题是实现写作目标的基本途径。主题明确，中心思想突出，能够使阅读者一目了然；反之，主题不明，中心思想模糊或混乱，会让阅读者产生“丈二和尚摸不着头脑”之感，不仅无法正确理解和接收写作的真实目的和意图，还有可能产生曲解或误解。所以，在确立目标之后，还必须根据目标确定写作的主题，并在此基础上进一步确定写作的文体以及所要写作的主要内容和观点。

3. 分析读者

写作的目的不是让写作者自己欣赏，而是让阅读者能够阅读、理解。这就要求写作者必须认真分析研究读者，弄清：谁是读者？他们是你公司内部的人还是公司以外的人？如果是内部的人，他们的职务是什么？责任范围是什么？如果是外部的人，他们与公司有什么关系？与写作者有什么关系？除此之外，还要考虑：读者对写作的主题是否熟悉？能否理解写作的目的和意图？他们对文中的内容和观点可能会有什么反应？写作者希望读者阅读后采取什么行动？通过分析研究读者，写作者就能够选择对他们有用的信息或者读者可能感兴趣的信息，就知道该运用什么样的方法、使用什么样的语言来写作，就可以使写作过程变得更加有的放矢。

4. 列出提纲

提纲是文书写作的整体框架。提纲合理与否，不仅影响写作的难易程度，而且影响写作的质量和效率。一份合理的提纲能够反映出写作的意图、主要内容及观点，是对写作内容的浓缩和概括。提纲可以有繁有简、有粗有细、有长有短。对于那些比较简单的文书，如请示、批复、备忘录、信函等，可以将提纲列得简略一些；而对于那些比较复杂的文书，如战略规划、工作方案、调查报告、经济活动分析报告、可行性研究报告等，则可以将提纲列得详细一些。提纲越详细，写作起来越容易，相对来说，在列提纲上花费的时间也就越多。从某种程度上说，拿出一份科学合理的提纲就等于写作任务完成了一半。

（二）收集资料

“巧妇难为无米之炊”，无论是写正式的文章还是写非正式的便条，都需要一些资料，这些资料可以来自于脑子里的记忆，但更多的来自于各个渠道的收集。收集而来的资料还需加以归纳、整理、提炼，才能成为对写作有用的素材。在写作的具体过程中，这些素材或者成为写作的缘起，或者成为叙述中的事实，或者成为说理的论据，或者成为解决问题的参考。比如写一封回信，最好能把来信找出来，并从记忆中搜寻一些与此人相关的情况，这样才能明确回信的目标，知道需要解释哪些问题或提出哪些问题；才能明白哪些方面该详细地写，哪些地方可以一带而过，哪些方面不必提或不能提；才能安排合适的结构，形成合适的文风，合理措辞，并以适合对方需要的态度完成写作。其他文体也是一样，无论是一般文书还是调查报告，或者理论性文章，都需要充分地准备材料。收集材料可从下述方面着手。

1. 确定所需资料

写作的意图、与读者的关系以及文书的性质等都会对所需资料的范围、数量产生较大影响。如果只是写一个简短的便条，需要的资料就很有限，但是，如果写一份有关销售和市场情况的调查报告，或是未来的战略规划，就需要积累大量的资料。因此，在收集资料前，首先必须明确写作的意图、与读者的关系、文书的性质，然后有针对性地收集资料，避免花费大量人力、物力和精力却收集和整理了许多无关紧要的东西。

2. 明确资料来源

人们常常处于一种矛盾的状态，一方面资料非常多，相互重叠，可以借助的收集渠道很多；但另一方面，把真正需要的资料收集齐全又十分困难。因此，在收集资料之前，了解所需资料存在什么地方就显得尤为重要。一般来说，资料收集最常用的渠道有书面媒体、非书面资料、现代媒体和媒介等。

（三）正式写作

在进行了写作前的充分准备之后，就需要通过文字的形式把思想、意图、内容、观点等表达出来，无论是用笔写在纸张上还是直接用电脑在屏幕上形成文字，这一阶段即正式写作，是整个写作过程的核心环节。

写作过程是一种高度复杂的脑力劳动过程。在这个过程中，写作者要依托写作前的准备工作，利用自身积累的知识、经验和资料，围绕文章的主题，不断将思路转化为文字，继而又产生新的思路，从而使创造力不断得到激发。这个过程能否继续下去，取决于写作者对写作目标的熟悉程度，取决于占有资料的数量和质量，取决于写作者对行文构成的掌握和理解，也取决于写作者自身知识和阅历的宽广和丰富程度。

1. 写作的基本要求

对于文书写作中应把握的一些基本要求，有的学者把它归纳为四个方面，即正确（Correct）、清晰（Clear）、完整（Complete）、简洁（Concise），可概括为“4C”。

2. 改善写作的技巧

要想抓住读者的注意力，并让读者在阅读时感到舒适、赏心悦目，有一种美的享受，除了认真组织内容之外，还必须注意写作的技巧。这些技巧包括：留下良好的第一印象，开头要鲜明并具有感染力，使用简洁的词语和句子，书写要做到规范、清楚、工整，注意文书内容的逻辑性等。

（四）编辑修改

编辑修改是写作的重要阶段，好的文书既是写出来的，也是改出来的。任何情况下，文书的写作都要经过修改这个环节，只不过文书的重要程度和性质不同、写作者的写作水平不同，修改的次数不同罢了。如一封短信可能只需要修改一次就可以了，但一份战略规划可能需要修改五至六遍才能得以完成。可以说，文书写作的过程就是修改、再修改、反复比较、反复推敲的过程。

1. 明确修改范围和要求

修改可以在写作过程中的任何时间进行，内容涉及提纲、结构、观点、词句、标点等各个方面的重新检查和修订。不过，不管哪个方面的检查和修改，修改的目的都在于找出不足并实施改变，这些改变可以与文书整体框架有关，如提纲、内容、观点等，修改的方法是概括、提炼、归纳；也可以与文书的细节有关，如词句、文字、标点等，修改的方法是增加、替换、删除、合并、扩大。经验丰富的写作者通过修改，可以使文书的内容、形式发生变化，而缺少经验的写作者通过修改，只能使文书发生很小的变化。

2. 修改的技巧

文稿能够修改是写作这一种方式的巨大优越性。正是因为写作过程中可以修改，才使得文稿能达到正确、清晰、完整、简洁的要求。编辑修改的技巧主要包括：修改前把写作材料搁置一段时间；不要太专注于所写的材料；修改内容，改进结构等。

二、企业常用文书写作方法与技巧

（一）工作计划

计划是管理的首要职能，是实现资源有效配置的重要方式和手段。所谓计划，就是企业对未来生产经营活动以及所需的各种资源，在时间上、空间上所作出的具体安排和部署。制定科学合理、切实可行的计划，不仅可以使企业在复杂多变的市场环境中辨明方向，知道该做什么、不该做什么，而且能够帮助管理者预见变化，制定应对措施，减少变化的冲击，从而使浪费和冗余减至最少。

根据划分角度的不同，可以把企业经营计划分为多种类型。如按计划的内容可分为销售计划、生产计划、人力资源计划、采购计划、成本计划、投资计划、财务计划等；按计划的期限可分为长期计划、中期计划、短期计划；按计划的层次可分为战略计划、管理计划、作业计划等。通常情况下，人们常常将时间上长远、牵涉面较广的称为"规划"；比较繁杂、全面的设计称为"方案"；比较深入、细致、带有明显行动性的称为"计划"；较为具体、直面一个现实问题的称为"安排"。尽管计划的类别有所不同，但企业经营计划却都涉及了"做什么"、"怎样做"和"做到什么程度"三个部分。

写好计划既有助于具体工作业务的组织和安排，也是一个管理者综合能力的体现，而不仅仅是文字表达的事情。写计划分两步进行：首先，写作者必须根据计划的具体内容来合理确定计划的具体文种，即是规划、计划，还是方案、安排。然后，再根据该文种的具体要求进行撰写。举例来说，如果该计划历时较长、涉及总体战略性问题，就要用"规划"文体，因为规划没有必要写得太细，它的主要作用是明确方向、调动士气和激发热情。如果计划内容是一项具体的工作，则用"方案"或"安排"文体，工作内容比较复杂的用"方案"，较简单的用"安排"。

由于计划是对一个企业的全面工作或某一项重要工作的具体要求，所以写作时要做到具体、详细、深入。计划一般包括以下几方面内容：

（1）开头。开头要通过概述情况来阐述计划的依据，要写得简明扼要，同时要明确表达目的。

（2）主体。即计划的核心内容。主体部分包括阐述"做什么"（目标、任务）、"做到什么程度"（要求）和"怎样做"（措施办法）三项内容，既要写得全面周到，又要写得有条不紊、具体明白。全面工作计划一般采取并列式结构。

（3）结尾。结尾或突出重点，或强调有关事项，或提出简短号召。

（二）调查报告

调查报告是为解决某些问题而调查分析实际情况、研究对策，然后向有关部门和上级领导所做的报告。调查报告有两种：一是主动报告。某项工作进展得如何，一个企业、一个部门发生了什么事件需要有关部门掌握、了解，都需要及时写出情况报告。二是被动报告。组织因工作需要，安排人员就某个方面、某个问题进行调查研究，事后提交的报告即为被动报告。调查报告的意义在于总结经验，发现、研究、解决问题。所以，调查报告要对反映的情况有所选择，要反映有意义的大事。

调查报告是对某些情况的真实反映，虽不必以正式文件的形式发出，也没有确指的受文单位，但却具有向上汇报、对下指导、平级交流三种功能和作用。调查报告既反映情况，又分析问题，而且还提出解决问题的意见。其写法多为报告形式，内容或信息量一般较多。调查报告根据写作对象和目的不同可分成很多种。从内容性质上分，有研究社会情况的，有推广典型经验的，有反映新事物的，也有揭露某些问题的；从调查对象上分，有围绕一个大问题进行多方面调查研究的综合调查报告，也有就一个问题、一个对象或事件进行调查的专题调查报告。

调查报告的标题一般有两种写法：一种是一般文章标题式写法，如《××公司腾飞之路》；另一种是公文标题式写法，如《×××产品市场状况调查分析》。调查报告的正文一般包括四方面内容，即前言、事实、分析和意见（对策和建议）。

（1）前言。前言部分要简要地说明调查目的、调查时间、调查范围以及所要研究和报告的主要内容等。有的调查报告中还包括调查方法以及调查的整体思路等。

（2）事实。即阐述调查得来的主要内容或主要问题。这部分是调查报告的主体，容量较大，所以要进行归纳，或以自然情况为序，或以内容的逻辑关系为序，分条列项地进行写作。每一大条都要有一个中心，或用序码标明，或用小标题的方式来概括，以使眉目清楚。具体内容的写法主要是叙述，多用事实和数字说明，做到材料和观点相统一；表达上则要灵活一些，提出论点并以充分的论据证明，或以调查材料归纳出论点。

（3）分析。分析是调查报告的研究部分，通过分析，或指出问题的性质，或找出产生问题的原因。分析可以是理论分析，也可以是实践例证，但不管如何分析，都必须基于事实和数据，要具有针对性，揭示实质，不能凭主观想象，更不能主观臆断。

（4）对策和建议。调查研究的主要目的在于发现问题、分析问题，最终是为了解决问题。因此，在调查分析的基础上，还必须提出解决问题的对策和建议。所提对策和建议可以是原则性的或带有方向性的，也可以是具体的、可操作的。

（三）工作总结

工作总结是组织、部门或个人对过去一个时期内的工作活动作出系统的回顾归纳、分析评价，并从中得出规律性认识，用以指导今后工作的事务性文书。工作总结可以从性质、时间、形式等角度划分为不同的类型。从内容上分主要有综合总结和专题总结两种。综合总结又称全面总结，它是对某一时期各项工作的全面回顾和检查，进而总结经验与教训。专题总结是对某项工作或某方面问题所进行的专项总结，尤以总结推广成功经验最为多见。总结也有各种别称，如个人自查性质的评估及汇报、回顾、小结等都具有总结的性质。工作总结的基本写法如下所述。

1. 标题

（1）文件式标题。一般由单位名称、时限、内容、文种名称构成，如《××公司2008年度新产品开发工作总结》。

（2）文章式标题。以单行标题概括主要内容或基本观点，不出现“总结”字样，但对总结内容有提示作用，例如，某企业的专题总结《技术改造是振兴企业之路》、某高校的专题总结《我们是如何实行教学与科研相结合的》。

（3）双行式标题。分别以文章式标题和文件式标题为正副标题，正标题揭示观点或概括内容，副标题点明单位、时限、性质和总结种类，例如，《知名教授上讲台，教书育人放异彩——××大学德育工作总结》。

2. 正文

（1）前言。一般介绍工作背景、基本概况等，也可交代总结主旨并对工作作出基本评价。前言写作要力求简洁，要开宗明义。

(2) 主体。应包括主要工作内容和成绩、工作目标及任务的完成情况、经验和体会、问题或教训等内容。这些内容是总结的核心部分，可按纵式或横式结构撰写。纵式结构是指按主体内容从所做工作、方法、成绩、经验、教训等方面逐层展开。横式结构是指按材料的逻辑关系将其分成若干部分，各部分加小标题，逐一来写。

(3) 结尾。作为总结的结束语可以归纳呼应主题、指出努力方向、提出改进意见，也可以表示对今后工作的决心、信心等。结束语要求简短利索。

(4) 落款。一般在正文右下方署名。如是报纸、杂志或简报上刊载的用于交流经验的专题总结，应在标题下方居中署名。

(四) 协议书

协议书是社会组织或个人之间对某一问题或事项经过协商，取得一致意见后，共同订立的明确相互权利义务关系的契约性文书。协议书一般由标题、立约当事人、正文、生效标识四部分组成。

1. 标题

一般只需在“协议书”之前写明该协议书的性质即可，如“赔偿协议书”、“委托协议书”、“技术转让协议书”等。

2. 立约当事人

在标题下方写明协议各方当事人的单位名称或个人姓名。如果是单位，可在单位名称后注明法定代表人姓名、地址、邮政编码、电话号码等内容；如果是个人，可在姓名后注明性别、年龄、职务等内容。注明的项目可视协议书的性质而定。在立约各方当事人的前面或后面，一般应注明“甲方”、“乙方”等，以便使协议书正文行文简洁方便；“甲方”、“乙方”放在立约当事人名称或姓名前面时应在其后加冒号，放在后面时可加括号。

3. 正文

正文一般由立约依据及双方约定的内容两部分组成。立约依据或立约原因是正文的开头，其作用主要是引出下文。正文是协议书的主体部分，一般用条款分条列项写出双方协商确定的具体内容。不同性质的协议书所包括的条款不同，具体应写哪些条款要视协议书的性质和双方协商的结果而定。

4. 生效标识

协议书正文结束后，署上立约各方当事人的单位名称或个人姓名。如果是单位，应同时署上代表人的姓名，然后署上协议书的签订日期，并加盖单位印章或个人印章。如果协议书有中间人或公证人，也应署名盖章。重要的协议书，可请公证处公证，由公证人员签署公证意见、公证单位名称、公证人姓名、公证日期，并加盖公证机关印章。

同步训练

训练1 以小组为单位，以“如何提高学生的学习积极性”为题，列出文章的写作提纲，最好列出三级提纲。

训练2 请你写一份年度个人学习或工作总结。字数在1 000字左右，总结要有标题、正文和落款。正文要有取得的成绩、存在的问题及今后的打算等。

任务二

撰写求职信和个人简历

情境导入

你在报纸上看到某公司正在进行招聘，在招聘的职位中有非常适合你的职位，而你也十分希望能够到该公司工作。

任务描述

请你写一份求职信并附上你的个人简历。个人简历应包括个人资料、教育背景、工作经历和社会阅历、求职目标等内容。

相关知识

一、撰写求职信

求职信是求职者与用人单位初步交往、建立起联系的第一个环节，它不仅影响着用人单位对求职者的第一印象，而且关系着求职的成败。因此，在求职过程中一定要重视求职信的写作。一般来说，要写好求职信，应特别重视以下方面：

（一）求职信的礼仪要求

1. 称呼要准确、得体

一般情况下，求职信的收信人应该是用人单位的人力资源管理人员，他们有权决定是否录用你。所以，要尤其注意准确、得体地称呼收信人，因为收信人从信件中首先接触到的就是称呼，这决定了他们对你的第一印象如何。

2. 问候要真诚

抬头部分的问候起开场白的作用。即使是素昧平生的人，信的开头还是应该有问候语，这是必不可少的礼仪。

3. 内容须清楚、准确

书信的内容尽管各不相同，写法也多种多样，但都要以内容清楚、叙事准确、文辞通畅、字迹工整为原则，并根据收信人的特点措辞。

4.“包装”要讲究

求职信的“包装”也是十分重要的，因为看信人最先看到的不是信的内容，而是信的外观形式。因此，一封书写漂亮、布局美观的信会让人感到愉快和舒服。讲究求职信的“包装”主要是指：(1) 最好选用标准尺寸（A4）、质地优良、白色无格的信笺。(2) 最好使用打字机或电脑将信的内容打印出来；如手写的话，墨水颜色以蓝黑为佳，忌用铅笔和红色墨水书写。(3) 信文要放在信笺的中间位置，书写格式要统一。(4) 信纸的折叠。这里推荐两种稳妥的折叠方式：其一，将信纸纵向三等分折叠，再换方向折叠，折叠时将信纸两端故意折成一高一低。采用这种折叠方法的人一般被认为是性格谦虚朴实、讲究礼仪的人。其二，将信纸纵向对折，然后在折线处再往里折一至两厘米宽，最后横扣对折。这种折法表示发信者性格文静，有一定的文化修养。

（二）求职信的基本结构

求职信的结构一般由开头、主体、结尾三部分组成。通常情况下，求职信的内容以两页500字左右为宜，因为招聘人员一般没有时间仔细看你煞费苦心所写的洋洋洒洒几页的内容，但如果确实有值得大书特书的亮点内容的话，可以作为求职信的附件。求职信也不能太短，这样会显得草率、没有诚意，自然也就缺乏说服力。

1. 开头

求职信的开头应开门见山，直截了当地说明求职意图，使信的主旨明确、醒目，以引起对方注意。例如：“我是××大学即将毕业的学生，想在贵公司找一份工作。”切忌在开头写一些虚话、套话等与求职无关的内容。

2. 主体

主体部分是求职信的重点内容。一般写法是先讲自己求职的理由，说明自己之所以选择为该单位效力的理由，理由要合乎情理、合乎实际。其次要明确、具体地说明你的目标。接着要重点介绍自己应聘该岗位所具备的条件，做到有的放矢，尤其要注意突出自己的重要特点、特长、优势，阐明你会给公司带来的特殊价值，重申简历中已经提到的那些主要成就。对于应届毕业生来讲，可以提一下你与该应聘岗位相关的、大学期间的实习经历，尽量做到具有说服力。

3. 结尾

求职信的结尾部分主要是再次强调求职的愿望，可以表达自己的一个意向，如希望应聘单位能给予考虑、给予明确答复、给予面谈机会，或希望给予试用机会，以供招聘单位进一步考察。

（三）求职信的写作技巧

一封好的求职信应该表达出你应聘该职位的诚意及愿意为事业而奉献自己才智的愿望。要写出一封令人满意的求职信，必须注意以下几点：

1. 客观地确定求职目标，摆正心态

一个人要客观地确定自己的求职目标并不容易，因为在人才被看成是“商品”的今天，人才市场的供求规律在时刻影响着这种“商品”的价格。这一规律决定了当你进入就业市场的时候不能一厢情愿地认为凭你的学历就一定应该得到什么样的工作。参与竞争前，应先对自己的实力作一个明确的估价，然后再确定应聘哪个水平的职位。只有摆正了自己的位置，确定了合理的目标，你的求职信才能有的放矢，才能提高求职的成功率。

2. 文字通顺，简明扼要，有条理

用简练的语言把你的求职欲望及相应的个人条件和特点表达出来，切忌堆砌辞藻。求职信的读者不会把很多时间浪费在阅读冗长的文章上。那种刻意卖弄文采、想方设法堆砌华丽时髦辞藻的做法只会弄巧成拙，使人反感。

3. 稳重中体现个性

求职信不是你显示文学才华的地方，最好用平实、稳重的语气来写，但这并不排斥以独特的思维方式给对方造成强烈印象的做法。一封求职信，无论内容多么完备，如果吸引不了对方的注意，就会毫无用处；对方如果对你的陈述不感兴趣，你将前功尽弃。

4. 要在信中流露出自信

要把握好自我展示和谦虚间的平衡。要想求职成功就必须推销自己，强调你自己的价值，这就少不了自我展示一番，但是这种展示一定要避免浮夸。比如，对于经管类的大学生来说，在表示自己的能力时可以说“能用所学到的管理学知识为单位的人事管理制度的完善作出贡献”，但最好不要说“把企业的经营带上一个新的高度”这样的话。

5. 学会“适度推销”

在中国传统文化里，谦虚是一种美德。但对于求职者而言，过分的谦虚可能会使人觉得你什么也不行，所以求职者应遵循“适度推销”的原则。在求职于外资企业时可多一些自我展示，而在应聘国有企业时应多一些谦谦君子之风。

6. 尽量不用简写词语，慎用带“我”的字眼

求职信中太多的“我觉得”、“我认为”等表达方式很容易给用人单位留下自高自大、处处以自我为中心以及不成熟的印象。

7. 争取面试机会，莫提薪酬问题

求职信所要达到的目标是建立联系，争取面试机会。谈薪酬的问题为时尚早，应把它放在以后更适当的场合。求职信的最后，要特别注意提醒用人单位留意你的简历，并请求给你回音，以争取进一步联系的机会，获得面试的资格。

8. 诚信为本，动之以情

诚信为本就是指态度要诚恳、诚实、不卑不亢，内容实事求是，突出优点的同时不隐瞒缺点，自信而不自傲。写求职信时还应以情动人。怎样做到以情动人呢？这需要进行换位思考，揣摩招聘人员的心理，从而采取相应的对策。你要设法引起对方的认同进而得到对方的赞许。

二、撰写个人简历

一份内容完整的简历一般包括如下项目：个人资料、求职目标、任职资格、学历、教育背景、工作经历、专长与成就、学术论著、课外活动、外语技能、社团职务、推荐人等。就具体的个人简历而言，项目的取舍应视求职者个人实际情况及简历用途而定，各项内容的详略应因人因事而异。以下对一些重要项目加以简要介绍。

（一）个人资料

简历的第一部分是个人资料，一般应列出自己的姓名、性别、年龄、政治面貌、学校、院系及专业、获得何种学位及求职愿望等。

（二）教育背景

随着教育体制改革的深入，学校及学科名称变化很大，适当地介绍学校和专业便于用人单位尽

快地了解你的教育背景。这方面的介绍应包括：专业，包括自己所学的专业和业余所学的专业及特长；具体所学的课程；自己所受教育的阶段；各种证明材料、证书等。此外，要突出与招聘工作密切相关的论文、证书与培训课程等。写教育背景时可按下面三部分来写：

(1) 教育经历。列出你所接受的教育过程，提交你的主要学习成绩，列出你所得到过的各种奖励、荣誉，以及在学校曾经担任过的职务。注意，如果你的学习成绩并不优秀，或在校期间没有担任过什么职务，最好不要笨拙地暴露自己的短处。

(2) 有关课程和知识体系。这里分两种情况：如果你的简历并没有什么特殊的针对性，在这部分应尽可能列出你所学过的所有课程，包括主修课、辅修课及选修课，因为你不知道哪一门课是用人单位最感兴趣的；如果你的简历是有针对性的，就可以只列出学过的、能使用人单位感兴趣的课程。

(3) 列出你受过的其他教育或训练，包括你在工作、生活及个人兴趣方面发展而来的能力。例如，现在一些大学生求职者都接受过汽车驾驶训练并获得了驾驶执照，或是有外语口语证书及计算机等级证书，或者曾获得某项体育比赛的冠亚军等，这些情况均可列入简历。

（三）工作经历和社会阅历

简历的第三部分可简述自己的社会活动和阅历以及工作经历。这是对你以前工作的记录，是简历的重要部分。用人单位尤其是外商独资企业、中外合资企业非常注重求职者的工作经历。即使你工作的时间还不长，从事的工作也不多，也要把你的工作经历一一列出，写明受雇公司名称、工作职称、职能、业绩等。辞职的原因可以不写，但假如这个问题一定要谈的话，也最好延至面试时再提。你应懂得当你未来的雇主对你整个工作经历感兴趣时，他将特别注意你最近的那份可能显示了你最高水平的工作。因此，最近的工作应介绍得最详细。如果你具有与应聘岗位相关的经历，那么无论时间长短都一定要写在简历上。

如果是应届毕业生，这部分内容应包括在学校和班级所担任的职务、在校期间所获得的各种奖励和荣誉、业余爱好和特长、社会实践和实习情况等。而对于有工作经历的求职者来说，这部分内容以说明自己的工作经历和能力为主，与求职目标相关的工作经历是最主要、最有说服力的。说明时语气要坚定、积极、有力，要提供具体的工作能力等证明材料。介绍相关工作经验时，一般是先写近期的，然后按照年代的逆顺序依次写出，因为最近的工作经验对于用人单位来说显然更为重要。在每一项工作经历中先写工作日期，接着是工作单位和职务。在这个部分需要注意的一点是，陈述了个人的资格、能力、职业经历之后，不要过多提及个人的需求、理想，应适可而止。

（四）求职目标

求职目标即表达求职者的愿望、目的与动机。要将所申请的职位作为一个独立项目列出来。有人建议迟一些讲求职目标，甚至可延至面试过程中再讲。事实是，如你连面试机会都没争取到，这种建议就没有什么价值可言。在求职信中提出一两个职位或求职意向作为求职目标，可表明你求职的诚意和目的性，从而更有可能获得招聘单位的信任。

（五）结尾部分

简历的最后多是提供证明自己资历、能力以及工作经历的材料，例如学历证明、学术论文、获奖证明证书、专业技术和职业证书、专家推荐信等。这些材料可以列在附页上，如有必要，可以附加证明人一项。需要说明的是，在“证明人”栏中要说明证明人的姓名、职务、工作单位及联系方式。当你同时向众多单位发出简历，而难以提供许多对方熟悉且有说服力的证明人时，也可以在简历结尾处注明“一经需要，即提供证明人”的字样。

同步训练

请根据你所学专业以及所期望的工作岗位，撰写一份求职信和个人简历。要求：求职信的字数在500字左右，个人简历的字数在1 000字左右。

项目小结

写作过程可以分成拟订提纲、收集资料、正式写作、编辑修改四个阶段。这四个阶段既存在内在的逻辑联系，又存在不断的反馈和重复。拟订提纲阶段的主要任务是确立目标、确定主题、分析读者、列出提纲。收集资料阶段的主要任务是确定所需要的资料，明确资料的来源，掌握资料收集的一般技巧。正式写作阶段的重点在于明确写作的基本要求，分析影响写作质量和效率的因素，掌握写作的技巧。编辑修改阶段的主要任务是明确修改的范围和要求，掌握修改的技巧。

在企业管理过程中，常用的文书主要包括工作计划、调查报告、工作总结、协议书等。应根据每种文书的性质和用途来选择恰当的写作格式和方法。

要写好求职信，应注意求职信的礼仪，讲求求职信的基本结构，掌握求职信的写作技巧。个人简历的写作应包括：个人资料、教育背景、工作经历和社会阅历、求职目标、结尾等方面。

学训做一体化训练

思考练习

1. 简述写作的基本过程。
2. 文章的修改一般包括哪些方面？
3. 简述调查报告写作的主要格式和内容。
4. 简述工作总结的基本写法和格式。
5. 求职信写作的技巧有哪些？
6. 简述个人简历主要包括的项目。

能力测评

文字表达能力测评

1. 请选择一个最能表达你的情况或感受的答案：

A. 习惯于提醒自己定时完成工作。

B. 我现在能写一篇让外行人读懂的报告。

2. 我喜欢我认识的所有人。

A. 是　　　　B. 否

3. 将“(1) 人才素质测评/ (2) 识别人才/ (3) 可以/ (4) 客观、有效地”组成通顺的句子的顺序是：

A. 2—1—3—4　　B. 4—3—1—2

C. 3—2—1—4　　D. 1—3—4—2

4. 请选择一个最能表达你的情况或感受的答案：

A. 总是尽可能避免由于个人的偏见和冲动而影响工作。

B. 清楚工作中常用的实用文体的写作方法。

5. 有时我真想骂人。

A. 是　　B. 否

6. 请选择一个最能表达你的情况或感受的答案：

A. 我会承认并改正自己的错误。

B. 当他人有特殊成就时，我会赞扬他们。

7. 我有时会发怒。

A. 是　　B. 否

8. 将“(1) 浩创人才测评中心/ (2) 专业化的测评机构/ (3) 是/ (4) 广东地区”组成通顺的句子的顺序是：

A. 1—3—4—2　　B. 3—4—2—1

C. 1—4—3—2　　D. 3—2—1—4

9. 无论做什么事我都能完成任务。

A. 是　　B. 否

10. 请选择一个最能表达你的情况或感受的答案：

A. 有指派他人工作的经验。

B. 对自己写的文章的语法、逻辑性、清晰程度、说服力、可读性有信心。

11. 做游戏的时候，我只愿赢，不愿输。

A. 是　　B. 否

12. 小明比小强大，小明比小红小，下列陈述中哪一个是正确的？

A. 小红比小强小　　B. 小红与小强一样大

C. 小红比小强大　　D. 无法确定小红与小强谁大

13. 偶尔我听了无趣的笑话也会发笑。

A. 是　　B. 否

14. 请选择一个最能表达你的情况或感受的答案：

A. 我能很好地处理各种日常问题。

B. 我曾经写过受人赞许的文章。

15. 有时我也讲假话。

A. 是　　B. 否

16. 请选择一个最能表达你的情况或感受的答案：

A. 我曾经写过受人赞许的文章。

B. 通常早晨醒来后，我觉得精力充沛。

17. 我喜欢结识一些重要人物。

A. 是　　B. 否

18. “ABAB”对于“工人工人”相当于“BBABA”对于（　　）。

A. 工人人工工　　B. 人人工人工

C. 工工工人人　　D. 人人人工工

19. 请选择一个最能表达你的情况或感受的答案：

A. 现在的工作要求会写备忘录、报告或书信。

B. 同事们认为我是一个有创新能力的人。

20. 无论上班或约会，我从未迟到。

A. 是　　B. 否

21. 我身体不舒服的时候，有时会发脾气。

A. 是　　B. 否

22. 请选择一个最能表达你的情况或感受的答案：

A. 清楚工作中常用的实用文体的写作方法。

B. 关心其他部门的运作状况。

23. 张三有7本书，李四有10本，王五有6本，刘三有8本，他们四人共有多少本书？

A. 21　　B. 41　　C. 31　　D. 33

24. 有时我将今天应该做的事拖到明天去做。

A. 是　　B. 否

25. 偶尔我会想到一些坏得说不出口的话。

A. 是　　B. 否

26. 我从未故意说谎。

A. 是　　B. 否

27. 人才素质测评可以快速地（　　）人的能力、性格等素质。请选择一个合适的词语填在括号中，使句子通顺完整。

A. 好比　　B. 可以　　C. 了解　　D. 就是

28. 无论做什么事，即使比别人差，我都无所谓。

A. 是　　B. 否

29. 下列4个成语中，哪一个是错的？

A. 四马难追　　B. 一言九鼎

C. 随机应变　　D. 三心二意

30. 请选择一个最能表达你的情况或感受的答案：

A. 别人认为我文笔很好。

B. 在决策前我会收集必要的信息。

31. 有时我也会说别人的闲话。

A. 是　　B. 否

32. “水”对于“水管”相当于“电”对于（　　）。

A. 光线　　B. 开关　　C. 电话　　D. 电线

33.（　　）对于“大动物”就好比“蚂蚁”对于（　　）。

A. 大象—蚂蚁　　B. 大的—动物

C. 大的—小动物　　D. 大象—小动物

34. 将“(1) 比/ (2) 别人强/ (3) 相信自己/ (4) 每个人”组成通顺的句子的顺序是：

A. 4—2—1—3　　B. 4—3—1—2

C. 3—4—1—2　　D. 4—1—3—2

35. 2 瓶酱油 4 元，买 5 瓶酱油要多少钱？

A. 7 元　　B. 10 元

C. 9 元　　D. 8 元

36. 小天有 19 元，买笔用去 6 元 5 角，买纸用去 2 元 3 角，还余多少钱？

A. 10.2 元　　B. 9.4 元

C. 8.8 元　　D. 11.6 元

结果评价：

请以小组为单位讨论选择每题答案，然后与教师交流文字表达测评结果。

案例分析

案例 1　两封信函的对比分析

亲爱的先生/女士：

我已经间接获悉您在寻找一家公司为贵公司所有部门安装新电脑。我确信作为一个完全能令人放心的公司，我公司定能被指派。不管我们在贵公司业务方面经验有限，曾经为您服务过的人说我们能胜任此项工作。我是个非常热情的人，对于与您相会的可能性，除非另行通知，我在周一、周二和周五下午不能拜访你处，这是因为……

吴新涵先生：

您好！

这是来自卓越计算机集团公司的信，继我们上周电话沟通之后，我很高兴再邮寄给您一本我公司的最新宣传册。

您曾表示过贵公司对安装新型计算机软件感兴趣，我相信我们的服务符合您的要求，会让您满意的。

期待您的回音，并期望很快能和您会面。

此致

敬礼

王汝刚

2008 年 10 月 8 日

讨论：

两封信函在内容、格式、语句等方面有什么不同？

学训做一体化训练

案例2　大学生生存现状调查报告①

2007年5月

一、总提

大学生一直是一个备受瞩目的群体，他们是社会的未来，是祖国的希望。本次调查的目的主要是认识并了解大学生的生存现状，更好地认识当代大学生，更好地让更多人有机会真实了解这个特殊的群体，了解他们所处的尴尬境地，了解他们遇到的问题，了解他们的现状，关心他们的生活，关心他们的心理，关心他们的未来，关心他们的成长！调查对象是在校的本科生、研究生和博士生。调查范围主要集中在哈尔滨工程大学，采取的是口头提问式的调查方法，以及在网上发帖子、网友回帖子的调查方法。另外，本调查引用了大量的其他可信调查的数据，在此对其作者表示感谢！

二、调查报告

（一）大学生的经济情况

主要采取了口头提问方式完成这部分的调查，调查人群包括了在校本科生、研究生以及博士生。调查发现，大学生的消费心理有了很大的变化，以理性消费为主，但其中也存在许多问题。

1. 储蓄观念淡薄，财商需培养和加强

“财商”一词的提出者罗伯特·清崎曾经说过：“财商与你挣了多少钱没关系，它是测算你能留住多少钱以及能让这些钱为你工作多久的能力。”当问及对“财商”概念的认识时，很多同学表示陌生。当问及一学期结束后经济情况如何时，大部分同学都坦然承认自己的消费已经超出计划范围，甚至有些同学还需要向别人借回家的路费，略有剩余的同学也想着如何把剩余的钱花完，只有极少数同学有储蓄的意识。可见，当前大学生的财商需要培养和加强。

2. 消费水平偏高

在关于月平均消费一栏调查中，有54.5%的同学月消费在400元～800元，还有9.7%的同学在900元～2 000元，甚至有0.4%的同学坦言自己的月消费高达2 000元。可见大学生整体消费水平偏高。而这种高消费的背后，92.4%的同学的消费来源为家庭供给，仅有4.8%的同学把靠兼职等其他途径获得的报酬作为生活费的主要来源。“伸手向父母要”，在大家看来，仍然是天经地义的事情。因而花钱大手大脚、不计后果也就不足为怪了。

3. 消费结构存在不合理因素，女生更为突出

大学生的生活消费即消费的主要组成部分以生活费用和购买学习资

---

① 参见 http：//www.photbewang369.blog.163.com/blog/static/24046743200741401015170１，2007-05-14。

料、用品为主。在生活费用中，饮食费用又是重中之重，以学生在校每天消费 8 元左右用于基本饮食需要来估计，学生每月净饮食费需 250 元左右。大部分女生饮食费用在 300 元以下，有的为了保持苗条身材而控制自己的食欲，有的为了节约支出而不顾营养需要选择廉价的饭菜。

4. 过分追求时尚和名牌，存在攀比心理

调查中发现这样一种现象：为了拥有一款手机或者换上一款最流行的手机，有的同学情愿节衣缩食，甚至牺牲自己的其他必要开支，有些男同学为了一双名牌运动鞋，有些女同学为了一套名牌化妆品或者一件名牌衣服，不惜向别人借钱甚至偷钱以满足自己的欲望等。这些都可以反映出一些学生不懂得量入而出，而虚荣心的驱使又极易形成无休止的攀比心理。在这个品牌概念大行其道的时代，名牌标签、闪亮 LOGO 成了众多缺少辨识力和自制力的人盲目追逐的目标。虽然说从某个角度来看，品牌象征着个人品位，但大学生还没具备“自己动手，丰衣足食”的能力，所以高消费与个人能力无关，只能显示出家庭背景的差异，这与崇尚个人奋斗的精神是不符的。

5. 恋爱支出过度

调查中发现，一部分谈恋爱的大学生每月多支出 100 元～200 元，最少的也有 50 元左右，最高的达到 500 元。他们大多承认为了追求情感需要物质投入，经常难以理性把握适度消费的原则。

（二）大学生生活及学习情况

大学生的在校生活无疑是大学生活的重点，以哈尔滨工程大学五系为例，一共调查了 160 位本科生、20 位研究生。在本科生中，有 62 位同学每天学习时间长达 12 小时，另有近 10 位同学学习时间达到了近 16 小时，只有 3 位同学每天学习时间不足 3 小时。在研究生中，10 位同学每天学习时间平均 11.5 小时，有 3 位同学每天学习时间平均 16 小时，这些数据首先说明五系的学习太累了，其次说明考上研究生日子好过一些。在如此巨大的课业压力下，学生很可能忽视对自身能力的提高而盲目追求高分，这是一个很严重的问题，希望能引起有关部门的重视！在不多的课余时间有写不完的作业，好不容易写完了作业才有时间经营友谊和爱情。

广州市 168 名大学生接受了一次随机问卷调查。其中，对于“婚前性行为”的看法是：33.13%的被调查者认为可以，性是个人行为，自己负责就行了；43.37%的人认为不可以，婚前性行为对自己的危害大；21.69%的人认为无所谓，只要做好预防措施就可以；1.81%的人则认为是生理需要，就算是“一夜情”也可接受。回答“怎么看待婚前同居行为”时，65.64%的被调查者认为可以尝试，不过在尝试前需要慎重考虑好；此外，认为“无所谓，有和没有都没关系”和“坚决反对，在道德观念上不能接受”的人各占 9.82%。

这说明大学生对待性方面的问题比较开放，但不够成熟，存在极大的隐患，希望有关部门在关心大学生学习成绩的同时，也关心一下大学生的性心理问题，先让大学生成为健康的人再让大学生成为掌握一定专业知识的人。

（三）大学生就业及考研情况

问客网的问卷调查数据表明只有15.1%的人认为工作好找，更多的人则表达了工作不好找的意向，有19.1%的人满意自己的第一份工作，25.9%的人表示他们会积极地做第一份工作，大多数人本着骑驴找马的精神对待第一份工作。

在大学生中，感到有就业压力的学生高达92%，其中有31%的学生觉得“压力非常大”。学生心中对就业的期望值却普遍较高，绝大多数学生选择了“自己喜欢的”或是“专业对口”的工作。仅有20%的学生对就业信心很大，学生们普遍认为现代社会需要的人才是能力强、实践经验丰富的。

根据《潇湘晨报》面向长沙市地方高校本科生（大一至大四）的调查问卷数据，目前，已有46%的学生有过实习经历。除学校的实习安排外，高达96%的学生在大学期间有自己的实习计划，不打算自主实习的学生仅占4%。有34%的学生表示“不管任何时候，只要有实习机会就不会放过”。数据显示，69%的大四学生有实习经历，49%的大三学生实习过。18%的大一学生有过实习经历，大二学生的实习率为35%。为锻造一副“实践经验”的盔甲，学生们认为实习是最好的方式，想要实习的次数也大幅增加，81%的学生不满足于一次实习，15%的学生有5次以上的实习体验。在实习的时间方面，60%的学生认为每次3个月为宜，30%的学生将实习一次的时间定为“三个月到半年”。

调查中，有68%的学生已经考了一种或两种以上的职业（专业）证书，有30%的学生将会考，而不考的仅为2%。为了积累经验，不少学生在招聘场上一试身手，“身经百战”，练就“不坏之身”。48%的学生在校期间有过求职经历，高达84%的学生会提前求职，其中在大四或打算在大四求职的为36%。同样值得注意的是，12%的大一学生就已经开始求职，而大三学生的求职比例为21%。在调查问卷中，课题组还提出了这样的问题：“有一天你走上工作岗位，你预想每月的薪水应该是多少？”调查结果显示，65%的大学生要求月薪在2 000元～3 000元，而2 000元以下几乎没有学生选择。此外，70%的大学生明确选择不愿意支援西部，而愿意留在条件比较优越的大城市。

大学生考研多为回避竞争。当被问及“大学毕业后你会选择做什么”时，有60%的人选择“考研”，26%的人选择“就业”，6%的人选择“出国”，8%的人选择“没考虑过”。在这六成选择考研的学生中，大多数学生抱着回避当前竞争、回避就业压力的心态，认为自己读完硕士或博士后就业形势就会好转。对此，辽宁大学一位曾长期从事大学生毕业分配工作的张老师表示，这样很容易落入考研的“盲区”。比较客观的态度应该是，勇敢面对当前的就业形势，结合自己的兴趣、特长，规划自己的职业生涯。如果选择考研，也绝不应是回避竞争，而应是充分考虑自己的需求后，用高学历来为自己的职业竞争增添砝码。

由此可见，大学生不是找不到工作，而是对工作期望值过高，许多大学生要求用人单位十全十美，工资、福利、住房等都在考虑之中，盲目追求高薪、高职位待遇，最终将导致与适合自己的用人单位失之交臂。“大城市情结”也是大学生必须摒弃的，在他们为寻找“理想”的工作到处奔波、愁眉不展时，一些边远地区的中小城市人才需求正旺盛，却难赢得大学毕业生们的青睐。

三、结语

通过这次调研，我们知道，大学生的基本生活消费大体上是现实的、合理的；大学生对待性和婚姻的态度是开放的；同时课业压力过大也是要面对的首要问题；本科生就业形势严峻，因此许多人选择了考研。

讨论：

1. 读完这篇调查报告，你有什么感受和体会？

2. 请你根据调查报告反映的内容，设计出“大学生生存现状调查问卷”。

3. 从调查报告撰写的内容和格式方面分析，你认为这份调查报告有哪些优点和不足？

项目五

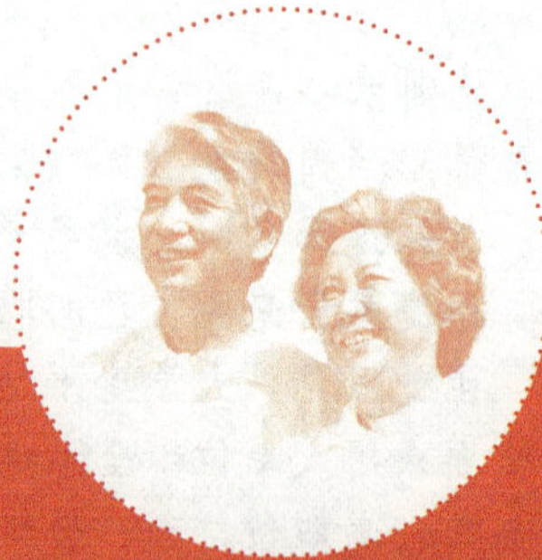

非语言沟通训练

学习目标

知识目标

- 了解非语言沟通的类型
- 明确眼睛在沟通中的功能和作用
- 了解倾听障碍的主要表现

素质目标

- 举止文明礼貌
- 为人谦虚好学
- 行为大方得体

能力目标

- 正确运用身体语言表情达意
- 学会面部表情的表达和解读
- 掌握克服倾听障碍的对策
- 学会有效倾听

任务一

正确运用身体语言

情境导入

一个人的修养高低，不仅反映在他（她）与别人的谈话中，而且反映在他（她）的举手投足中。真正的贵族不在于衣着奢华、家财万贯，而是行为举止大方优雅。

任务描述

请你认真自我反思一下，你在非语言沟通方面有哪些优点和不足，请按表5—1列出来，并针对自身存在的缺点，提出具有可操作性的改进办法或措施。

表5—1　　　　**非语言沟通自检表**

自身非语言沟通的优点（按重要程度排序）	自身非语言沟通的缺点（按重要程度排序）	改进办法或措施

相关知识

一、肢体语言

肢体语言主要指四肢语言，包括手部语言、头部语言、腿部语言、脚部语言及肩部语言等。通过对肢体动作的分析，可以判断人的心理活动或心理状态。

（一）手部语言

手部动作比较灵活，因此运用起来非常自如，手部语言也就成了肢体语言中最核心的部分。手势可以是各民族共通的，如摇手表示“不”；手势也可能会因文化不同而异，如英美人面对开来的车辆，右手握拳，拇指跷起向右肩后晃动，表示要求搭便车，但在澳大利亚和新西兰，这一动作往往会被看作淫荡之举。手部语言具体如下所述：

1. 手掌

一般认为，敞开手掌象征着坦率、真挚和诚恳。判断一个人是否诚实，有效的途径之一就是观察他讲话时手掌的活动。小孩子撒谎时，手掌藏在背后；成人撒谎时，往往将双手插在兜内，或者双臂交叉，不露手掌。常见的手掌语言有两种：掌心向上和掌心向下。掌心向上，摊开双手，表示真诚坦率，不带任何威胁性；而掌心向下，表明压抑、控制，带有强制性和支配性，容易使人们产生抵触情绪。

2. 手指

双手插在上衣或裤子口袋里，伸出两拇指，是显示高傲态度的手势；将双臂交叉胸前，双拇指跷向上方，这既显示防卫和敌对情绪，又显示十足的优越感，这种人极难接近；若在谈话中将拇指指向他人，这是嘲弄和藐视的信号。若伸出食指，其余的指头紧握，指着对方，表示不满对方的所作所为而教训对方，带有很大的威胁性。如果将双手手指架成耸立的塔形，表示有发号施令和发表意见的欲望；若呈水平的尖塔形则表示愿意听取别人的意见。

3. 背手

有地位的人都有背手的习惯，当他们站立或走路时，双臂背在背后并用一只手握住另一只手，表示的往往是有一种优越感和自信心。不仅如此，背手还可以起到镇定作用，双手背在身后，表现出自己的胆略。学生背书，双手往后一背，确能缓和紧张情绪。但要注意的是，若双手背在身后，不是手握手，而是一手握另一手的腕、肘、臂，则成为一种表示沮丧不安并竭力进行自我控制的动作语言，暗示了当事者心绪不宁的被动状态。

4. 搓手掌

冬天搓手掌，是为防冷御寒。平时搓手掌，正如成语“摩拳擦掌”所形容的表示跃跃欲试的心态，是人们表示对某一事情的急切期待的心情。运动员起跑前搓搓手掌，表示期待胜利；国外的餐馆服务员在你桌前搓搓手掌，问：“先生，还要点什么？”这实际上是表示对小费的期待，对赞赏的期待。

5. 双手搂头

将双手交叉搂在脑后，这是有权威、占优势地位或对某事抱有信心的人经常使用的一种典型的表示高傲的动作。这也是一种暗示拥有权力的手势，表明当事者对某地某物拥有所有权。如若双手支撑着脑袋，或是双手握拳支撑在太阳穴部位，双眼凝视，这是脑力劳动者惯用的一种帮助思考的手势。

6. 亮出腕部

男性挽袖亮出腕部，是一种力量的展示，显示了积极的态度。女性的腕部肌肤光滑，女性露腕亮掌，具有吸引异性的意图。

7. 握手

握手是现代社会习以为常的见面礼，然而握手的方式却千差万别。握手的力量、姿势和时间的长短都能传递不同的信息。根据握手的力量、姿势和时间的长短的不同，可将握手分为以下几种类型。

(1) 支配性与谦恭性握手。握手时手心向下，传递给对方的是支配性的态度。研究证明，地位显赫的人习惯于采用这种握手方式。掌心向上与人握手，传递一种顺从性的态度，表示愿意接受对方支配，谦虚恭敬。若握手双方都想处于支配地位，握手则是一场象征性的竞争，其结果是双方的手掌都处于垂直状态。研究表明，同事之间、朋友之间、社会地位相等的人之间往往会出现这种形式的握手。

(2) 直臂式握手。即握手时猛地伸出一条僵硬挺直的胳膊，掌心向下。事实证明，这种形式的握手是最粗鲁、最放肆、最令人讨厌的握手形式之一，所以在日常生活中应避免这种握手方式。

(3) 死鱼式握手。一方伸出软弱迟钝的手，有气无力地让对方去握，像一条死鱼，给人一种很不情愿的感觉。这种握手使人感到无情无义，受到冷落，还不如不握。

(4) 双握式握手。采用这种方式握手的人是想向对方传递真挚友好的情感，常常是先用右手握住对方的右手，再用左手握住对方的手背，双手夹握。西方亦称之为“政客式握手”。这种握手包括两种形式：一是“手握式握手”，即用两只手紧紧握住对方的一只手并上下用力摇动；另一种形式是用右手抓住别人的右手不放，左手同时作出各种“亲密”动作，例如抓住别人的手腕、手臂、肩头等。左手触及别人身体的位置越高，就表示越热情、越亲密。

(5) 折骨式握手。这是一种用力过猛的握手形式。握手时用拇指和食指紧紧抓住对方的四指关节处，像老虎钳一样夹住对方的手，让别人感到疼痛难忍。很显然，这种握手方式会让人感到畏惧和厌恶。

(6) 蜻蜓点水式握手。这种握手方式不是满手张开去握住对方的整个手掌，而是轻轻地捏住对方的几个指尖，给人十分冷淡的感觉，其用意是要与对方保持距离。女士同男士握手时往往会采用这种方式。

(二) 头部语言

头部语言主要靠头部动作来表达。头部动作也是运用较多的身体语言，而且头部动作所表示的含义十分细腻，需根据头部动作的程度并结合具体的条件来对头部动作传递的信息进行判断。

1. 点头

点头可以表示多种含义，有表示赞成、肯定的意思，有表示理解的意思，有表示承认的意思，还有表示事先约定好的特定暗号，等等。在某些场合，点头还表示礼貌、问候，是一种优雅的社交动作语言。

2. 摇头

摇头一般表示拒绝、否定的意思。在一些特定背景条件下，轻微地摇头还带有沉思的含义和不可以、不行的暗示。另外，头朝对方略微侧转表示注意；单手或双手抱头表示沉思、沮丧或懊恼。

(三) 腿部语言

(1) 站立时两腿交叉往往给人一种自我保护或封闭防御的感觉；相反，说话时双腿和双臂张开，脚尖指向谈话对方，则是友好交谈的开放姿势。

(2) 架腿而坐，表示拒绝对方并保护自己的势力范围；而不断地变换架腿的姿势，是情绪不稳定或焦躁、不耐烦的表现；在讨论中，将小腿下半截放在另一条腿的上膝部，往往会被人理解为辩论或竞争性姿势；女性交叉上臂并架腿而坐，有时会给人以心情不愉快甚至是生气的感觉。

(3) 坐着的时候无意识地抖动小腿或脚后跟，或用脚尖拍打地板，表示焦躁、不安、不耐烦或是为了摆脱某种紧张感。

(四) 脚部语言

脚的动作虽然不易观察，却能直观地揭示动作者的心理。抖脚可表明轻松、愉快，也可表示焦急不安；跺脚表明兴奋，但在愤怒时也会跺脚；脚步轻快表明心情舒畅，脚步沉重说明疲乏、心中有压力等；双脚呈僵硬的姿势，表示紧张、焦虑；脚尖点地表示轻松或无拘束；坐着时脚尖来回摆动表示轻松或悠闲。

（五）肩部语言

耸肩膀这一动作外国人使用较普遍。由于受到惊吓，一个人会紧张地耸肩膀，这是一种生理上的动作。另外，耸肩膀还表达"随你便"、无可奈何、放弃、不理解等含义。

二、面部表情

人的面部表情是非常有效的沟通工具，嘴、眼、眉等都能敏锐地传递特殊的感情、想法和目的。人的脸部能够表达生气、快乐、恐惧、伤心、幸福、惊讶、关心、担忧、窘迫、不屑一顾等各种表情。事实上，人们可以拥有超过25万种不同的面部表情，而我们能够进行描述的面部表情却为数甚少。面部表情能传达多种情感，同时也能轻易地隐藏情感。在一些社会文化中，人们被教育不要轻易表达情感，对受伤的感情要把它伪装起来。所以，虽然人们经常运用面部表情，但是它们所表达的情感并不易被解读。

解读面部表情是一个复杂的过程，面部经常迅速显示几种感情的组合。提高一个人对面部表情的解读能力的最好方式是观看人们说话时面部表情的无声录像。观看眉毛的扬起或紧皱、瞳孔的变化、鼻子的张合、嘴唇的绷紧与放松、牙齿合上或紧咬等变化，揣摩其中的含义，例如，瞳孔放大可能意味着听者对你正在讲的内容感兴趣，瞳孔缩小说明他或她不喜欢你所说的内容。常用的面部表情语言包括眼睛、嘴巴、眉毛等的动作。

（一）眼睛

眼睛是心灵的窗户，在人体的各个器官中，眼睛一直是神秘力量的源泉，它能够传神地表达出一个人的内心感情，具有很强的交流功能和感染力。中国绘画艺术中所讲究的"画龙点睛"充分说明了眼睛是神采的表现这一道理。

1. 眼神交流的方式

一般来说，通过眼睛进行交流的常见形式有目光接触、视线交流、目光回避、扫视、斜视和眨眼等。这里重点介绍目光接触与视线交流。

(1) 目光接触。在不同的文化环境中，目光接触的习惯有所不同。美国人认为那些回避目光接触的人不可靠、不友善、不值得信赖，或者不专注、不客观。但是，过多的目光接触显得专制独裁，过少则是软弱的表现。日本人认为直接的眼神接触是一种威胁，并且认为与长者说话时应低垂眼睛，以表示尊敬。阿拉伯人通常直接看着对方的眼睛说话，他们相信眼睛是心灵的窗户。拉美文化和非洲文化鼓励长时间的目光接触，但身份较低的人对身份高的人这样做则被认为是对身份高的人的不尊敬。

(2) 视线交流。在人们日常交往过程中，视线交流具有以下特殊功能：一是爱憎功能。亲昵的视线交流可以打破僵局，使谈话双方的目光长时间相接。若在公共场合对异性死死盯视，则可能伤害他或她，引起不愉快。二是威吓功能。用视线长时间盯视对方还有一种威吓功能。警察对罪犯、父母对违反规矩的孩子，常常怒目而视，形成无声的压力。三是暗示功能。通过视线交流，人们能够把自己的意图及想法清晰地暗示出来，从而达到心领神会的效果，这正像人们所说的“心照不宣”或“心有灵犀一点通”。四是显示地位功能。如果地位高的人与地位低的人谈话，那么，地位高的人投于对方的视线，往往多于对方投来的视线。

2. 眼睛的功能和作用

研究表明，眼睛具有许多特有的交流功能，透过眼神或眼色可以看到人的内心世界。其沟通功能和作用大致包括以下几点：

(1) 专注功能。眼神能够反映出一个人的注意程度及感兴趣程度。一般来说，瞳孔的大小能精确地反映一个人的兴趣水平和对他人的态度。例如，当兴趣强烈时瞳孔会放大，而当兴趣减少时瞳孔就会收缩。

(2) 说服功能。眼睛在说服性沟通中能起到重要的作用。在沟通中，劝说者要想使人感到真诚可信，必须与被劝说者保持眼神接触。为了避免可信性的显著下降，劝说者不能经常向下看或眼光离开被劝说者。过度的眨眼和明显的眼皮颤动都会让对方生疑。

(3) 亲和功能。目光在建立、保持以及终止人际关系方面扮演着很重要的角色。例如注视表明你对对方很感兴趣，并允许对方获得关于你的信息。这里需强调的是，目光交流在人际关系发展方向方面的作用比其他任何一种非语言交流都更重要一些。

(4) 暗示功能。有足够理由说明，眼神配合手势可以更好地进行暗示。

(5) 表达情感功能。眼睛和脸部表情可以作为交流中有效的中介体。要想了解一个人是在表达一种肯定的还是否定的感情时，可以通过观察眼睛的瞳孔来加以判断。当你所表达的是肯定的情感，如高兴或幸福时，瞳孔就会放大；反之，当你表达的是否定的情感，如悲伤或痛苦时，瞳孔则会缩小。总之，眼睛可以正确反映一个人是在表达肯定还是否定的情感，这与“喜形于色”的说法是一致的，即人们常把自己的情感表露于面色上，把情感的温度显现在目光中。因此，希望了解别人心情和情感的人，可以依靠对方的面部和眼睛所提供的信息进行判断。

(6) 表示地位与能力功能。人的目光不仅可以折射其地位高低，还能有效地反映出其领导潜力。一份对某军校警官的目光举止的有趣研究显示出，级别低的警官看上去比级别高的警官更谦逊，同时也证实那些看上去行动谨小慎微的学员大多数只担任级别较低的领导职务。事实上，实权在握的人其目光通常很有力，这类人常以有力的目光注视着自己的部下，控制着他们的情绪。相反，那种回避和低头不敢对视的目光一般被看作软弱屈从的标志，通常，这类人不具备领导才能或领导能力不强。

（二）嘴、眉及微笑

1. 嘴

嘴的动作也能从各方面反映人的内心。嘴的表情是通过口型变化来体现的：鄙视时嘴巴一撇；惊愕时张口结舌；忍耐时紧咬下唇；微笑时嘴角上翘；气急时嘴唇发抖等。当然，嘴还可和身体的其他部位配合以表示不同的含义。

2. 眉

眉在交流的过程中也扮演着重要的角色：当人们表示感兴趣或有疑问的时候，眉毛会上挑；当人们赞同、兴奋、激动时，眉毛会迅速地上下跳动；处于惊恐或惊喜之中的人，他的眉毛会上扬；而处于愤怒、不满或气恼时，眉毛会倒竖；当窘迫、讨厌和思索的时候，往往会皱眉。

3. 微笑

微笑能给人一种容易接近和乐于交流的印象。善于交际的人在人际交往中的第一个行动就是面带微笑。一个友好、真诚的微笑会传递给别人许多信息。微笑能够使沟通在一个轻松的氛围中展开，可以消除由于陌生、紧张带来的障碍。同时，微笑也显示出你的自信心，表示你希望能够通过良好的沟通达到预定的目标。

三、姿态语言

姿态是指人们身体语言不断变化所呈现的状态，如坐姿、站姿、身体接触等。姿态在传递有关自信度、个人偏好、独断性、权力大小方面的信息上起着关键的作用。不同的姿态传递不同的信息，人们内心活动的变化会以姿态语言有意无意地流露出来。从一定意义上说，姿态是人们心理活动的晴雨表。有研究者认为，至少有 1 000 种不同的姿态语言。至于这些姿态语言传递的究竟是哪一种信息，还要视具体的语境而定。

1. 开放式姿态和封闭式姿态

在沟通时，开放式姿态是很受欢迎的，因为它能够给人传递这样一个信号：我真诚地努力表现出自己真实的思想。开放式姿态通常表现为以下一些：伸展一下双手，松一下衣服扣子或领带，放松一下四肢，双手背后，下颌微抬，斜着身子，以手托头等。

相反，封闭式姿态则是不受欢迎的，因为它带有制造不愉快气氛的意味。封闭式姿态通常表现为以下几种：紧缩双臂，夹紧双腿，目光下垂，捻弄手指，拉衣服和摸耳朵等。这些动作通常是一种不自信的信息流露。事实上，任何毫无意义的动作都可能被解释为紧张的表现。

2. 喜欢姿态和不喜欢姿态

希望别人喜欢自己的愿望人人皆有。要想知道自己是否受人喜欢，可以通过观察别人的姿态语言来进行检验和判断。当别人向你传递的姿态语言是短时间的目光接触、白眼、不高兴的面部表情、相对较少的动作、身体僵硬、神情冷漠、身体紧张等，表达的显然是“不喜欢”。相反，当别人向你传递的姿态语言是亲切的目光、友好的眼神、微笑的面部表情、自由放松的动作等，则表达的肯定是喜欢。

3. 有权姿态和无权姿态

具有一定权力的人，无论权力大小，都希望被别人认可，他们有意无意表现出来的姿态语言中暗示了其权势感。表示权力与地位的姿态语言主要有：放松的姿势，昂首直立的身姿，果断有力的手势，持续而又直接的凝视，相对夸张的动作，适当的瞪眼，适时的打断，适当接近别人等。

一般说来，有一定官职却并不渴望得到别人认可的人，一般不会是一个强有力的人物。在这类人身上常常会显出一些没有权势感的姿态暗示，如身体紧张、过度微笑、别人发言时一直不直接看别人且频繁地向下看、很早到场、坐在会议桌的最后、经常移动脚、注意力分散、动作僵硬等。

四、着装打扮

在现代生活中，人们的着装打扮已远远超越了最基本的遮羞避寒的功能，其更重要的功能是向别人传递属于个人风格的信息。服装、饰物及化妆都作为沟通手段发挥着重要作用。

（一）服装

服装对非语言沟通极为重要。衣服的颜色、款式和风格等能够传递许多信息，其不仅可以表示一个人的社会地位、身份和职业性质，而且能够反映人的心理特点和性格。服装能够透露人的感情信息，常常是一个人如何感觉的就会如何穿着，而穿着如何又会影响其感觉。

一般说来，服装可以分成制服、职业装和休闲装几类。制服是最专业化的服装形式，它表明穿着者属于一个特定的组织。最常见的制服是军装，军装告诉人们着装者在军队中所处的地位以及与他人的关系。职业装是企事业单位为员工提供的服装，它是企事业单位形象识别系统的组成部分。如公司为员工提供的职业装，学校为教职工提供的职业装等。休闲装是工作之余的穿着，这种服装的选择权在个人，所以休闲装能够表现人的个性。

关于服装的颜色值得注意。在西方，黑色是丧服的颜色，白色为婚庆礼服的颜色；但在东方，丧服往往用白色，婚庆用红色。在古代欧洲，紫色一般是权力的象征，而在古代中国，黄色才是不可侵犯的权贵颜色。皇帝的龙袍是黄色的，唐朝以后甚至规定非天子不得穿黄袍，不过紫色在古代中国也代表权贵。在正式的工作场合，最佳颜色为黑和白，其次是灰色、褐色系列。

（二）饰物

饰物在人的整体装饰中至关重要，一件用得适当的饰物好似画龙点睛，能使人气质出众。佩戴饰物有三点要求：与服装相协调，与人相协调，与环境相协调。不要在正式场合询问对方所佩饰物的新旧、价格及购自何方，更不能动手去触摸对方的饰物，这样会使对方感到恼火。任何时候男士在室内都不得戴帽子、手套。女士的纱手套、帽子、披肩、短外套等，作为服装的一部分，则可在室内穿戴。在他人办公室或居室里，不要乱放自己的衣帽，当主人允许后，才可以按照要求放好。领带和领结被称为西装的灵魂，选择上应下一番工夫。在正式场合穿礼服时，可配以黑色或白色领结。蝴蝶结在运动场上或比较轻松的场合里大受欢迎，但打上蝴蝶结参加社交活动给人感觉就不太严肃了。

男士的腰带分工作和休闲两大类。工作中应以黑色和棕色的皮革制品为佳。而配休闲服装的腰带，只要漂亮就可以。腰带的颜色和式样不宜太醒目。女士系腰带应考虑同服装相配套；还要注意体型问题，如是纤细柳腰，系上一条宽腰带会楚楚动人，如腰围太粗，可系一条环扣粗大的腰带，使腰带的环扣成为瞩目的焦点。

纽扣在服装上的作用是很大的。女士服装上的纽扣式样可以千姿百态，而男士的纽扣则不宜追求新潮。西装上衣为双排扣的，穿着时一定要把扣全系上。如果是单排扣的，还有两粒与三粒纽扣之分。前者应系上面那一粒纽扣，后者应系中间那一粒纽扣。

眼镜选配得好，可使人显得儒雅端庄。方脸的人要选大圆框、粗线条的镜框，圆脸的人宜选四方宽阔的镜框，而椭圆形脸最适合选框型宽阔的眼镜。在室内不要戴黑色等有色眼镜，如遇眼疾不得已而为之，应向主人说明缘由。

女式手提包应套在手上，不要拎在手里，手包大小应与体型相适应。男士在公务活动中携带的公文包应以黑色、棕色的上等皮革制品为佳。女士用的钱夹可以随手携带，或放在提包里。男士的皮夹只能放在西装的上衣内侧口袋里。

（三）化妆

化妆跟衣服一样，是皮肤的延伸。常见的化妆品有眉笔、胭脂、粉、唇膏、指甲油、香水等。化妆的目的在于重整面部焦点的特征，例如单眼皮变双眼皮、细小的眼睛变大眼睛、扁平的鼻子显得高耸、青白的面色变得红润等。化妆是一种身体语言，一位女士精心打扮，除了令自己更好看，还可能“告诉”别人三件事：第一，我肯花时间在化妆上，而时间就是金钱，所以我的社会地位并不低。第二，我的化妆品是贵重的，这反映了我的财富。第三，我与其他同样精心化妆的人是特别的一群，与一般人不同。

同步训练

两个学生一组。一方先通过非语言的方式介绍自己，3 分钟后双方互换。在向对方自我介绍时，要求双方都不准说话，整个介绍必须全部用动作完成，大家可以通过图片、标识、手势、目光、表情等非语言手段沟通，然后再请大家通过口头沟通的方式，说明刚才通过肢体语言所表达的意思，与对方的理解进行对照。

任务二

克服倾听障碍

情境导入

练习听话、学会听话是一个人赢得别人好感的基本条件，也是提升沟通能力的基本功训练。在与人沟通过程中，多数情况下需要人们学会倾听，如老师讲课、家长当面安排事情、亲戚朋友当面倾诉等。

任务描述

请在表 5—2 中列出你在倾听方面存在的主要问题，并提出改进办法或措施。

表 5—2　　我的倾听

自身倾听存在的主要问题	改进办法或措施

相关知识

一、倾听的含义及作用

很多人认为，倾听技能是每个人都具有的一种与生俱来的能力，不需要训练，所以，一谈到沟通，人们自然想到的是说，很少有人想到听。其实恰恰相反，人们在沟通过程中产生的许多问题往往是由于不善于倾听导致的，也就是说，不善于倾听所导致的失误要比不善于表达所产生的问题多得多。这也正验证了俗话所说的“会说的不如会听的”。可以说，每个人都具有天生的表达才能，却不具有天生的倾听技巧。

所谓倾听，就是用耳朵去听、用脑去思考、用心灵去感受的过程。倾听是通向心灵的道路，是管理者成功的基石。倾听能够使人们与周围的人保持接触，失去倾听能力也就意味着失去与他人共同工作、生活、休闲的可能。“会倾听的人到处都受欢迎。”对于管理者来说，倾听有着十分重要的意义和作用，主要表现在以下几个方面：

（一）倾听能够产生激励作用

管理的过程就是调动人的积极性的过程。善于倾听的人能及时发现他人的长处，并使其发挥作用。倾听本身也是一种激励方式，能提高说话者的自信心和自尊心，加深彼此之间的理解和感情，因而也就激发了对方的工作热情与负责精神。在很多情况下，倾诉者的目的就是倾诉，“一吐为快”，并没有更多的要求，甚至有些时候，只要你倾听了倾诉者的倾诉，问题也就解决了。英美一些企业的管理人员常常在工作之余与下属一起喝咖啡，其目的也正在于给下属一个自由倾诉的机会。

（二）倾听是获得信息的重要渠道

倾听可以得到最新的信息。通过倾听，不仅可以了解对方要传达的消息，感受到对方的感情，同时还能够据此推断对方的性格、目的和诚恳程度。事实上，交谈中包含着很多有价值的消息，有时它们常常是说话人一时的灵感，而其自己又没意识到，对听者来说却有启发。“听君一席话，胜读十年书。”一个随时都在认真倾听他人讲话的人，在与别人的交谈中就可能成为一个信息的富翁。不仅如此，通过耐心的倾听，还可以减少对方防范意识，得到对方的认同，甚至使对方产生找到同伴和知音的感觉，从而加深彼此之间的了解。

（三）倾听能够给人留下良好的印象

一般来说，人们都喜欢发表自己的意见，如果你愿意给他们一个机会，他们会觉得你和蔼可亲、值得信赖。作为一名管理者，倾听顾客、上司还有下属的想法，可消除他们的不满和愤懑，获取他们的信任。戴尔·卡内基（Dale Carnegie）曾举过一个例子：在一个宴会上，他坐在一位植物学家旁边，专注地听着植物学家跟他谈论各种有关植物的趣事，几乎没有说什么话，但分手时那位植物学家却对别人说，卡内基先生是一个最有意思的谈话家。可见，学会倾听，实际上已踏上了成功之路。

（四）倾听可以掩盖自身的弱点和不足

俗话说“沉默是金”、“言多必失”，沉默可以帮助人们掩盖自身的弱点和不足。如果你对别人谈论的话题一无所知，或未曾考虑，或对别人提出的问题不便于直接回答，这时最好的办法是认真倾听，并保持沉默。对缺乏经验的管理者来说，倾听还可以弥补自己的不足，当自己对某些问题了解不多或难以作出决定时，最好先倾听一下别人的意见和想法，并通过对别人意见的归纳和总结来提出自己的看法，这样不仅可以弥补自身的不足，而且还能够让别人产生受到尊重和重视的感觉。

（五）倾听能激发对方的谈话欲望

谈话是人与人之间沟通的重要途径，它能帮助人们解决问题，创造新点子，发现新方向；让人们觉得不再孤单，比较有自信，比较受赏识，比较有价值。因此，在谈话过程中，如果一方能够主动倾听，让对方觉得自己的话有价值，就能让他说出更多更有用的信息。并且，倾听不仅能够激发对方的谈话欲望，而且能够启迪对方产生更多或更深入的见解，从而使谈话双方均受益匪浅。

（六）倾听是说服对方的关键

如果你沟通的目的是说服别人，交谈中多听他的意见会有助于你的说服。因为你能从中发现他的出发点和弱点，即是什么让他坚持己见，这就为你说服对方提供了契机。同时，你又向别人传递了一种信息，即你的意见已充分考虑了他的需要和见解，这样他会更愿意接受。

二、倾听的障碍

人们似乎更倾向于彼此进行语言交流，而不是彼此去倾听。在倾听过程中，由于受到语言、环境、情感等众多因素的影响，倾听往往难以达到应有的效果。一般来说，倾听的障碍主要表现在下述几个方面：

（一）语言因素引起的障碍

语言在不同层次上影响着倾听过程，可以说，绝大多数倾听的障碍都与语言因素有关。如口头语言与身体语言不相符，当你说“3”时，却伸出了五个手指，如果听者注意到你的动作，必然会产生迷惑。又如，不恰当地使用专门术语，可能使不懂行的人完全丧失理解能力，如对大多数人来讲，对“氯化钠”可能比较陌生，但一提到“盐”则几乎人人皆知。

（二）倾听者引起的障碍

倾听者在整个交流过程中具有举足轻重的作用。不仅倾听者本人的知识水平、文化素养、职业特点、理解信息的能力直接影响倾听效果，倾听者对说话者个人的态度也会影响倾听效果。一般来说，来自倾听者本身的障碍主要表现在下述方面：

1. 假装倾听

即倾听者表现出认真听的样子，时不时点头表示赞同，皱皱眉头表示反对，甚至也会说些类似“我知道”、“真有意思”、“是吗”之类的短评，但实际上他们并没有把注意力放在说话者那里。

2. 急于发言

人们都有喜欢发言的倾向，很容易在他人还没有说完的时候就迫不及待地打断对方，或者嘴里没说但心里早已不耐烦了，这样往往不能把对方的意思听懂、听全。于是我们就经常会听到别人这样说：“你听我把话讲完，好不好？”这正说明急于发言并不利于双方的沟通。其实许多时候只要认真听完别人的讲话，就会发现心中的疑问也已经消除了，不需发言了。

3. 忙于记要点

即倾听者觉得应记下说话者所说的每一个字，于是在听的时候忙于记笔记，不幸的是，在说话者说到第三点时，他才给第一点画上句号，以致忽略了完整的倾听。

4. 吹毛求疵

即倾听者并不关注讲话者所讲的内容，而是专门挑剔讲话者的毛病，讲话者的口音、用字、主题、观点都可能成为倾听者挑剔的对象，倾听者甚至抓住某个细微错误而贬低说话者的风格和观点。这种个人的偏颇观念时常导致敌对情绪的产生，从而影响倾听。

5. 缺乏耐心

即倾听者过于心急，经常在说话者暂停或者喘口气时插话，帮助说话人结束句子，而往往忽略了说话者正要说的话题。

6. 以自我为中心

即倾听者表现出过于自我的心态，对说话人的每个话题他都有意无意地以自己生活中的事件作回应。比如他会说："那让我想起，我……"这便打断了说话人的思路，甚至引开了话题。

7. 忙于私活

即倾听者从倾听开始就没有停下手中的事情。他可能在谈话中拆信、接电话或整理办公桌，见此情景，通常说话者都会尽快结束谈话并离开。

（三）感情过滤引起的障碍

人人都爱听奉承，好听的话即使说得言过其实，也不会引起听者的反感，难听的话即使说得恰如其分，也不会给听者以满足。每个人都是选择自己喜欢听的来听，当某人说到一些自己想听的话时，我们会"竖"起耳朵，接收所有的信息，不管是真理、部分真理，还是谎言和谬误；相反，遇到所不想听到的内容时，会本能地排斥，也不管这些内容对自己是否有用。可以说，在倾听过程中，感情起到了听觉过滤器的作用，有时它会导致盲目，你会满足于从别人口中证实了自己的思想，并由此感到快乐。要注意，运用感情过滤信息，有可能就无法正确地倾听并理解说话者所讲内容的意义。

（四）心理定势引起的障碍

每个人都有自己的好恶，都有根深蒂固的心理定势和成见，与自己不喜欢或不信任的人交流时很难以客观、冷静的态度接收说话者的信息。比如，当一个自己讨厌的人在台上讲得手舞足蹈时，你会认为他太虚伪，是乱吹一气，因此不屑于听他讲话，甚至会东张西望，或用手不停敲打桌面，向对方发出"你有完没完，我已经不想听了"的信号。再比如，当一个平时比较啰嗦的人要求与你谈话时，你会有心无心地听他讲，因为你会觉得他讲的许多都是废话，而这样会错过一些有用的信息。

（五）心智时间差引起的障碍

正常人大脑的运转速度极高，每分钟能处理500个字以上，而普通人的说话速度是每分钟140个字左右，这便产生了听者的心智时间差问题。为了填补这一段时间的空白，在听的同时，你的大脑很自然地会游走到其他的想法上去，但是当你回过神来时会发现这段时间你走神走得太远了而遗漏了许多重要的内容。应该说，这是正常心理反应的结果，但为了更好地倾听，这一过程还是应该控制的。

（六）性别差异引起的障碍

研究表明，男性和女性倾听的态度和方式是不同的。女性之间在谈话时常常是面对面坐，向前倾，有丰富的面部表情，给予直接的目光接触和鼓励性的声音。而男性之间在谈话时以有角度的方式坐着，姿态比较随和，保持较少的目光接触和面部表情，他们通常期待对方安静地倾听。于是，当男人和女人交谈时就可能会产生困难。如果女性在听时发出鼓励性的声音，男人不是认为她不专心倾听，就是认为她真的同意他所说的话；事实上，女性只是表示自己在听而已。而在交谈中，女人如果发现男人没有口头或肢体语言的表示，则认为他们根本没有在听；事实上，男人认为他们的沉默正表示他们的专心。因此，男性和女性在交谈时，双方必须了解和包涵这种差异所造成的障碍。

（七）环境因素引起的障碍

任何沟通都是在一定的环境中进行的，环境因素是影响倾听效果最重要的因素之一。环境因素不仅包括客观环境因素，如谈话场所选择、环境布置、噪音大小、光照强弱、温度高低、气候状况、座位安排等，而且包括主观环境因素，如交谈双方的心情、性格、衣着以及谈论话题等。环境因素主要从两个方面影响倾听的效果：一方面，环境因素会干扰信息传递的过程，消减、歪曲信号；另一方面，环境因素会影响沟通双方的心境。这正是人们为什么在沟通时很注重挑选环境的原因。比如，上级在会议厅里向下属征询建议，下属会十分认真地发言，但若是换在餐桌上，下级可能会随心所欲地谈自己的看法，甚至谈一些自认为不成熟的想法。上司在咖啡厅里随口问问下属西装的样式，下属会轻松地聊上几句，但若上司特地走到下属的办公室里发问，下属多半会惊恐地想这套衣服是否有违公司仪容规范。出现这种差别是由于不同场合人们的心理压力和情绪以及交谈氛围都大不相同。另外，说话者和倾听者在人数上的差异也影响倾听的效果。在交谈中，是一个人说话一个人倾听，还是一个人说话多个人倾听，或者多人说话多人倾听，这种不同的对应关系也会产生不同的倾听效果。当一个人说话一个人倾听时（如两人促膝谈心），会使倾听者感到自己角色的重要性，注意力自然集中；当一个人讲话多个人倾听时（如听课、听报告），会使听者感到压力较小，所以经常开小差；而当倾听者只有一位，发言者为数众多时（如多位记者向新闻发言人提问），那么倾听者将是全神贯注，丝毫不敢懈怠。

此外，由于倾听是感知的一部分，它的效果受听觉器官、视觉器官的限制，如果生理有缺陷，必然会影响倾听的效果。

三、克服倾听障碍的对策

尽管导致倾听障碍的因素多种多样，来源十分广泛，但就其对倾听效果的影响程度而言，倾听环境、倾听者、说话者无疑是最重要的三个因素。因此，克服倾听的障碍也应该从这三个方面做起。

（一）创造良好的倾听环境

倾听环境对倾听的质量和效果具有重要的影响，交谈双方如果能够选择并营造一个良好的环境，就能够在很大程度上改善倾听的效果。一般来说，良好的环境包括以下内容：

1. 适宜的时间

如果有可能，可根据沟通的需要，慎重选择有助于倾听的时间和地点。某些人工作效率最高的时间是早晨，于是他们会把重要的汇报安排在早晨。对多数人来说，一天中心智最差的时间是在午餐后和下班前，因为在饱食后很容易疲倦，而人们在下班前不愿被过多地耽搁。因此，应尽量避免在这些时间里安排重要的倾听内容。另外，在时间长度上要尽量避免时间限制，如果你只有几分钟的时间，而这个谈话又很重要或很复杂，需要更多的时间，那么最好把它定在另一个时间段。这样做时你可向对方解释，说明你需要足够的时间深入地与他探讨，对方一般会很乐意与你重新确定谈话的时间表。

2. 适当的地点

谈话地点的选择也很重要。地点的选择必须保证交谈时不受打扰或干扰，要尽量排除所有分心的事，告诉秘书代为接听你的所有电话，或者摘下电话听筒，或者在门上挂一块免扰牌。另外，还要适当安排办公室的家具及座位，要使家具安放的位置不致妨碍行走，坐椅的摆放能够使交谈双方直接看到对方的眼睛，这样不仅能够集中交谈双方的注意力，而且易于观察对方的非语言表现。

3. 平等的氛围

要根据交谈内容来营造氛围。讨论工作上重要的事情时，应该营造一个严肃、庄重的氛围；而在联欢晚会上，则要营造一个轻松的、愉快的气氛。要知道，同样的一句话在不同的氛围下传到听者耳朵里的效果是不同的。但不管哪种氛围的营造，都要遵循平等、信任、协调的原则，这样才能使谈话的氛围成为有利的条件，而不至于变成沟通的障碍。

（二）提高倾听者的倾听技能

倾听者是倾听过程的主体，倾听者的知识水平、理解能力、倾听态度以及精神状态等直接影响倾听的效果。因此，克服倾听的障碍，关键在于提高倾听者的倾听技能。提高倾听技能可从下述方面入手。

1. 完整、准确地接收信息

在交谈中，倾听者仔细聆听讲话者说出的话是重要的，因为它告诉我们说话者在想什么。但是，好的倾听者不仅要倾听讲话者说出来的信息，还要能够听出言外之意，即不仅要听说出的事情，而且要听某事是如何说出的。许多时候，人们的非语言行为透露了人们真实的意图，所以倾听时尤其要注意观察与语言表述相抵触的那些非语言行为。这样才能避免接收信息的偏颇和遗漏。为了完整准确地接收信息，作为倾听者应该注意以下几点：一是精心准备。要求倾听者在谈话前列出自己要解决的问题，以便在谈话过程中注意倾听对方对这些问题的回答。二是摘录要点。对于谈话中涉及的一些关键问题要一一记下来，可以适当重复对方的话来验证所获得的信息，也可以换个角度说明对方的信息，这既可以帮助你获得正确的事实，同时也是对说话者的一种反馈。三是会谈后确认。在会谈接近尾声时，与对方核实自己的理解是否正确，尤其是关于下一步该怎么做的安排，这有利于自己按照对方的要求正确地采取下一步行动。

2. 正确地理解信息

交谈双方文化水平、社会环境的差异常造成双方对同一事件的不同理解。产生误解的一大原因就是习惯思维。一个人在对问题的理解上总是先调动自己以往的经验，然后推测将来的发展趋势。因此，要防止误解的产生，倾听者要尽量做到以下几点：一是从对方角度出发，考虑他的背景和经历，想想他为什么要这么说，他希望我听完之后有什么样的感受。倾听者要试着让自己掌握说话者的真正意图，而不是让说话者觉得谈话索然无味。二是消除成见，克服思维定势的影响，客观地理解信息。一个人总会被自己的好恶所左右：喜欢某个人，只要那个人讲句话，不管对与错，都认为他讲的就是正确的；讨厌某个人，连见一面都觉得难受，更别说坐下来耐心听他讲话了。其实，这种倾听方式对双方的沟通会造成很大影响，容易使信息失真。三是不要自作主张地将自己认为不重要的信息忽略，最好与信息发出者核对一下，看看自己对信息的理解是否存在偏差。可以说，有相当多的沟通问题都是由于倾听者个人对信息的任意理解而造成的。

3. 适时适度地提问

虽然作为一个倾听者的主要任务是了解他人所说的话，但是如果你能以开放的方式询问所听到的事，成为谈话的主动参与者，不仅有利于把自己没有听到的或没有听清楚的事情彻底掌握，同时也有利于讲话人更有重点地陈述和表达。

4. 及时地给予反馈

说话者会根据倾听者的反馈作出适当的调整，这样会更加有利于倾听，因此在倾听时对说话者的信息作出反馈是十分必要的。反馈可以是语言的，也可以是非语言的，但注意反馈应清晰，易于为人所了解、所接受。比如，问问题，查验信息，或以其他感觉和反应形式表达，都是较适当的反馈方式。当倾听者作出反馈时，说话者能根据倾听者的反应来检查自己行为的结果，从而知道自己所说的是否被准确接收、正确理解，由此决定接下来如何说和做。非语言性的反馈是由身体姿态、动作、表情来传达的，当你站、坐、皱眉、微笑，或者看起来心事重重时，都是在反馈给对方某些信息。

5. 防止分散注意力

注意力分散是有效倾听的最大障碍之一。在倾听时使人分散注意力的因素很多，一定的生理疲劳会使人们感到厌倦，而其他的新异刺激也将人们的注意力转移到其他人或事上。除了周围噪音，演讲者的口音和方言也可能让倾听者分心；不感兴趣的主题或组织得不好的演讲，也会很快让倾听者失去热情而将注意力分散到其他事情上。但是，好的倾听者会排除干扰，并努力倾听说话者信息中的要点，采用良好的坐姿，使自己保持在觉醒和兴奋状态，帮助自己在倾听时克服分心，另外，适当记笔记也是保持注意力集中的好方法。

四、有效倾听的技巧

有效的倾听既是一种技巧，也是一种极富警觉性与极费心思的历程。在面对面沟通的场合里，倾听不仅要做到“耳到”，还要做到“眼到”、“心到”与“脑到”。所谓“眼到”，就是要用眼睛去观察对方的表情、眼神、手势、体态与穿着等，以判断他的口头语言的真正含义。所谓“心到”，就是要以换位思考的态度站在沟通对手的立场与角度，去体会他的处境与感受。所谓“脑到”，就是要运用大脑去分析对方的动机，以便了解他的口头语言是否话中有话、弦外有音。

听是一种生理反应和行为，倾听则是一种艺术，有效的倾听能够使人不需要出声就达到沟通的目的，正所谓“此时无声胜有声”。然而，真正懂得倾听的人不及25%，人们对于那些真正应该关心的信息，常常不是漏了，就是扭曲或误解了。因此，掌握倾听的方法和技巧，就成为培养和提高倾听技能的重点和关键。

（一）努力培养倾听的兴趣

在倾听时，倾听者既要保持良好的精神状态，又要以开放的心胸和积极的态度去倾听，这样不仅能够倾听到谈话的主要内容和观点，而且能够很容易地跟上说话者的节奏。即使自己对说话者所说的话感到失望，也要努力试着倾听正面的及有趣的信息。一个有效的倾听者，常常会在倾听过程中思考以下问题：说话者谈论的主要内容和观点是什么？采取了什么样的表达方式？哪些内容和观点对自己具有借鉴价值？从说话者身上自己能够学到什么？这些问题不仅能够帮助倾听者培养倾听的兴趣，而且能够让倾听者在倾听过程中学到很多东西，这正是所谓的“从听中学”。但遗憾的是，人们在倾听时总是因自己的好恶进行取舍，只愿意听自己感兴趣的，而对自己不感兴趣的往往是充耳不闻。事实上，在交谈过程中，没有无趣的主题，只有无趣的人，关键在于自己能否培养出兴趣。

（二）注视对方的眼睛

眼睛是心灵的窗户。一位细心、敏感的倾听者会适当注视对方的眼睛，保持与说话者的目光接触，而不是看窗外、看天花板，或者看对方肩膀后面。如果直视他人的眼睛很困难的话，也可以用弥漫性的目光注视对方的眼睛周围，如发际、嘴、前额、颈部等。目光接触是一种非语言信息，表示“我在全神贯注听你讲话”。试想一下，如果你在说话时对方却不看你，你的感觉会如何？很可能会认为对方冷漠或不感兴趣，即使有重要的话题也不愿意再继续下去。

（三）了解对方的看法

倾听时可以不同意对方的看法，但至少要认真接纳对方的话语，点头并不时说“原来如此”、“我本来不知道”等，鼓励对方继续说下去。说不定他说的是正确的，你或许也可从中获益。如果你不给对方机会，就永远也不知道对不对了。

（四）使用开放性的动作

人的身体姿势会暗示出对谈话的态度和兴趣。自然开放性的姿态代表着接受、容纳、尊重与信任。调查研究发现，攻击的、恳求的或不悦的声调以及弯腰驼背、手臂交叠、跷脚、眼神不定等肢体语言，都代表并传递着负面的信息，并影响沟通的效果。所以，在倾听过程中，使用深感兴趣的、真诚的、高昂的声调会使人自信十足；恰当的肢体语言，如用手托着下巴等，也会显示出倾听者的态度诚恳，这些都能让说话者感受到倾听者的支持和信任。

（五）及时用动作和表情给予呼应

有效的倾听者不仅会对听到的信息表现出兴趣，而且能够利用各种对方能理解的动作与表情及时给予呼应和反馈。如用赞许性的点头、恰当的面部表情与积极的目光接触相配合，向说话人表明你在认真倾听；利用皱眉、迷惑不解等表情，给讲话人提供准确的反馈信息以利于其及时调整。

（六）学会复述

复述指用自己的话来重新表达说话者所说的内容。有效的倾听者常常使用这样的语言：“我听你说的是……”“你是否是这个意思？”“就像你刚才所说……”之所以要重新表达说话者所说的话，是因为：首先，它是核查你是否认真倾听的最佳监控手段。如果你的思想在走神或在思考你接下来要说的内容，你肯定不能准确复述完整的内容。其次，它是精确性的控制机制。用自己的语言复述说话者所说的内容并将其反馈给说话的人，可以检验自己理解的准确性。最后，复述对方说过的话，既表示了对说话者的尊重，同时又能够用对方的观点来说出自己的想法。这样，倾听者不仅能够赢得说话者的信任，而且还能够找到沟通语言，从而拉近彼此之间的距离。但是，需要注意的是，复述如果运用不当往往被看做对说话人的一种不信任。可见，复述需要掌握一些技巧，例如运用表情、体态来说明你并非怀疑，而只是想证实一下自己倾听到的与说话人所要表达的是否相符合。

（七）适时适度地提问

作为一个倾听者，尽管其主要任务在于倾听他人所说。但是，如果倾听者能以开放的方式询问所听到的事，成为谈话的主动参与者，就会增进彼此间的交流和理解。可以说，提问既是对说话者的一种鼓励，表明你在认真倾听，同时也是控制和引导谈论话题的重要途径。提问既有利于倾听者把自己没有听到的或没有听清楚的事情彻底掌握，同时也有利于讲话人更加有重点地陈述、表达。但需要注意的是，提问必须做到适时适度，要多听少问，如果倾听者满脑子考虑的是如何问问题，或提问像连珠炮似的，问起来没完没了，那么这种提问就失去了应有的价值，还会引起说话者的反感和不满。

（八）抑制争论的念头

沟通中难免会出现不同的认识和看法，当自己的意见和看法与别人不一致的时候，倾听者一定要学会控制自己的情绪，尽量抑制内心争论的冲动，要有耐心，放松心情，一定要等着对方把话说完，再来表达自己的看法和见解。有效的倾听者绝不会随意打断对方的谈话，更不会轻易动怒或争论。要记住，倾听的关键是“多给别人耳朵，少给声音”，倾听的目的是了解而不是反对或争论。

五、倾听中应注意的问题

倾听是一项最值得重视的沟通技巧。但是，很多人却不愿意在如何有效地倾听上下工夫，出现这种状况的原因之一是多数人对自己倾听的能力都有较强的自信。如当一位演讲者发现听众在睡觉，或是发现他的演说没有得到任何反应时，他一定会警觉自己缺乏说话的技巧；相反，对倾听能力低下，倾听者自己却很难觉察到。大多数人很难相信倾听能力是学习而来的。实际上，有效的倾听必须通过学习才能提高。然而，很少有人关注积极的倾听训练。以下是关于积极倾听的建议：

（一）不要多说

大多数人乐于畅谈自己的想法而不是聆听他人诉说。很多人之所以倾听仅仅因为这是能让别人听自己说话的必要付出。尽管说话可能更有乐趣，而沉默使人不舒服，但我们不可能同时做到听和说。一个好听众知道这个道理，能够做到多听少说甚至不说。你一旦说话就无法倾听。倾听需要两只耳朵，一只听信息，一只听感觉。

（二）不要轻易下结论

对说话者的肢体语言、面部表情或音调所传递的信息，如果自己心存疑惑，最好开口问问，如果不好意思问的话，也可以用非语言方式表达出自己的想法。不能凭借自己听到的只言片语轻易下结论，一定要把说话者的真正目的和意图了解清楚后再作出判断。

（三）不要心存偏见

人们在与别人沟通交流之前，总是以自己的主观印象或思维定势来推测对方的动机，带着偏见去看待别人，结果是对方还没有开口说话，自己就表现出了不想听、不耐烦或不感兴趣，从而错过了倾听一些有用的或重要的信息。因此，倾听时应尽量不心存偏见，要诚实地面对、承认自己的偏见，并且倾听对方的观点，容忍对方的偏见。

（四）不要臆测

臆测是指倾听者在倾听过程中凭着自己的主观臆断对说话者的话进行推测或猜测。臆测是沟通的障碍，它常常会使人产生曲解或误解。所以，倾听者要尽力避免对别人进行臆测，如不要臆测别人想用眼光的接触、面部的表情来唬住你。虽然有时候臆测可能是正确的，不过最好尽可能避免臆测。

（五）避免分心的举动或手势

在倾听时，注意不要进行下面这类活动：看表、心不在焉地翻阅文件、拿着笔乱写乱画，等等。这会使说话者认为你很厌烦或不感兴趣。更重要的是，这也表明你并未集中精力，因而很可能会遗漏一些说话者想传递的重要信息。

（六）不要中途打断说话者

打断别人的话表示你要说的比对方的还重要。即使对方在反复说那几件相同的事，奉劝你还是要耐心等候，这样做的收获会比插嘴说话的收获要多得多。倾听者一定要让说话者讲完自己的想法，当他说完时你就会知道他说的是否真的没有价值。

同步训练

训练 1　讨论

根据表 5—3 中的角色扮演进行讨论。

表 5—3　角色扮演

人物甲	人物乙
第一部分：做主讲者 你是主讲者，请用两分钟的时间向听众讲述你最开心的一次假期，其中包括曾度假或旅游的地点、同行者，以及你曾做过的有趣事情。	第一部分：做倾听者 你是一个倾听者，请用心倾听主讲者讲述他的一次开心假期。尝试用良好的倾听来表现，如与主讲者进行目光交流，身体微微前倾，在适当的时候微笑或适当提问等。
第二部分：做倾听者 你扮演倾听者，请先用心倾听一分钟，接着用另外一种态度去倾听主讲者的讲述，如四处张望、玩弄指甲、交头接耳、没精打采、烦躁不安等。	第二部分：做主讲者 你扮演主讲者，请用两分钟的时间向听众讲述你最开心的一次假期，其中包括曾度假或旅游的地点、同行者，以及你曾做过的有趣事情。

问题讨论：

1. 身为主讲者，你有何感受？为何如此？
2. 举出人物乙曾表现出的有效倾听技巧和心得。
3. 你凭什么判断人物甲并非在倾听？
4. 哪些倾听技巧是你常用的？你是否有过对讲述内容不感兴趣的表现？那么你认为主讲者的感受会如何？

训练 2　倾听游戏

游戏目的：证明人群中谁是真正好的倾听者，并迅速提高学生们的聆听技巧。

游戏形式：全体学生。

游戏时间：10 分钟。

游戏要求：

老师宣布，接下来将提出一系列问题，每个问题都有一个很简短的答案，学生所需做的就是将答案记在纸上。注意：每道题只念一遍。

老师将下面所附的 8 个题一一念给全体学生听，学生作答，老师检查学生的答案。随后老师再读一次问题，并逐一解释各题。学生可参考后面所列的解题关键。

游戏题目：

1. 我国法律是否规定成年男子不得娶其遗孀的姐妹为妻？

2. 如果你晚上 8：00 上床睡觉，设定闹钟在 9：00 将你闹醒，你能睡几个小时？

3. 在我国，每年都庆祝 10 月 1 日国庆节，在英国是否也有 10 月 1 日？

4. 如果你只有一根火柴，当你走进一间冰冷的房间时，发现里面有一盏油灯、一个燃油取暖器、一个火炉，你会先点燃哪一个来获取最多的热量？

5. 平均一个男子一生可以有几次生日？平均一个女子一生可以有几次生日？

6. 根据国际法的规定，如果一架飞机在两个国家的边境坠落失事，那些不明身份的幸存者应当被安葬在他们准备坐飞机去的国家呢，还是出发的国家？

7. 一位考古学家声称发现了一枚标有“公元前 48 年”字样的钱币，这可能吗？

8. 有人造了一幢普通的四堵墙的房子，每面墙上都开着一个面向南的窗口，这时有只熊来敲门，猜猜这只熊是什么颜色的。

解题关键：

1. 从没有任何一部法规会有如此的规定，因为这个男人若想娶他遗孀的姐妹为妻，首先得让自己的妻子变成遗孀，而他的妻子要变成遗孀，他就得先去世。

2. 你只能睡一个小时，因为闹钟不会区分是白天还是晚上。

3. 是的，在英国也有 10 月 1 日，还有 2 日、3 日直到 31 日。

4. 首先你得先点燃火柴。

5. 平均一个男人一生只有一次生日，平均一个女人一生也只有一次生日，其他的都是生日纪念日。

6. 无论哪里的法律都绝不允许埋葬不明身份的幸存者，因为他们还活着。

7. 那个考古学家在骗人，因为公元前不可能在钱币上刻上“公元前”的字样，那时还没有公元纪年。

8. 是只白熊，因为只有在北极才可能建一幢那样的房子，在北极点每个方向都是南方。

相关讨论：

1. 你答对了多少，答错了多少？

2. 为什么你的成绩不太理想呢？

3. 为什么我们说倾听也应当是积极主动的，必须边听边想，不能只是被动地接受？

项目小结

身体语言是人们沟通中最常见的一种形式。最常用的身体语言主要有：一是肢体语言，主要是指四肢语言，包括手部语言、头部语言、腿部语言、脚部语言以及肩部语言等。二是面部表情，常用的面部表情语言包括眼睛、嘴巴、眉毛等的动作及微笑。三是姿态语言，如坐姿、站姿、身体接触等，它在传递有关自信度、个人偏好、独断性、权力大小等方面的信息上起着关键的作用。四是着装打扮，服装、饰物及化妆都作为沟通手段发挥着重要作用。

倾听就是用耳朵去听、用脑去思考、用心灵去感受的过程。倾听能够产生激励作用，是获得信息的重要渠道，能够给人留下良好的印象，可以掩盖自身的弱点和不足，能激发对方的谈话欲望，能发现说服对方的关键。倾听的障碍主要表现在：语言因素引起的障碍、倾听者引起的障碍、感情过滤引起的障碍、心理定势引起的障碍、心智时间差引起的障碍、性别差异引起的障碍、环境因素引起的障碍。克服倾听的障碍可以从三个方面做起：一是创造良好的倾听环境；二是提高倾听者的倾听技能；三是改善讲话者的讲话技巧。

思考练习

1. 为什么说眼睛是心灵的窗户？
2. 简述握手的基本类型。你是怎么与别人握手的。
3. 什么是倾听？它有哪些意义和作用？
4. 倾听的障碍有哪些？怎样才能克服这些障碍？
5. 要做到有效倾听，应该掌握哪些技巧？注意什么问题？
6. 管理者应如何提高自身的非语言沟通能力？

能力测评

测评1　观察能力测评

对下列各题，请选择一个最符合你的想法或做法的答案，然后把各题答案所对应的分数相加。

1. 走进某个单位时，你会（　　）。

A. 注意桌椅的摆放

B. 注意用具的准确位置

C. 观察墙上挂着什么

2. 与人相遇时，你会（　　）。

A. 只看他的脸

B. 悄悄地从头到脚打量他一番

C. 只注意他脸上的个别部位

3. 你从自己看过的风景中记住了（　　）。

A. 色调

B. 天空

C. 当时浮现在你心里的感受

4. 早晨醒来后，你会（　　）。

A. 马上就想起应该做什么

B. 想起梦见了什么

C. 思考昨天都发生了什么事

5. 当你坐上公共汽车时，你会（　　）。

A. 谁也不看

B. 看看谁站在旁边

C. 与离你最近的人搭话

6. 当你站在大街上，你会（　　）。

A. 观察来往的车辆
B. 观察街边的房子
C. 观察过往行人
7. 当你看橱窗时，你会（　　）。
A. 只关心可能对自己有用的东西
B. 也看看此时不需要的东西
C. 注意观察每一件东西
8. 如果你在家里需要找什么东西，你会（　　）。
A. 把注意力集中在可能放这个东西的地方
B. 到处寻找
C. 请别人帮忙找
9. 看到你的亲戚、朋友过去的照片，你会（　　）。
A. 激动
B. 觉得可笑
C. 尽量了解照片上都是谁
10. 假如有人建议你去参加你不会的游戏，你会（　　）。
A. 试图学会玩并且想赢
B. 借口过一段时间再玩而给予拒绝
C. 直言你不玩
11. 你在公园里等一个人，于是你（　　）。
A. 仔细观察旁边的人
B. 看报纸
C. 想某事
12. 在满天繁星的夜晚，你会（　　）。
A. 努力观察星座
B. 只是一味地看天空
C. 什么也不看
13. 你放下正在读的书时，总是（　　）。
A. 用铅笔标出读到什么地方
B. 放个书签
C. 相信自己的记忆力
14. 你记住领导的（　　）。
A. 姓名
B. 外貌
C. 什么也没记住
15. 在摆好的餐桌前，你会（　　）。
A. 赞扬它的精美之处
B. 看看人们是否都到齐了

C. 看看所有的椅子是否都放在合适的位置上

评分标准（见下表）：

选项题目	A	B	C
1	3	10	5
2	5	10	3
3	10	5	3
4	10	3	5
5	3	5	10
6	5	3	10
7	3	5	10
8	10	5	3
9	5	3	10
10	10	5	3
11	10	5	3
12	10	5	3
13	10	5	3
14	5	10	3
15	3	10	5

结果评价：

● 如果你的得分在 100 分～150 分，表明你是一个很有观察力的人。对于身边的事物，你会非常细心地留意，同时，你也能分析自己和自己的行为，并能做到极其准确地评价别人。只是很多时候做人不能太拘泥于细节，你也应该适当利落一点，从大的方向去看。

● 如果你的得分在 75 分～99 分，表明你有相当敏锐的观察能力。很多时候，你会精确地发现某些细节背后的联系，这一点对于培养对事物的判断力非常有好处，同时也让你的自信心大增。但你需要注意的是，很多时候你对别人的评价会带有偏见。

● 如果你的得分在 45 分～74 分，表明你能够观察到很多表象，但对别人隐藏在外貌、行为方式背后的东西通常采取不关心的态度，从某种角度而言，你适当的“难得糊涂”充满了大智慧，你很懂得把自己从某些不必要的事情中“拔”出来，享受自己内心的愉悦。

● 如果你的得分在 45 分以下，基本上可以认为你不喜欢关心周围的人，不管是他们的行为还是他们的内心。你甚至认为连自己都不必过多分析，更何况其他人。因此，你是一个自我中心倾向很严重的人。沉浸于自己无限大的内心世界固然是好，但要提防这会给你的社交生活造成某些障碍。

测评 2　倾听能力测评

对下面的问题，请选择一个最符合你自己真实想法或做法的答案。

1. 努力回忆一下你最近一次倾听讲话或情况介绍时的情景，哪一点与你的情况最符合？

A. 我拒绝浪费时间去倾听一次乏味的演讲。

B. 我很善于倾听，即使是位乏味的人也能讲一些东西。

C. 除非我觉得演讲实在不错，否则我将一边假装在听，一边去做些其他事。

D. 我努力总结出讲话者真正想说些什么，这样就迫使我认真听。

2. 你的下属或上司或者你的家人是如何评价你的倾听能力的？

A. 我心不在焉。

B. 我没有听，我总要人重复他们刚说的话。

C. 我看起来没有听，实际上一个字也没听漏。

D. 我专心致志。

3. 某人讲话口音很重，很难懂。你最可能怎么办？

A. 请他重复一下。

B. 停止听讲。

C. 努力去听懂一些话，然后将其余的猜出来。

D. 非常仔细地听——也许做笔记或录音，因此我可以再听一遍。

4. 在一次谈话中，某人说了如下的一些话，你最可能接受哪一句？

A. 我并不害怕在大庭广众之下说话，只是有几次该我站起来讲话的时候，我的嗓子哑了，运气真不好。

B. 我想提升他是再合适不过了，如果我来决定的话，这就是我要提升的人。

C. 我真的不知道怎样回答那个问题，我从来没有费心去考虑过。

D. 你能用更简洁的语言再将它解释一下吗？我对它了解不多。

5. 某人说话声音很低，这很可能表明该人：

A. 想努力掩饰他的一个错误。

B. 害羞。

C. 嗓门低。

D. 和附近一位大声说话者形成对比——这迫使人们仔细听。

评分标准（见下表）：

选项题目	A	B	C	D
1	1	3	2	4
2	1	2	3	4
3	2	1	3	4
4	1	2	3	4
5	3	2	1	4

结果评价：

- 如果你的得分在 16 分～20 分，表明你很注意倾听那些明显的要点，也很注重了解其中的含义。你是位很好的倾听者，具有较强的倾听能力。

● 如果你的得分在10分～15分，表明你的倾听能力一般。当下属告诉你一件事情时，你开始会显示出倾听的兴趣；但当你认为下属的讲话不重要时，你就有些心不在焉。

● 如果你的得分在5分～9分，表明你是个糟糕的倾听者，你必须加强倾听能力的培养和训练。

案例分析

案例1 “管理沟通”与闲聊[①]

星期五下午3：30。

宏达公司经理办公室。

经理助理李明正在起草公司上半年的营销业绩报告。这时公司销售部副经理王德全带着公司销售统计材料走进来。

“经理不在?”王德全问。

“经理开会去了。”李明起身让座，“请坐。”

“这是经理要的材料，公司上半年的销售统计资料全在这里。”王德全边说边把手里的材料递给李明。

“谢谢，我正等着这份材料呢。”李明拿到材料后仔细地翻阅着。

“老李，最近忙吗?”王德全点燃一支烟，问道。

“忙，忙得团团转！现在正忙着起草这份报告，今晚大概又要开夜车了。”李明指着桌上的文稿回答道。

“老李，我说你呀，应该学学太极拳。”王德全从口中吐出一个烟圈说道，“人过四十，应该多多注意身体。”

李明闻到一股烟味，鼻翼微微翕动着，心里想：“老王大概要等这支烟抽完了才离开，可我还得赶紧写这篇报告。”

“最近，我从报上看到一篇短文，说无绳跳动能治颈椎病。像我们这些长期坐办公室的人，多数都患有颈椎病。你知道什么是‘无绳跳动’吗?”王德全自问自答地往下说，“其实很简单……”

李明心里有些烦，可是碍于情面不便逐客，他瞥了一眼墙壁上的挂钟，已经4：00了，李明把座椅往身后挪了一下，站起来伸了个懒腰说：“累死我了。”李明开始动手整理桌上的文稿。

“‘无绳跳动’与‘有绳跳动’十分相似……”王德全抽着烟，继续着自己的话题……

讨论：

1. 王德全的行为是管理沟通还是聊天？为什么？

2. 李明用哪些非语言行为暗示了自己的繁忙或不耐烦？如果你是王德全，遇到这种情况会怎么办？

3. 你认为李明该怎么做才能更明确地传递信息？

---

① 参见康青：《管理沟通教程》，85～86页，上海，立信会计出版社，2003。

学训做一体化训练

学训做一体化训练

案例2 人事处罚引起的矛盾[①]

张先生是一位已有五年工龄的模具工，他工作勤奋，爱钻研。半年前，张先生利用业余时间自行设计制作了一套新型模具，受到设计部门的嘉奖。为了赞扬和鼓励张先生的这种敬业精神，当时的生产部主任王先生特别推荐他上夜校学习机械工程学。从那以后，张先生每周有三天必须提前1小时下班，以便准时赶到夜校。这也是经原生产部主任王先生特许的，王先生当时曾说过他会通知人事部门。

然而，上周上班时，张先生被叫到现任生产部主任鲁先生的办公室进行了一次面谈。鲁先生给了他一份处罚报告，指责他工作效率低，尤其批评他公然违反公司的规定，一周内三次早退，如果允许他在公司继续如此工作下去，将会影响其他员工。因此，鲁先生说要对张先生进行处罚，并警告说照这样下去他将被解雇。

张先生接到处罚报告后感到十分委屈。他曾试图向鲁先生解释缘由。然而，每次鲁先生都说太忙，没有时间同他交谈，只告诉他不许早退，并要求他提高工作效率。张先生觉得这位新上司太难相处，不禁感到万分沮丧。

讨论：

1. 张先生和鲁先生之间是否产生了倾听障碍？出现这一问题的原因应归于张先生、鲁先生、前任上司王先生，还是人事部门？

2. 如果你是张先生，你会怎么办？

① 参见康青：《管理沟通教程》，64页，上海，立信会计出版社，2003。

项目六

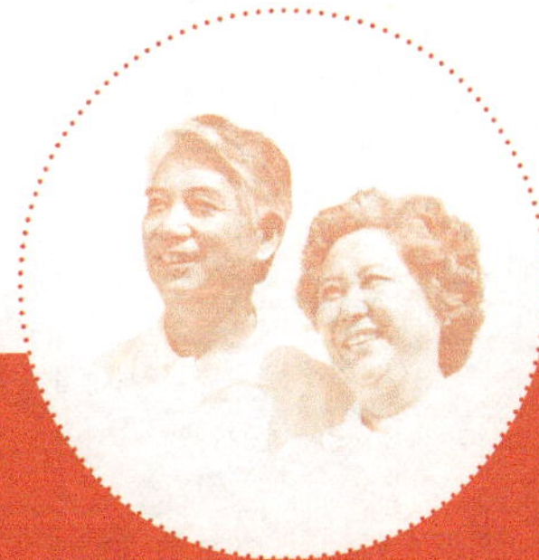

组织沟通方案设计

学习目标

知识目标

- 把握组织外部沟通的作用与内容
- 了解组织内部沟通的作用与类型
- 熟悉下行沟通、上行沟通以及横向沟通的障碍

素质目标

- 建立良好人际关系
- 学会平等公正待人
- 树立团队协作意识

能力目标

- 正确运用与下属沟通的方法和技巧
- 正确处理与上级的关系
- 正确处理同级之间的关系

任务一

设计外部沟通方案

情境导入

企业为了扩大影响，增加销售，需要不断地把有关产品及促销信息及时传递出去，为此，企业需要制定一整套沟通方案，以便于与外部进行有效沟通。

任务描述

请你设计一套外部沟通方案，详细说明沟通对象、沟通内容、沟通方法以及实施沟通的必要条件。

相关知识

一、组织外部沟通的作用

组织外部沟通是指组织为了适应大环境的变化而与周围环境进行的信息传递与交流。组织外部沟通的作用主要表现在以下五方面。①

（一）为达到组织目标创造良好的外部环境

组织的目标是通过组织不断地进行内外沟通来完成的。随着社会的不断发展和进步，组织目标的实现已经越来越依赖于组织所建立起的内外部沟通网络。例如，组织的发展战略要依赖于市场调研和专家的论证；产品生产要依赖于原材料供应网络；产品销售要依赖于组织建立的外部销售网络；组织的运转与发展要依赖于安定的社会环境；等等。这一切网络的建立与维护，都要依靠组织的外部沟通来完成。从某种意义上来说，组织外部沟通成功与否，直接关系到组织的发展前景。因此，有效地进行组织的外部沟通，为组织目标的实现创造良好的外部环境，已成为组织沟通的重要内容。

（二）为组织传递有效的发展信息

组织的发展离不开组织内外有效信息的传递，这些有效信息的传递也是靠组织的外部沟通来完

① 参见盖勇、王怀明：《管理沟通》，123～124页，济南，山东人民出版社，2003。

成的。如组织战略计划的制定、产品的研究与开发、产品定位及销售策略等，在很大程度上都是依据对组织外部的市场环境与市场变化的了解来完成的。可以说，及时了解市场环境与市场各种变化的有关信息，已经成为对企业发展至关重要的内容。而企业了解市场环境有关信息的重要渠道就是外部沟通。企业只有通过不断地与外部环境进行沟通，获取市场上各种各样的信息，然后将这些信息传递到企业内部，才能为企业战略计划的制订、产品的研究与开发、产品定位及销售策略的制定等提供重要的参考依据。

（三）构筑发展网络，拓展发展空间

从外部环境来看，组织的发展是通过不断地优化已有的网络和拓展新的网络来实现的。不论是优化已有的网络还是拓展新的网络，都必须与外部进行沟通。这些外部沟通包括建立新的进货与销售渠道、获取新信息、与新客户建立关系、通过媒体开拓产品新市场等。

（四）维护组织形象

塑造并维护积极有益的组织形象，对于改善企业与合作企业、供应商、顾客、政府的关系都有积极作用。组织通过不断的外部沟通，把自身的组织理念、目标、文化的信息透露出去，有助于外界全方位了解企业，减少企业与外界信息不对称现象。

（五）为顾客提供服务

在顾客决定企业生存的情况下，企业最普遍也是最重要的外部沟通渠道就是为顾客提供服务，与顾客进行交流。企业只有与顾客不断地进行沟通，产品才能被顾客理解和接受，企业的形象才能得到维护和提升。

二、组织外部沟通的内容

企业生存于一定环境之中，因而必须与顾客、股东、上下游企业、社区、新闻媒体等进行有效的沟通，才能够充分发挥外部资源优势，维持并改善企业的生存与发展。

（一）企业与顾客的沟通

顾客是企业最重要的外部公众，是企业提供优质产品和服务的对象，满足顾客的需要是企业生存与发展的基础和保证。在企业满足顾客需要的过程中，沟通起着十分重要的作用。

企业与顾客沟通是一个相互作用的过程：企业通过产品与服务向顾客提供信息，通过调查了解顾客的需求信息和意见反馈，在交易过程中与顾客相互传递信息。一般说来，企业与顾客沟通的内容主要包括向顾客提供产品和服务、直接沟通、打电话、信函往来、顾客调查、广告宣传、公共关系、CIS 设计等。

1. 提供产品和服务

对于许多顾客而言，企业所提供的产品和服务是企业向其传递信息的最直接的工具和载体，他们对产品和服务的满意与否决定了其对企业的基本评价。因此，企业要十分重视所提供的产品和服务，它不仅是企业利润的来源，也是企业与顾客之间沟通的主要方式。如果企业所提供的产品和服务质量满足了顾客的要求，就会获得顾客对企业满意的评价，顾客还会自动将这种评价传递给其他

人，从而形成积极的正面的宣传效果。

2. 与顾客直接沟通

企业要不拘泥于形式，通过各种可能渠道及各种方式与顾客直接地、不断地保持沟通。这不仅是留住顾客的出色方法，而且是企业不断改进老产品、推出新产品的源泉。

3. 给顾客打电话

给顾客打电话已经被越来越多的企业和顾客所接受。在越来越商品化的社会中，打电话这种平常而富有人情味的沟通方式，大大有助于巩固与顾客的关系。如海尔集团对购买空调的顾客定时打电话，提醒顾客对空调进行除尘等，这一举动大大拉近了海尔集团与顾客的距离。

4. 信函往来

许多企业的顾客覆盖面较广，顾客与企业间距离较远，企业与顾客的沟通往往通过信函往来进行。企业应注重顾客的每一封来信，同时慎重地予以回信。这是企业与顾客沟通并建立长期稳定关系的绝佳机会。

5. 顾客调查

这是企业了解顾客信息的最主要方式，通过顾客调查，可以了解顾客对产品和服务的需求和要求，可以知道顾客对企业所提供的产品和服务是否满意，对企业有什么建议和意见等。在顾客调查中，最常见的是顾客满意度调查，最常用的调查方法包括问卷调查、抽样调查、典型调查、顾客试用、设立专门咨询台等。

6. 广告宣传

这是企业通过报纸、广播、电视等媒介有计划地发布信息的方法。在媒介发达的今天，广告宣传正在被企业广泛地采用。

7. 公共关系

公关是企业对外沟通的重要方式，是企业处理好与顾客、供应者、经销者以及社区、政府和新闻界关系的基本方法。企业主要通过开展诸如公关事件策划、社会调查、控制舆论、制造新闻、公关广告等活动，塑造企业完美形象，促进企业与公众及社会环境相互适应。

8. CIS设计

CIS（Corporate Identity System）即企业形象识别系统，CIS设计可改变企业形象，注入新鲜感，能更引起社会注意进而提升业绩的经营技巧。它具有简洁明了、便于识别和记忆等特点，是塑造企业文化的有力工具，目前已经被各类组织普遍接受并广泛应用。

（二）企业与股东的沟通

股东是企业的出资者和所有者，企业的生产经营活动要符合股东的利益。但是，由于大多数股东不直接经营企业，企业有必要不断地向股东披露企业经营活动的信息，因此，企业必须重视与股东的沟通，并掌握相应的沟通技巧与方法。企业与股东的沟通方式主要包括信函、股东会议、年度报告、邮寄新产品样品、宴会、个人拜访、媒体等。

1. 信函

这是企业与股东日常沟通的主要形式。通知股东参加会议通知、感谢股东购买公司股票等日常事务的联系经常采取这种方式。

2. 股东会议

股东会议包括股东年度会议和股东临时会议。前者是法定必须召开的，一年一次。后者根据我国公司法的规定，有下列情形之一的，应当在两个月内召开股东临时会议：董事人数不足该法规定的人数或者公司章程所定人数的2/3时；公司未弥补的亏损达股本总额1/3时；持有公司股份10%以上的股东请求时；董事会认为必要时。

3. 年度报告

年度报告是企业一年中最重要的文件资料，它应对企业一年中发生的重要事件进行坦率的说明，解释公司目标以及公司经营的原则。年度报告包含的信息量非常大，其中有企业的财务、生产、销售、人事、行政等方面的信息，更重要的是有企业一年来的经营业绩。

4. 邮寄新产品样品

邮寄新产品样品不但能使股东充分了解企业的新产品情况，同时还能促进企业与股东的感情交流。

5. 宴会

许多公司遇到庆典、新产品上市、新企业开张或其他重要事项，都要邀请股东参加宴会或其他活动。这些活动有助于促进企业与股东之间的沟通。

6. 个人拜访

公司遇到重大问题或做重大决策时，公司领导登门拜访主要股东也是一种必要的沟通方法。

7. 媒体

上市公司一般要通过专业报纸披露公司的经营信息，如中期经营报告和年度经营报告，这可使股东了解企业重要的经营信息。有时上市公司也通过电视媒体披露与股东有关的信息，如股息分配方案、增发新股、召开临时股东大会通知等。

（三）企业与上下游企业的沟通

所谓上下游企业，主要是指企业的供应商和经销商（或代理商）。企业与上下游企业的关系影响着企业的生存与发展。如果供应商不能及时提供质量合格的原材料和零部件，企业的生产经营就不可能稳定进行；如果经销商不能充分发挥在企业与顾客之间的桥梁作用，企业的产品就难以让顾客满意，顾客的意见也难以反馈到企业，从而影响企业作出相应的改变。由此可见，供应商与经销商对企业至关重要，企业必须与之建立融洽、良好的关系，而建立良好关系的重要途径就是沟通。企业与上下游企业沟通的基本方法包括建立电子通信网络、邀请参与决策、提供各种支持、正确处理产生的问题、增加信息交流、商务谈判等。

1. 建立电子通信网络

随着计算机与通信技术的迅猛发展，电子通信网络在改善企业与上下游企业间的沟通方面所起的作用已越来越大。越来越多的企业已经建立了与供应商、经销商交流的有效网络，这样不仅可以提高经营效率、节省劳务费用、减少彼此往来的成本，而且能够在最短的时间里获取最准确的信息。

2. 邀请参与决策

对于合作紧密、相互依赖性强的上下游企业，公司在采取重大举措时应邀请对方参与，即使不如此也应尽快让对方知道，从而使上下游企业能尽快做好准备，积极主动地予以配合，减少被动，避免因缺乏有效沟通而产生的猜疑、不信任和误会。例如，企业在签署新的重要订单时要与有关的供应商及时沟通，在推出新产品或推出新的推销措施时应与经销商和零售商及时沟通。

3. 提供各种支持

对于一些大企业而言，许多供应商、经销商和零售商都是小型企业，这些企业对大企业存在一定的依赖性，这就需要企业给予它们各种支持。例如，为其向银行贷款提供担保；向供应商提供技术、质量和成本方面的培训，向经销商、零售商提供产品、促销和服务方面的培训；帮助上下游企业解决生产经营方面存在的各种实际问题，促使其健康地成长和发展。

4. 正确处理产生的问题

在企业与上下游企业的合作过程中，必然会产生各种各样的问题，企业应妥善、正确地加以处理，否则将会使合作难以顺利进行甚至破裂。例如，在与供应商的合作过程中，最常见的问题是供应商不能履行合同，如不能保证交货期或产品质量不合格。在遇到这类问题时，正确的处理方法应是一起分析产生问题的真实原因：是不可抗力造成的，还是因供应商企业内部的技术、管理等原因造成的。在查明原因之后，一起想办法挽救和解决，拿出具体、有效、可行的措施来。在解决此类问题时，态度要诚恳、积极，但立场应坚定，不能给对方造成因有长期合作关系所以偶尔出现交货期和质量问题无所谓的假象。

5. 增加信息交流

通过庆祝活动等保持企业与合作伙伴间经常性的人员互访，增进感情和了解，改善工作关系，增加信息交流的机会。

6. 商务谈判

当组织需要与其他组织进行合作时，往往要相互摸清底细，并且相互交流各种有关企业的目的、需求等信息，以使合作对双方均有益处。这些信息的交换在很大的程度上都是通过商务谈判这种沟通方式来完成的。

（四）企业与社区的沟通

企业不是孤立存在的，它存在于一定的环境即社区和所在的国家之中，作为其中的一员，企业理应尽其所能地为所在社区和国家作出贡献。在现代社会，利润并不是企业的唯一追求目标，除了考虑股东的利益之外，企业还要考虑顾客、员工的利益以及公众的利益，即还要承担社会责任。企业承担社会责任，不仅是企业作为社区成员的必然要求，而且是企业营利的需要，承担社会责任有利于树立企业在公众中的良好形象，符合企业的长远利益，虽然企业要在短期内为此支付一定的成本，但这是值得的，是为以后获得回报而作出的一种长期投资。

企业与社区之间是相互依赖、相互促进的关系。社区为企业提供各种资源，包括物质资源和人力资源，而企业可以为社区解决就业问题、向社区缴纳税收以及资助社区的公益事业。没有社区提供优秀的雇员以及良好的环境、设施和服务，企业便难以顺利发展；而没有众多企业的发展壮大，社区的经济也难以发展，社会生活难以改善。

企业与社区沟通的主要方式包括开放式的讨论会、特殊事件、扩大内部出版物的发行范围、组织志愿者活动、地方广告、赞助慈善活动等。

1. 开放式的讨论会

这种讨论会的优点在于能把许多人聚集在一起，缺点是难以为个人之间的讨论提供机会。主办企业应该为来客提供各种设施，使他们感到舒适和方便。它的最大优势是使社区活动和雇员参与相结合，使企业成为社区的一部分。

2. 特殊事件

能称为“特殊事件”的事情很多，如新建筑的破土动工、建设项目的验收等。另外，还有许多值得赞助的事情，如向“希望工程”捐赠产品，举办关于家庭和睦或节能的讨论会，向贫穷地区投资，为贫困大学生提供奖学金，等等。通过参与这些特殊事件，企业可树立良好的企业形象。

3. 扩大内部出版物的发行范围

扩大企业内部出版物的发行，让其在整个社区内广为传播，将有助于企业的宣传。那些在车站、医院、美容院和机场等候的人们都可能成为这些刊物的读者。

4. 组织志愿者活动

企业组织志愿者参与社区的公益性活动，如某方面的咨询、产品维修等，是一个有前途的实验领域。

5. 地方广告

在当地做一些广告，可以增进社区公众对企业的了解，提高企业的知名度。

6. 赞助慈善活动

赞助慈善活动能显示企业的良好素质和责任感，企业也能够从对教育、福利和艺术等方面的援助中获得无形的价值，同时，赞助慈善活动还能够提高社区的生活质量和品位。

（五）企业与新闻媒体的沟通

新闻媒体是一种大众传播媒介，也是企业借以与大众进行沟通的最有效、最经济的渠道之一。新闻媒体对企业在公众中形象的确立，对企业的长远发展和品牌树立等，都具有举足轻重的作用。可供企业利用的大众媒体有报纸、杂志、行业刊物、广播、电视、书籍，还有以惊人速度膨胀的国际互联网。企业与媒体的沟通方法包括新闻发布、记者招待会、企业宣传、制造新闻等。

1. 新闻发布

新闻发布是指企业将一个新闻事件通过多家新闻媒体发布，从而扩散给大众。企业以新闻事件的形式传递给公众的内容极其广泛，涉及企业生产经营的各个方面，例如，开发了一项新产品、举行一次有影响的促销活动、赞助公益事业、在著名大学举行校园招聘会、获得某一项荣誉和证书，以及公司上市、合并、兼并等。这些新闻时刻提醒和告知大众企业的有关动向，使企业在大众的心目中占有一定地位，从而不断强化企业的形象。

2. 记者招待会

采用记者招待会的方式沟通，可使记者们直接看到、听到他们想知道的东西，方便记者们当面向公司重要人物询问情况，获知一些新信息，核实一些正在传递的信息。对于企业而言，这是与新闻界沟通的极好机会，可以发布企业新的好信息，消除可能存在的一些误解，在新闻界树立起良好形象，建立与新闻界的良好关系。企业举办记者招待会发布的一般都是有价值的重大信息，如新产品发布等，否则会浪费时间和金钱，得不偿失。

3. 企业宣传

企业宣传是指企业利用新闻媒体宣传企业的理念、经验和事迹等，主要包括以下方式：名人文章，包括企业经理亲自撰写的文章，或者是知名人士根据对企业的考察撰写的关于企业生产经营的理念、经验的文章；人物介绍，即介绍知名企业的领导者是如何领导企业走向成功的；企业案例，包括企业战略、组织结构、资本运营、生产运作、人力资源管理等方面的典型案例，这些案例在宣传企业的同时也能给其他企业以借鉴和启发。

4. 制造新闻

制造新闻是指企业故意制造一些吸引媒体关注的事件来引起公众注意，从而在公众中提高知名度。常见的方式有：举行隆重的工程奠基仪式；与重要组织联合举办研讨会，借机宣传企业；利用法律纠纷等引起公众的注意；通过非常规举动制造轰动性事件等。这些方式旨在吸引众多媒体的关注，扩大企业的知名度和影响，可以节约宣传企业的费用。但应该注意的是，使用这些方式要适度，避免弄巧成拙，因为知名度并不等于美誉度。

同步训练

根据组织外部沟通的内容，请画出企业外部沟通示意图，并用简洁的语言说明企业与外部环境的关系。

任务二

设计纵向沟通方案

情境导入

毕业时联系了多家单位，经过几轮面试，最后你被一家知名度较高的公司录用。上班后不久，你发现该公司要求严格，工作任务重，经常加班，尤其是你的上级工作方法简单，经常对你发号施令，而你暂时又不想离开这家公司。

任务描述

请你设计一套沟通方案，以便正确处理与上级的关系。

相关知识

纵向沟通属于组织内部沟通，指的是组织内部自上而下或自下而上的沟通，它又分为下行沟通和上行沟通。

一、下行沟通

下行沟通，是指信息从组织的高层结构向低层结构传递的过程，即自上而下的沟通。在下行沟通过程中，信息发送者是上级、管理层或企业的代表，接收者是下级、工作群体和团队、全体员工。下行沟通的内容通常是管理决策、规章制度、工作目标和要求、对工作业绩的反馈等企业经营管理中正式的和严肃的内容。下行沟通的媒介包括文件、通知、手册、报告、会议、口头指示等。

（一）下行沟通的障碍

造成下行沟通不良的原因是多方面的，既有组织机构的问题，也有上级的问题。一般来说，下行沟通的障碍主要表现在以下几个方面：

1. 企业组织机构复杂化

当企业规模较小时，管理层与员工可以频繁地面对面接触，信息沟通层次少，沟通渠道通畅；随着企业的成长，企业规模越来越大，出现了更多的层次和更复杂的职权结构，在这种情况下，信息要经过层层机构进行传递，就有可能导致信息传递延误、失真甚至传递错误的情况发生。

2. 对沟通的忽视

许多企业不断地修订长期目标和短期目标，却很少注意用有效的沟通去传达这些目标，让全体员工都理解并接受它。

3. 管理层与员工的隔阂

员工和管理层之间，存在不信任情绪，常常产生“我们”和“他们”之感。尤其是非参与式的管理模式，常常出现员工想要的信息和上级所给予的信息完全不符的现象。

4. 上级很少检查自己的沟通技巧

某些上级养成了一些与下属沟通的方式和习惯，但从不考虑这些方式和习惯是否恰当，是否还需要改进或者存在更加有效的方式，甚至也不知道信息是否被接收或正确接收了。

5. 上级不愿意与下属沟通

在企业中，有些上级把信息的了解当作一种权力和管理工具，有意隐瞒信息，不愿意与下属进行沟通，或者将信息作为奖赏的手段只传达给个别员工。

6. 传递中信息的遗漏和曲解

组织机构层级越多，信息传递中的遗漏和曲解就越多，而不恰当的沟通媒介也会给信息传递造成损失。一项著名的关于美国公司管理沟通状况的调查显示，信息在下行传递中好像经过一个个漏斗，层层过滤，假设董事会的原始信息是100%，口头传递经过五个层次到达最后一个接收者那里时就只剩下了20%，80%的信息因为各种原因而被过滤或丢失了。

（二）下行沟通的策略

为了保证下行沟通渠道的畅通，提高下行沟通的效率，管理者有必要掌握一定的沟通策略。下行沟通策略包括以下几个方面：

1. 制订沟通计划，建立沟通制度

为了保证管理者能够及时有效地下传信息，必须根据每个部门的工作性质及责任范围制定相应的沟通计划，把沟通活动纳入制度建设之中，从而使下行沟通活动做到制度化和规范化，以改变下行沟通的随意性。这些沟通制度包括以下内容：管理者必须将有关事宜及时通知下属；必须将公司计划、指令和目标告知公司员工；必须鼓励、培育和建立一个稳定的双向沟通渠道；必须就有关重要事件的信息及时与员工沟通；划拨足够的资金和工作时间实施公司沟通政策。

2. “精兵简政”，减少沟通环节

随着企业规模的扩大，企业的组织机构变得越来越复杂，层次也越来越多，这给管理沟通的有效进行构成了极大的障碍，不仅延缓了信息传递的效率，而且容易导致信息传递的失真或过滤。因此，精简企业组织机构，变“宝塔型”为“哑铃型”已经成为组织变革的必然趋势。如日本丰田公司就将组织机构精简到五个层次，大大提高了管理沟通的效率和效果。不仅如此，广泛利用现代网络技术手段，将高层管理者的邮箱公之于众，同样能够将沟通环节简化，提高沟通的效率和质量。

3. 坚持例外原则，实现有效授权

科学管理之父泰勒（Frederic Winslow Taylor）早就提出，管理者必须遵循例外原则，即将例行的日常事务的处理权交给下属，管理者只保留例外事项的处理权。而实行例外原则的关键在于日常管理活动的规范化和管理者的有效授权。合理有效的授权，不仅能够对下属产生巨大的激励作用，而且能够缓和下行沟通冷冰冰的纯粹命令的气氛，从而极大地改善沟通低效的状态。如我国台湾宏碁电脑公司总裁就很重视沟通和授权的作用。宏碁的员工80%都是刚毕业的大学生，宏碁的总裁不仅高度信任他们，而且对他们大胆放手，进行分级授权。1995年，宏碁推出的大获成功的“渴望”电脑，就是由总裁高度授权的平均年龄只有29岁的青年工程师团队齐心协力、共同研制出来的。

4. 建立有效的反馈机制

让下行沟通真正发挥作用的办法不是关闭反馈的渠道，而是开掘上行沟通的通路，建立有效的反馈机制。虽然下行沟通的主要任务在于向下属传达指示、布置任务，但为了保证下传信息能够被正确地理解和接受，管理者还必须利用各种反馈渠道，倾听下属的意见和建议，这样不仅可以帮助管理者判断信息沟通的效果，而且能够在信息没有被错误地执行之前及时发现问题并采取补救措施，从而保证执行工作的顺利实施。

5. 减少下行沟通中的抵触和怨恨情绪

在下行沟通中，最令管理者头痛的莫过于向下属传递负面的信息，或者与员工沟通一些他们不希望接纳的信息，因为在进行此类信息沟通时，容易引起员工的抵触甚至怨恨情绪。面对这种情况，管理者注意以下几点是非常必要的：第一，要掌握事实。在与员工正面交谈之前，要尽可能多地了解事实情况，信息了解得越具体、越准确，就越有利于面谈。道听途说是十分危险且不明智的。第二，要了解当事人的想法。让你的员工有时间和机会仔细说明当时的经过是十分有益的，借此可以缓和气氛，或可以了解当事人对问题的自我看法，以及他对问题的自我意识的深浅。第三，尽量私下处罚员工。当众批评、指正或训斥员工是让人难以接受的。此类沟通应选择私下场合比较好，但切不可滞后。不要在员工已将此事遗忘之后再提及。第四，不要对人身进行攻击。对员工进行批评时，应尽量就事论事，而不要涉及人的个性，只说明你对他的行为的改变的具体期待。如果你不注意措辞而因此伤及员工自尊心，就会为以后的有效沟通设置障碍，埋下隐患。第五，不要意气用事。人们怒不可遏时很少能保持理智、公正和客观。因此，在正面接触员工之前，一定要头脑冷静、心平气和。当然，在员工处于发怒状态时，马上进行批评训斥也是不合适的。

6. 利用多种沟通渠道和方式

例如每月和员工举行讨论会，每月在公司的刊物上发布公司的最新消息，等等。福特汽车的CEO纳瑟（Jacques Nasser，1999—2001年在任）创造了“让我们谈谈生意吧”的沟通方式。每周五傍晚，他会群发一封电子邮件给福特公司在全世界的大约10万名员工，分享自己的经营心得。在邮件中他会谈全球的经济发展趋势，谈克莱斯勒与奔驰的合并，谈福特的亚洲市场发展前景等，让员工了解高层主管的经营观点，进而让他们有类似的思考角度，同时他也鼓励所有的员工回寄任何想法、观点和建议。

（三）怎样处理与下属的关系

管理者与下属的关系，绝不能简单地理解为支配与被支配、领导与被领导的关系。身居管理职位的人都知道，处理好与下属们的关系是自己工作的主要任务，也是进行下行沟通的关键所在。

管理者要想与下属建立良好的信任关系，就不仅要表现出一定的工作能力和技巧，还要掌握大量

的信息和其他资源。一般来说，管理者要与下属建立信任和坦诚的关系，需要注意以下几个方面：①

1. 交流

交流就是随时与下属沟通，提供准确信息，解释作出决定与制定政策的缘由，坦诚承认自己存在的问题，避免将信息的交流当作工具或奖赏来使用。重要的一点是，与下属沟通时，不仅要同下属集体进行交流，还要同下属个人进行交流。例如，一位老板可能认为给下属加薪就可以表达出公司对他的认可，就可以留住人才，可是他的下属却说："我在现在这位经理的手下工作了两年，他却一次也未对我个人的业绩作评估。我觉得我做得还不错，因为我每年都会加薪，但我不知道未来我是否还会留在这家公司。"可见，仅有加薪是不够的，这是不完全的沟通，人们还需要更多的个体交流。

2. 支持

给予支持意味着给下属以关心、帮助和指导，意味着赞同他们的想法、巩固他们的职位，当然还意味着对员工的生活和职业给予重视。下属最信任的是当困难降临时能和他们站在一起的上司。为员工提供成功机会，或许这是与下属沟通中无声的但又是最有效的沟通方式。

3. 尊重

尊重的最重要方式是授权，其次是倾听下属的意见并采纳他们的意见。当上级对于下属的判断及能力给予真诚的信任时，他同时也赢得了下属的信任和尊重。在实际工作中，要考虑到下属的心理感受，顾全下属的面子，要平等而宽容地对待下属，这样他们会在工作中更加用心地支持你；当出现问题时，以不冷静的方式处理会伤害下属的自尊，这对工作的进一步开展及私人间的正常交往都是极为不利的。要避免使用命令的口气，因为没有人会喜欢被呼来唤去。用命令的口气来指挥别人做事，效果不如采取建议性指令方式，如："你可以考虑这样做吗？""你认为这么做行吗？"这样的沟通方式会使下属有一种被重视的感觉，使其能够认真地完成任务。

4. 公正

公正意味着客观、公平，对下属的工作要给予足够的赞扬。相反，偏袒、虚伪、错误的观念和行为，以及不道德的举止，则会极大地破坏上下级间的信任关系。如果类似的情况反复出现，那么公司中将不会存在相互信任和坦诚相待。

5. 守信

守信意味着上级对下级的行为前后一致，以及遵守直接和隐含的承诺。守信也常指人的性格和品德，它是一个人诚实性的最好证明。

6. 有能力

赢得下属的信任需要你有良好的技术或职业能力、敏锐的商业直觉和判断。员工们不愿成为看起来无能的人的下属。信任来源于公正，而长期信任关系的维持则还依赖下属对上级的崇拜和尊敬。

二、上行沟通

上行沟通，是指信息从组织的低层结构向高层结构传递的过程，即自下而上的沟通。在上行沟

① 参见赵慧军：《管理沟通——理论·技能·实务》，166～169页，北京，首都经济贸易大学出版社，2004。

通过程中，信息发送者是下级、工作群体和团队、全体员工，接收者是上级、管理层或企业的代表。在管理中，上行沟通的内容通常表现为下级的工作汇报和工作总结、当前存在的问题、申诉、建议和意见等。沟通媒介主要包括口头汇报、交谈、书面工作总结、座谈会、意见书等。

（一）上行沟通的障碍

概括起来，上行沟通的障碍主要表现在以下几个方面：

1. 高层管理者不鼓励上行沟通

一些企业的管理者，尤其是高层管理者，认为自己是了解下级员工的需要的，也坚信自己的决策是正确的。因此，他们不鼓励上行沟通，既不设置上行沟通的渠道，又不重视上行沟通的信息，久而久之，就会严重损害或全面排除上行沟通，其危害之大无法估量。

2. 各级管理者过滤上行沟通信息

研究表明，企业内上行沟通的每一步骤几乎都会有信息过滤和扭曲的情况发生，尤其是在明确了解决某些事件有可能对自己不利时，对信息的过滤就更严重。各级管理者过滤上行沟通信息的主要原因有二：一是不愿上交问题。上行沟通中的一部分信息是反映问题的，各级管理者都希望在自己这一层面解决问题，认为如果解决不了会被看作无能或不力，因此有意无意地延迟了信息的流动。二是报喜不报忧。各级管理者都快速回应高层主管感兴趣的事情，或者报告好消息而延迟报告坏消息，尽量使某些不好的信息不向上流动。

3. 存在沟通瓶颈

有时上行沟通不畅是由于沟通链上出现了瓶颈。这个瓶颈可能是上级的秘书或行政助理，他们过滤所接收到的信息，并传送他们认为上级应该知道的信息；也可能是力图升迁者，他们占有信息资源以显示自己的优势；还可能是竞争者，他们希望自己或自己的部门比其他人或其他部门更好而保留了可能有利于其他人和其他部门的信息。

4. 下层员工缺乏上行沟通动机

由于高层管理者不鼓励上行沟通和各级管理者对上行信息的层层过滤，致使相当部分的下层员工认为上行沟通是无意义的行为，结果严重缺乏上行沟通的动机，使整个企业死气沉沉，效率明显下降。另外，上下级关系不良，缺乏信任，双方又不肯花时间去相互了解和真诚沟通，也会导致下属不愿意与上级进行沟通。

（二）上行沟通的改进

成功的组织沟通来自下行沟通和上行沟通的平衡。组织可以采取一些措施保障上行沟通的畅通。譬如：定期实施员工调查，了解员工对组织和工作的感觉；设立员工意见箱，允许员工提出问题和看法，并得到高层管理者的解答；建立恳谈会制度，定期举行高层管理者与员工的座谈会，让上级与下级员工进行对话和交流；在公司内部刊物设立有关栏目，对员工的疑问予以解答；制定申诉程序，使员工的不满及时得到处理；对管理者的沟通技能进行培训，提高他们的沟通水平；管理者进行走动管理，即走出办公室，深入工作现场，与员工面对面地直接交流。

（三）正确处理与上级的关系

每个下属都清楚，假如没有上级的帮助和支持，自己根本无法完成工作任务，更不能处理好各种工作关系。但不幸的是，不少下属完全忽略了与上级建立正常而良好的工作关系，要么是一味地讨好、巴结上级，要么是与上级对着干，不断地与上级发生冲突。其实，这些都是不正确的做法。

一般来说，处理好与上级的关系，应注意以下几点：

1. 了解并尊重上级的习惯

要了解上级的目标、他承受的压力、他的长处和弱点、他的行为风格和处事作风，并在工作中尽量不违背他。不可否认，现实中一些领导的习惯的确令人很难适应，且下属的确没有理由去忍受，但下属至少应该做到不随便攻击上级。

2. 了解自己的长处及不足

要清楚地了解自己的需要、目的、长处、弱点和行为风格，然后与上级建立一种符合双方需要、与双方风格相吻合的关系。

3. 设法保持良好关系

可采用的方式有：经常向上级汇报工作情况、行为处事诚实可靠、有选择地占用上级的时间和使用他提供的其他资源等；争取成为上级信赖的下属，不要让上级认为你的存在是对他（她）的威胁；对上级应说些对工作有建设性的话，向上级提出你的新看法及你乐于接受的新任务、新挑战；如果在工作中出现了失误，应勇于承认错误。

4. 处理好与上级的私人感情关系和工作关系

如果和上级间进行太多的私生活话题交流，会影响你在同事心目中的形象，他们会觉得你与上级的私交甚密，从而对你产生防范心理。最常见的一种情况是，即使你是靠自己的努力取得成绩，流言蜚语也会四处散播，当然也有人会刻意亲近你，想借此巴结上级，而另一部分同事则会对你有所顾忌，使你的工作及社交出现障碍，这些都不利于你事业的长远发展。

5. 多说多做，争取得到上级的认可

这里的多说多做，是指多说与工作有关的话，多做与工作有关的事。你可以在力所能及的范围内向上级要求更多的工作任务，这些举动至少可以让上级感受到你的进取精神；永远都提前完成上级交给你的工作，以合理的方式让上级注意到你的成绩，如你可以定期将自己的工作进度及所完成的任务上报，让上级了解到你对公司的贡献；在公司活动中表现出热情大方的面貌，以加深上级对你的印象。

6. 正确对待上级的批评

当你与上级发生矛盾或冲突时，最坏的情况是上级有可能会处处冷淡你，这时你千万不能意气用事，针锋相对或漠然置之。最好的态度应当是积极地、心平气和地找上级进行沟通。选择沟通的时机、场合以及谈话的气氛都很重要。在沟通时，首先你得真心感谢上级的帮助和栽培；其次，你最好请上级指出自己的缺点和不足，希望上级能继续对你严格要求，帮助你改掉缺点，这样可以使上级觉得你很尊重他的意见，从而对你有一个新的认识。

同步训练

训练 1　假设你是公司某部门的负责人，有一项临时性的工作任务需要布置，当你把这项工作任务安排给员工小吴时，没想到小吴以各种理由拒绝接受这项工作。遇到这种情况，你会采取什么办法让小吴能够接受这项工作任务？

训练 2　假设你是某公司的员工，上级把一项临时性的工作任务安排给你，而你又不想干这项工作。在这种情况下，你怎样与上级进行沟通才能说服上级把这项工作安排给别人，而又不会对你产生不好的印象？

任务三

设计横向沟通方案

情境导入

你班里学生来自于全国各地。有学习成绩较好的学生，也有学习成绩较差的学生；有家庭经济条件较好的学生，也有家庭经济条件较差的学生；有性格开朗大方的学生，也有性格文静内向的学生。但多数学生都是独生子或独生女。

任务描述

请你设计一套沟通方案，分别说明怎样与不同的同学沟通交流，才能处理好同学之间的关系。

相关知识

一、横向沟通的作用

横向沟通是指发生在同一工作群体的成员之间、同一等级的工作群体之间，以及任何不存在直线权力关系的人员之间的沟通。

根据沟通涉及的主体是否来自同一部门，可以将横向沟通分为同一部门内的横向沟通和不同部门间的横向沟通，而后者又可分为不同部门同级管理者之间的横向沟通、部门管理者和其他部门员工之间的横向沟通，以及不同部门员工间的横向沟通。

根据沟通主体是否来自同一管理阶层，可以将横向沟通分为两种类型：一是同一层次成员之间的横向沟通，包括部门管理者之间的沟通和部门内部员工之间的相互沟通；二是不同层次的没有隶属关系的成员之间的交叉沟通。

横向沟通既包括部门经理间的沟通、部门内部员工间的沟通，也包括部门经理与其他部门员工间的沟通以及某一部门员工与另一部门员工间的沟通。

横向沟通的存在是为了增强部门间的合作，减少部门间的摩擦，并最终实现公司的总体目标。这对公司的整体利益有着重要的作用。

（一）保证公司总目标的实现

基于劳动分工原理诞生的部门化，便于企业提高劳动生产率，进行有效管理，但部门化势必使员工在追求提高具体工作效率的同时忽略公司的全局利益。横向沟通能够增强员工对其他部门的了解，便于本部门从宏观的层次上认识本职工作，并自觉协同其他相关部门进行操作，最终实现公司总体目标。

（二）弥补纵向沟通造成的不足

不管企业多么致力于疏通上下行沟通渠道，关注沟通场合、时间等因素，仍不可避免信息遗漏、沟通误解等情况出现。多数情况下，横向沟通是为了简化上行沟通、下行沟通这类烦琐的垂直交流，或者为了加快工作速度，使信息更有效和准确地传递而进行的正式或非正式的沟通。与纵向沟通相比，横向沟通能够创造比较轻松的沟通氛围，不仅有利于部门之间以及员工之间更好地达成共识，而且能够有效弥补纵向沟通造成的不足。

（三）实现各部门信息共享

企业是一个有机的整体，每个部门都是整个企业大系统中相互影响、相互依存的子系统，只有协调各个子系统间的关系，才能为企业创造更好的整体效益。企业中各个部门不是一个个孤立作战的个体，而是作为一个整体的部分而存在。认识到这一点，也就清楚了各个部门间合作的需要，而且这种需要又缔造出分享信息的需要，横向沟通正是为了满足不同部门间的信息共享而产生的。

二、横向沟通的障碍

从理论上讲，横向沟通由于不存在等级差异，沟通主体是平等的，这样的沟通应该更加有效。然而事实上，横向沟通的现状同样令人担忧。正因为没有权力关系的约束，许多沟通主体采取“事不关己，高高挂起”的态度，沟通不畅的情况时有发生。产生横向沟通障碍的原因主要有以下几个：

（一）部门本位主义

很多情况下，一些部门为了达到自己的目标或维护自己的利益，无视其他部门乃至整个组织的利益而擅自行事，许多人也认为没有必要去了解其他部门正在发生的事情。当部门经理们置身于自己戒备森严的城堡之中时，坚硬冰冷的四壁便阻断了他们的视线，使他们彼此看不到沟通的需要，甚至还会由于利益、目标的差异而冲突不断。工作业绩、利益的不同以及评估体系的存在，正是造成部门本位主义泛滥的主要原因。为了维护本部门利益，每个部门都是强调本部门的业绩，视其他部门为无物，斤斤计较自己的得失，而不是采用“公司—本部门—其他部门”三维观点立体地看待本部门在整个公司中的地位以及相应的利益。

（二）认为自己的价值最大

有些部门只站在本部门的角度认识、看待问题，只强调本部门的价值，认为本部门最为重要，而忽视其他部门对公司的贡献。例如，营销部门认为本部门贡献最大，比其他部门重要；而人力资源部门也同样认为本部门贡献最大，比其他部门重要。如此一来，每个部门都只看到自己的价值，而忽视其他部门的存在。这种认为组织部门有贵贱等级之分的成见，必然会影响横向沟通的正常进行。

（三）部门之间职责交叉

分工是管理的基础。不少企业在管理过程中由于未能进行科学的分工，或者分工不够明确，导致部门之间职责交叉、权限不明、责任不清，结果是各个部门都把利益归于自己，而把责任推给别人，出了问题后相互推诿，甚至一味责怪别人，取得成绩后则相互争夺，这样很难使企业内部各个部门形成一个有机的整体。

（四）性格冲突

横向沟通失败、低效甚至产生摩擦的另一个主要原因，是沟通各方性格以及思维行为、习惯的冲突。每个人因为其独特的工作领域、成长经历和生活体验，会形成独特的思维行为和沟通方式。如果缺乏对沟通对象的沟通方式的了解，就会产生沟通障碍。

（五）猜疑、威胁和恐惧

缺乏信任的后果不完全是猜疑、威胁和恐惧，但引发猜疑、威胁和恐惧的原因一定是缺乏信任。过去经历的负面沟通会使人产生猜疑，或感觉到威胁。当然，这也与沟通主体的个人性格有关。

（六）对有限资源的争夺

部门之间或员工之间为工作资源、职位的竞争与冲突，也是横向沟通常见的障碍。一个人拥有的资源越是稀缺和不可替代的，他在组织中的影响力就越大。有时，为了保持这种稀缺性和不可替代性，人们可能会采取被认为是不合逻辑的行为，如不愿透露自己的工作技巧和经验，编撰专门的语言和术语来防止别人了解他们的工作，或故意神秘行事，使工作看起来比实际更复杂和更困难。

三、横向沟通的策略

对于横向沟通中出现的问题和存在的障碍，我们可以通过调整沟通的思路来加以消除。

（一）树立“内部顾客”的理念

“内部顾客”的理念认为与本职工作相承接的下一个工作环节就是本职工作的顾客。要用对待外部顾客、最终顾客的态度、思想和热情去服务于内部顾客。

（二）倾听而不是叙述

在横向沟通过程中，每个参加者最擅长的就是叙述本部门的困难和麻烦，同时指责其他部门配合协作不力，却很少花时间倾听。当沟通的各方仅仅关注如何组织发言，去阐述、强调本部门和本岗位中遇到的阻碍和困难时，对别人的发言他们就不会去倾听，这很不利于有效沟通。

（三）换位思考

试着采用他人的思维和沟通框架，设身处地地替他人着想，并体会他人的看法，会是很有益的。跳出自我的模式，进入他人的心境，未必要同意他人，但能了解他人看待事实和认识事物的方式，这样才能找到合适的沟通方式，并行之有效。在沟通中倘若能与他人一起感受、一起思维则会有更大的收益。

（四）选择正确的沟通形式

横向沟通的方法和形式多种多样，要根据沟通的目的选择相应的沟通方法和形式。比如，对于决策性的会议，与会的人数要尽量少而精，减少人多带来的意见纷杂，以提高集合度。对于咨询性的会议，因其目的就是集思广益，所以应采用“头脑风暴”法，扩大与会人数和与会人员的背景，以提高覆盖面。对于通知性的会议，只要让所有需要知晓信息的人接收到信息即可，同时注意反馈，以确保接收者准确无误地理解了信息。

（五）设立沟通部门，建立沟通制度

针对横向沟通中经常出现的互相推诿、讨论裹足不前的现象，可以采取设立专门部门或沟通人员的办法。这些沟通人员负责定期召开部门沟通会议，要求各部门人员定期相互提交报告，从而让不同部门的人员了解各自正在进行的活动，并鼓励其提出有建设性的意见和建议。如在日本，企业非常重视不同部门人员的接触和沟通，要求每个工人要定期参加某个小组，讨论与工作相关的事宜。小组会议召开的目的主要是增强员工间的沟通，而非解决问题或制订计划。在会议上，一个员工可能会谈及他所在部门正在研制的新产品，另一个员工可能会谈及他的本职工作，还有一个员工可能会讲述他们部门正在试用的新的计划表。这种性质的会议无疑可以帮助员工拓展其对工作的认知角度，给他们带来更多本职工作以外但与工作相关的知识，其结果是将组织有机地结合成一个整体。

四、妥善处理横向人际关系

在管理工作中，管理者经常需要与其他部门或其他公司的人员打交道，建立起工作关系。由于对方是管理者职权管辖范围以外的人员，管理者通常对他们没有支配权或指挥权，不能对他们实行领导，或者由于工作性质的差异，而与对方在目标、观念上存在较大的分歧，这都增加了横向沟通的困难。同样，在企业员工之间，由于彼此不存在管理与被管理的关系，他们相互间的沟通也具有不同于上下级间沟通的独特之处。处理好这种横向人际关系，对于每个员工来说都是重要的。

在这种情形下，首先要弄清楚自己将与哪些人产生横向关系。这并非是一个多余的问题。横向关系有时很难被发现，而且它会随管理者的计划、任务、目标的变化而变化，这就意味着每一项新的工作都将带来新的横向关系。因此，管理者需要经常思考和回答以下问题，来保持对横向关系的敏感：其一，我的目的和计划是什么？本年、月、周及今天的任务是什么？其二，各项任务的完成必须得到哪些人的合作？可能得到哪些人的合作？其三，他们当中谁有可能阻碍或耽误任务的完成？在确定了横向关系以后，再对那些可能抵制或者阻碍你的目标的人进行分析，并对抵制的程度作一下预测，以做到心中有数。要想有效处理横向人际关系，以下几点技巧可以借鉴：

（一）树立平等共处的观念

不管你是行内的老手还是初出茅庐的新人，都应从意识上绝对摒弃自大或自卑的想法。要知道，和谐的同事关系对工作大有裨益，你可以试着将同事看作工作上的朋友，不要让同事觉得你自命清高、难以相处，或者是觉得你没有什么价值可以利用。

当你和同事有了竞争性的利益关系时，如遇到晋升、加薪等问题时，同事间的关系就会变得尤为敏感和脆弱。此时，你最好的应对是抛开杂念，专心投入工作中，不要手段和技巧，与之公平竞争。

（二）小心对待办公室友谊，掌握好分寸

真诚并不等于完全无所保留、和盘托出自己的想法。对于你并不十分了解的同事，最好还是有所保留。同事间相处的最高境界是永远不要把同事当作坏人，但却要牢记每个人不可能都是你心目中的好人。

（三）要为同事保守秘密

无论这个秘密是同事基于对你的信任或是无意中向你透露的，都应为其保密，因为善意或恶意地泄露秘密都是同事间交往中的大忌。

（四）不要有太多的牢骚和抱怨

偶尔一些推心置腹的诉苦是对同事信任的一种表达，但喋喋不休的抱怨会让身边的人苦不堪言。也许你把诉苦看成开诚布公的一种方式，但人们不会这么认为，而是会奇怪既然你已对现状如此不满，为何不干脆换个环境。

（五）把握好自己的社交范围

不要把交往圈子限定在少数几个人或一个人身上。你应该尽量保持平衡，也就是说，不要对其中某一个人特别亲近或特别疏远。在平时，不要老是和同一个人说悄悄话，参加各种活动时也不要总是和一个人在一起。否则，在你们两个亲近的同时可能疏远了更多的同事。

同步训练

假如你是某部门一名普通的职员，在你部门人员中，有年龄大的也有年龄小的，有学历高的也有学历低的，观念、行为各不相同。请你设计一套沟通方案，分别说明怎样与这些同事沟通交流，才能处理好同事之间的关系。

项目小结

组织外部沟通是指组织为了适应环境的变化而与周围环境进行的信息传递与交流。其作用主要表现在：为达到组织目标创造良好的外部环境；为组织传递有效的发展信息；构筑发展网络，拓展发展空间；维护组织形象；为顾客提供服务。组织外部沟通的内容主要包括与顾客、股东、上下游企业、社区、新闻媒体的沟通等。

组织纵向沟通是指组织内部自上而下或自上而下的信息传递与交流，它又分为下行沟通和上行沟通。下行沟通是指信息从组织的高层结构向低层结构传递的过程，即自上而下的沟通。上行沟通是指信息从组织的低层结构向高层结构传递的过程，即自下而上的沟通。处理与下属关系的有效方法和途径是交流、支持、尊重、公正、守信和有能力。处理与上级关系的有效方法是：了解并尊重上级的习惯；了解自己的长处及不足；设法保持良好关系；处理好与上级的私人感情关系和工作关系；多说多做，争取得到上级的认可；正确对待上级的批评。

横向沟通是指发生在同一工作群体的成员之间、同一等级的工作群体之间，以及任何不存

在直线权力关系的人员之间的沟通。处理横向人际关系的关键在于：树立平等共处的观念；小心对待办公室友谊，掌握好真诚的分寸；为同事保守秘密；不要有太多的牢骚和抱怨；把握好自己的社交范围等。

思考练习

1. 组织外部沟通具有什么作用？
2. 简述企业与顾客沟通的重要方式和内容。
3. 简述下行沟通的主要障碍及克服对策。
4. 怎样才能处理好与下属的关系？
5. 要处理好与上级的关系需要注意哪些问题？
6. 简述横向沟通的障碍及克服对策。
7. 根据你的理解和认识，你认为怎样才能处理好与同事及同级部门之间的关系？

能力测评

组织沟通能力测评

对下面每个题目，请你选择出最符合你自己真实想法或做法的答案。

1. 一位合作伙伴提出了一种新的想法。这个想法与你将要提出的想法相似，但因你还没有信心，所以没有将它公开提出。根据你以往的情况，这时你最可能说什么或做什么？

A. “这很有趣。我正准备提出一个极其相似的想法。”

B. “这个想法很好，但是无法像所介绍的那样得到贯彻。还有许多工作要做，还要对它进行认真的分析和论证。”

C. 关于有类似想法的事只字不提，仅向提出者表示祝贺。

D. 鼓励其他人员来研究新的想法，或提出一些可能与之相反的新建议。

2. 在会议上，每个人都在参加讨论，但有一个人保持沉默。对其沉默你最可能作出什么反应？

A. 最好不去管他，并非是人人都爱说话。

B. 直接向他提个问题，引他发言。

C. 就他的沉默开句玩笑，比如说：“某某人恐怕不愿将他的伟大思想贡献出来。”

D. 对他说：“任何想法都是有价值的，即使一些想法开始听起来有些荒唐。”

3. 你负责在会议室里为下次会议安排座位。窗口处座位光线耀眼，拐角处座位要受人来来往往的影响。你经常怎么做？

A. 我肯定坐在一个背对耀眼窗户的位子上。

学训做一体化训练

B. 我讨厌老张，有意给他分配窗口或拐角的座位。

C. 小李是新来的女大学生，有些害羞，我把最舒适的座位分配给她。

D. 小吴和老赵总是支持我的发言，我把他们的座位安排在我的左右。

4. 一位与会者总是打乱别人的发言，对此你感到不快。你将如何解决这一问题？

A. 直接告诉他闭嘴，让别人发言。

B. 用他提出的想法来反驳别人的想法，以此让大家打倒他或接受他。

C. 要求扰乱者进一步展开自己的想法。

D. 限制每人的发言时间。

5. 组成一个团队的最好方法是什么？请你选择一项。

A. 邀请有同样兴趣的来自同一部门的人。

B. 邀请来自公司不同部门和工作岗位的人。

C. 将各类反对者放在一起。他们中有保守派、革新者、“刺儿头”、幻想家和务实者。

D. 该团队的成员有技术人员、销售人员、组织人员和制订长期计划的人员。

6. 你来组织一个班子去解决公司的一项问题，除你之外只能选择5个人。你将选择哪5个人？

A. 一位技术人员，他是该领域的行家。

B. 一位生产专家，他知道如何把事情办妥。

C. 一位懂得市场和竞争的人。

D. 一位富有创造性的人。

E. 一位对整个工程都提出怀疑并认为公司根本不应牵涉进这一项目的人。

F. 公司会计。

G. 公司律师。

H. 一位计算机和数据专家。

7. 你就职的公司计划新开一家海外办事处，已有一份备忘录散发下来，要求对新办事处有兴趣的人参加一个会议。你对此邀请最可能作出什么样的反应？

A. 我会无言可发，我对调动不感兴趣。

B. 我去参加会议，弄不好这还是一次有趣的机会。

C. 虽然我对调动不感兴趣，但我觉得我能提一些很好的建议。

D. 会议将有很多人发言，什么也谈不出，如果受到特别邀请我就去，但不积极。

E. 我不知道还有谁去参加会议，在决定参不参加之前我要先打听一下。

评分标准：

1. A=1　B=3　C=4　D=2

2. A=2　B=3　C=1　D=4

3. A=1　B=2　C=4　D=3

4. A=1　B=4　C=3　D=2

5. A=1　B=3　C=4　D=2

6. ABCDE=4　CDEFG=3　ABCEF=2

7. A=1　B=5　C=4　D=2　E=3

结果评价：

根据上述答案所给的分数计算你的得分。第 1、3、6、7 题测试你作为一名合作伙伴的水平。这 4 题的最高分是 17 分。第 2、4、5 题测试你作为一名组织者的水平。这 3 题的最高分是 12 分。我们将得分结合起来，为的是使测试的分类不太明显而更接近真实。你可以将两组测试分开，看看每一组的得分情况。整个测试的最高分为 29 分，最低分为 8 分。

● 如果你的得分在 22 分～29 分，表明你具有出色的合作和组织能力，两者的能力互相重叠。

● 如果你的得分在 15 分～21 分，表明你的合作能力或组织能力较为一般。

● 如果你的得分在 8 分～14 分，表明你的合作能力或组织能力较差，需要注意这方面的培养和训练。

案例分析

沟通在管理中的应用①

A 医院是一家二级甲等医院，成立于 20 世纪 60 年代，隶属于 B 市矿务局。医院占地面积 88 000 多平方米，现有职工 1 000 多人。在 20 世纪 90 年代以前，医院的工资是由矿务局划拨的，固定资产也是由矿务局拨款购置的。由于一直处于计划经济体制下，所以院领导和职工都没有危机感，缺乏竞争意识，职工的工作也比较涣散。

一、前所未有的危机

到了 20 世纪 90 年代，由于煤炭销路不好，矿务局的效益开始滑坡，照顾不到这么多的下属企业，所以决定把医院推向社会，矿务局负责医院 30%的工资，其余的 70%要靠医院自己去挣。

还有一个困难是，由于 B 市各企业实行了医疗改革，企业要指定一个医院作为医疗改革的合同医院，职工只能到指定的医院去看病。而 A 医院作为系统内部的医院，过去和市里其他单位的联系较少，在公众心目中的地位也不如其他的几家市立医院，如果不积极争取，A 医院很有可能会失

① 参见胡巍：《管理沟通——原理与实践》，105～107 页，济南，山东人民出版社，2004。

去大部分市场。虽然矿务局系统有将近7万名职工，指定的医改合同医院就是A医院，但因为整个矿业行业的效益不好，医药费不能报销，所以这部分收入无法维持医院的日常开销。同时，陈旧的医疗设备、僵化的管理模式和松散的工作作风也无法适应市场竞争的需要。面对这些困难，医院领导应怎么办呢？

二、领导的措施

1. 做好内部的沟通，提高自身的竞争能力

A医院召开了全院职工大会，将当前的形势作一个简单明了的介绍，使大家有了危机感和竞争意识。同时，A医院制定规章制度，严肃劳动纪律；实行竞争上岗，制定奖惩条例；按照各个科室的具体情况，制定具体的承包标准。A医院的改革有了一定成效，表现在：

在服务方面，以前上班的时候常存在串岗现象，改革后，院部经常不定期到各个科室检查，发现串岗者立即进行处理，第一次罚款，第二次下岗。另外，在没实行承包前，有些科室为了减少工作量，常把一些危重病人推出去；承包后，大家都很积极主动地接收病患者。

在经济方面，按各个科室的收入情况来确定不同的工资提取比例，多余部分上交院部，从而避免了由于分工不同而造成的分配不均现象。

在硬件方面，A医院贷款490万美元购置了一大批先进仪器设备——螺旋CT、大型X光机、伽马刀、核磁共振仪等，使硬件设施齐备、完善。

在软件方面，A医院和上海的几家大医院、安徽医学院、蚌埠医学院附属医院结成合作医院。选派优秀的中青年骨干去进修，使各专业都有技术力量较强的学科带头人，形成较为合理的专业技术人才梯队，从而使先进齐全的医疗设备和先进的诊疗技术得到了有机结合。

2. 加强与外界的联系，树立医院在社会上的形象

设立普通门诊、专家门诊和特色门诊，以适应不同群体的要求。开办整形美容科、性病专科等特色门诊，扩大服务范围，迎合市场需求。同时进行大力宣传，在电视和报纸上做广告，扩大医院知名度。

建立“急救中心”，所有发生交通事故的病人和急救病人都可送来本院救治，从而无形中提高了A医院在同行业中的地位。

积极加强与当地其他单位的联系，通过提供更优质、更优惠的服务来吸引更多的单位把A医院列为医疗保险的定点单位。A医院附近有一家工厂，医改时，这家工厂把市人民医院列为定点单位，但市人民医院离工厂很远，而且就诊病人很多，看病不方便，职工颇有微词。A医院的领导抓住契机，主动上门联系，并且答应每年一次上门进行体检，收费方面给予优惠，终于使A医院成了这家工厂的医疗合同单位。

经过不懈的努力，A医院成为很多家企业的定点医疗单位，有了稳定的医疗业务。

三、圆满的结局

就这样，A医院的职工不仅工资问题解决了，而且福利方面比以前更好，最近还建造了B市第一流的门诊大楼。

通过改革，给外界的印象是，A医院的医疗水平高，设备先进，服务质量高，提到一些专科门诊首先想到的就是A医院。

所以，一个企业要发展得好，不但要自身条件好，对外的宣传和沟通也是很重要的，“酒好不怕巷子深”的时代已经过去了，沟通是现代企业生存必不可少的条件。

讨论：

1. A医院面对的问题是什么？根据这些问题提出你的一些想法。

2. A医院在进行组织内部沟通时考虑到哪些因素？是从哪几个方面着手进行的？取得的成效如何？

3. A医院进行外部沟通的必然性从哪几个方面体现出来？你对此有没有其他的建议或想法？

延伸阅读

与下属沟通的主要方式及要点

与下属沟通的方式	沟通要点
方式一：下达命令	1. 遵循5W1H原则； 2. 激发意愿； 3. 口吻平等，用词礼貌； 4. 确认下属理解； 5. 为下属提供支持； 6. 相应授权； 7. 让下属提出疑问； 8. 问下属会怎样做。
方式二：听取汇报	1. 充分运用倾听技巧； 2. 约定时间； 3. 当场对问题作出评价； 4. 及时指出问题； 5. 适时关注下属工作过程； 6. 主动听取下属汇报； 7. 恰当地给予下属评价。
方式三：商讨问题	1. 注意倾听； 2. 多使用鼓励性言辞； 3. 不要做暗示； 4. 不要评价； 5. 让下属来下结论； 6. 事先准备。

学训做一体化训练

与上级沟通的主要方式及要点

与上级沟通的方式	沟通要点
方式一：接受指示	1. 倾听； 2. 事先确认时间、时限； 3. 及时澄清不明白之处； 4. 首先接受，并表示执行； 5. 不要讨论。
方式二：汇报	1. 学会勤于报告； 2. 以点带面，从抽象到具体； 3. 突出中心，避免泛泛而谈； 4. 把握好分寸。
方式三：商讨问题	1. 事先约定商讨内容，做好准备； 2. 对事不对人； 3. 要用事实或数据说话； 4. 不要把自己的意愿强加于别人； 5. 重要决议事后要确认； 6. 注意当场形成决议的严密性。
方式四：表示不同意见	1. 不要发牢骚、抱怨； 2. 避免辩论； 3. 意见要具有建设性； 4. 避免情绪化。

部门间常见的沟通方式及特点

部门间沟通方式	出发点	行为特点
退缩方式	1. 别人的需求与愿望比自己的更为重要； 2. 别人享有的权利，自己却没有； 3. 认为别人比自己强。	1. 害怕得罪人； 2. 回避问题； 3. 说话拖泥带水； 4. 经常为自己找借口； 5. 过于谦卑。
侵略方式	1. 自己的需要、愿望比别人的更重要； 2. 自己享有的权利，别人却没有； 3. 自己的能力非常高，别人比不上自己。	1. 懂得维护自己的权利； 2. 不怕得罪人； 3. 忽视或否定别人的需要； 4. 过于自信。
积极方式	1. 坚持原则； 2. 遵守规则； 3. 捍卫自身的权利； 4. 尊重别人的行为； 5. 注重双赢。	1. 说话简明扼要； 2. 区别事实与意见； 3. 提供不带强制性的建议； 4. 提出对事不对人的建设性批评； 5. 尊重他人的想法、意见和见解。

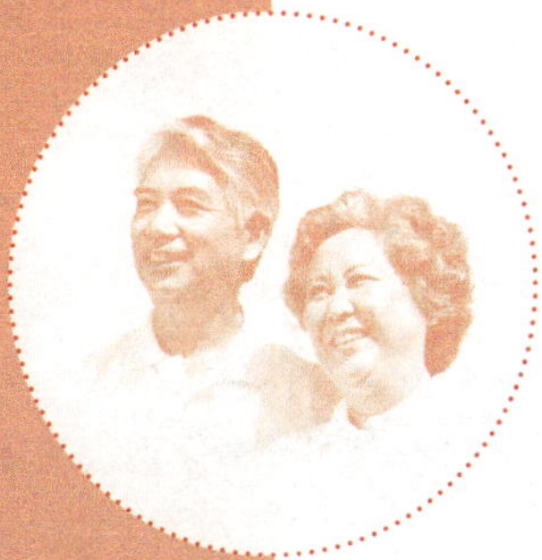

下篇

与老年人沟通方法与技巧

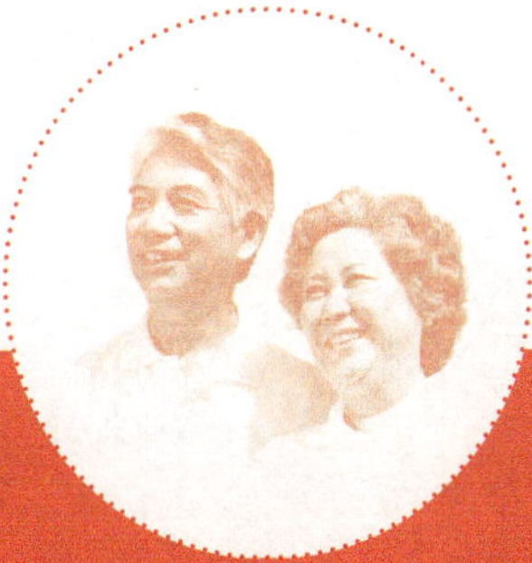

项目七

接待老年人沟通

学习目标

知识目标

- 认识接待老年人沟通的重要性
- 掌握老年服务工作礼仪，能与初次见面的老年人及家属沟通交流，取得好感与认同
- 能招呼老年人，指导其入院工作，取得老年人信任

素质目标

- 能够有包容力，接待不同性情的老年人
- 具有谦卑柔和的态度
- 能够保持积极心态应对突发事件

能力目标

- 掌握接待老年人沟通的技能
- 具备协调能力

任务一

掌握老年服务工作礼仪

情境导入

年轻活泼的养老护理员小王（女，22 岁）被告知明天将派她接待某重要官员刚从老家接到北京来养老的老年父母。她很开心，认为领导很信任她，晚上一回家就开始准备长裙和化妆品，准备趁难得的机会展示一下自己的职业形象。

任务描述

请根据上述情境，叙述在接待老年人的服务过程中，如何展示养老护理员的职业形象，以取得老年人及其家属的好感。

相关知识

一、养老服务人员职业形象塑造

养老服务人员的形象不仅仅代表着个人的形象，还代表着整个养老机构的形象，养老服务人员的一言一行将直接影响着养老机构的社会美誉度和影响力，因此，关注养老服务人员的职业形象可增强其职业素养，增进其与老年人沟通的程度，是其必修的基本课程之一。具体要求体现如下：

（一）注重自身的仪容

养老服务人员的发型应简单、大方，不留怪异发型。女士的发型要显示出自然、端庄之美。男士要经常剃须理发，头发保持清洁，不要留长发和胡须。在化妆上，女士可适当化些淡妆，既增加自信心，同时也塑造一个清新、赏心悦目的形象，给老年人以精神焕发的感觉，切忌浓妆艳抹。

对任何人而言，口齿的清洁与亲切悦耳的声音都具有莫大的魅力。养老服务人员在与老年人对话时，在互相注视对方五官的同时，也会注意到对方的唇部，因此，口齿的洁净是非常重要的。养老服务人员务必养成在上岗前照一照镜子、用餐完毕漱口的习惯，并彻底检查口红是否褪色，食物的残渣菜叶是否夹藏在齿缝中。

（二）注重自身的仪表

养老服务人员在工作期间需要穿着工作服，工作服应注意时常清洗，保持干净、整洁。由于医护人员要着白大褂接待老年人，其自身形象也影响老年人对其的信任度，因而更要保持服饰整洁。另外胸卡也应端正地别在左胸。

女士的打扮应和工作性质相称，千万不要过于花哨。女士应穿高筒或中筒连裤丝袜，色泽以肉色为宜（防寒时用黑色或深蓝色）。鞋子要有光泽，其他面料的鞋与鞋边保持干净，鞋跟不超过5厘米。注意走路时鞋跟不要发出很响的声音。

男士上衣扣子应全部扣好，衬衫的领口与袖口保持清洁，领带打正，裤子常洗常熨，口袋里不放太多东西。男士不能穿背心、短裤、拖鞋上岗，特别是夏天，不能贪图凉快就“衣衫不整”。

养老机构对工作人员的着装要求

为了规范员工的穿衣打扮，保持员工积极的精神状态，养老机构对员工的着装一般遵循以下的原则：

1. 医疗护理院的护理人员和专业职业人员要求穿工服。
2. 上班时一定要保证衣着整洁。
3. 不穿无袖的上衣和短裤。
4. 不穿有广告标志的服装。
5. 护理人员要穿长裤，裙子不能过短。
6. 鞋子要保证清洁，不许穿拖鞋和露出脚趾的鞋上班。
7. 头发要干净、清爽，胡须和头发不能过长。
8. 不过分化妆。
9. 不戴很显眼的首饰。
10. 在工作期间要佩戴胸牌，胸牌上要有明显的名字，便于他人称呼。

二、养老服务人员的举止礼仪

（一）注重自身的仪态

接待员在接待老年人时的行为举止，往往最能影响老年人的情绪，如果语言清晰文雅、举止落落大方、态度热情持重、动作干脆利落，会给老年人亲切、愉快、轻松、舒适的感觉；相反，举止轻浮、语言粗鲁、动作拖拉、漫不经心，则会使老年人产生厌烦心理。因而接待员更要注意自己的一言一行，一举一动。

站立姿势要自然、端正。接待员在站立时，可以将双手相握或叠放于腹前。双脚可以在以一条腿为重心的前提下，稍许叉开。

行进姿势要优雅、大方。接待员应当掌握的行进姿势的基本要点是：身体协调，姿势优美，步伐从容，步态平稳，步幅适中，步速均匀，走成直线。在陪同引导老年人上下楼梯、进出电梯、进出房门时应注意顺序性，引导手势要恰当到位。

（二）微笑要真诚、自然

微笑的妙用和魅力是人们颂之不绝的话题，自古至今，靠微笑扮靓自己、提升人格、感染周围的成功例子不胜枚举。像唐代杨贵妃的娇笑、媚笑，就是风韵，就是美酒，就是陶醉皇帝、演绎宫廷浪漫佳话的法宝。北京王府井大街百货大楼优秀营业员张秉贵，从业27年，就是靠和蔼的微笑服务赢得顾客赞誉，赢得个人和集体的光荣。

养老服务人员的微笑不仅能带给为病痛所困扰的老年人愉悦的心情，也能带给老年人以积极的力量，让其感受到养老机构友善、贴心的服务。

考考你，微笑种类知多少？

一、微笑的种类

(1) 真诚的微笑：发自内心真实感情的自然流露。

(2) 自信的微笑：这种微笑充满了一种自信，给人一种力量，让人有信任感。

(3) 职业的微笑：无论有没有微笑的动因，都要自觉地面带微笑。

(4) ____________________

(5) ____________________

(6) ____________________

二、微笑的练习

微笑也需要经过一定的练习。我们可以对着镜子练习微笑，寻找到自己最自然、最美好的笑容。

三、养老服务人员的接待礼节

接待服务工作中最基本的礼节有两大类：一类是体现在语言上的礼节，如称呼礼节、问候礼节、应答礼节；另一类是体现在行为举止上的礼节，如迎送礼节、操作礼节和次序礼节。

（一）体现在语言上的礼节

1. 称呼礼节

最为普通的称呼是“先生”、“太太”、“小姐”，当我们得悉宾客的姓名之后，“先生”、“太太”、“小姐”这三种称呼就可以以其姓氏和姓名搭配使用，如“李先生”。有职位和学位的先生，可在“先生”一词前冠以职位和学位，如“总裁先生”，或姓氏与职位、学位相联系、如“李总”、“张局长”等。在服务接待中，要切忌使用“喂”来招呼宾客。即使宾客离你较远也不能这样高声呼喊，而应主动上前恭敬称呼。

2. 问候礼节

问候礼节是指服务接待人员在工作中根据时间、场合和对象不同，选择不同的礼貌语言向宾客表示的亲切问候和关心。一天中不同的时刻遇见宾客可分别说“早上好”、“中午好”、“下午好”等。与来宾相见时应主动说“您好”、“欢迎光临”等。根据工作情况的需要，在使用上述问候语的同时，最好接上一些礼貌服务用语，如：“早上好，先生，您有什么事吩咐吗？”“您好，阿姨，需要我帮你提行李吗？”这样就会使对方备觉自然和亲切。作为服务接待工作人员，不仅要用普通话来表示对宾客的问候，还应掌握外语，向外宾表示问候。在向宾客道别或给宾客送行时，也应注意问候礼节，比如：“晚安”、“再会”、“明天见”、“祝您一路平安”。

3. 应答礼节

应答礼节是指服务接待人回答宾客问话时的礼节，应答宾客的询问时要站立说明，不能坐着回答。要思想集中，全神贯注地去聆听，不能侧身目视他处，心不在焉。交谈过程中要保持精神振作，不能垂头丧气，有气无力。说话应面带笑容，亲切热情，不能表情冷淡，反应迟钝，必要时还需借助表情和手势来沟通和加深理解。对宾客提出的问题要真正明白后再做适当的回答，绝不可以不懂装懂。告诉宾客随后再做回答的时候，届时一定要守信，绝不可以不负责任地抛之脑后，因为这是失礼的行为。回答宾客的问题时还要做到正确婉转，口齿清晰，语调柔和，声音大小适中，同时，还要注意在对话时停下手中的其他工作。在众多宾客询问时要从容不迫地一一作答，不能只顾一位，冷落了其他的人。对宾客的合理要求要迅速做出使其满意的答复。对宾客的过分或无理要求要能沉住气，婉言拒绝，如可以说："恐怕不行吧。""可能不会吧。""很抱歉，我无法满足您的这种要求。""这件事我需要去和主管商量一下。"要时时表现出热情、有教养、有风度。最后如果宾客称赞你的良好服务时，也千万不要在众人面流露出沾沾自喜的样子，更不能手舞足蹈，忘乎所以。而应保持头脑冷静，如微笑谦逊地回答："谢谢您的夸奖，这是我应该做的"等。

（二）体现在行为举止上的礼节

1. 迎送礼节

迎送是接待服务中最常见的礼仪活动。服务人员在接待来宾时需要注意迎送礼节。这种礼节不仅体现出我们对来宾的欢迎和重视，而且也反映了接待的规格和服务的周到。见到宾客光临应彬彬有礼地上前问候，表示热诚的欢迎。宾客坐的车辆抵达时，要热情相迎，车辆停妥后，应一手拉开车门，一手遮挡车门框上沿，以免客人头部碰到车顶门框架。宾客的行李物品要轻拿轻放，对贵重和易碎的物品切忌毫不在乎地随地乱丢和重压。接待团体宾客时，应连续向宾客点头致意，躬身施礼。如果来宾先致意，要及时鞠躬还礼。为了每一个宾客都能听到问候语，不要东张西望，注意力不集中。天下雨时要撑伞迎接，以防宾客被雨淋湿。帮助宾客提行李物品时，要主动热情，但同时应尊重宾客的意愿，凡宾客自己要提的物品，不要过分热情地去强行帮助。

2. 操作礼节

操作礼节是指服务接待人员在日常工作中的礼节。为了给宾客营造一个安静舒适的环境，要求每一个服务接待人员在工作场所保持安静，不得大声喧哗，更不得当众开玩笑、唱歌、打扑克或争吵。宾客有事召唤不能高声回答，若距离较远，可用点头示意表示自己能来服务。需要进入宾客房间时，须先轻声敲门并说："可以进来吗？"待征得许可后方能慢慢推门进入。敲门时动作不应过急过猛。应轻敲一次，稍等片刻再敲一次。需进入宾客房间与宾客说事时，应简明扼要，不得拖泥带水，延长逗留时间。平时不能利用工作之便去探问宾客的年龄、薪俸、婚姻状况、家庭情况等私事，因为这些都是不礼貌的行为。在工作中发生不小心打坏茶杯等物品时，要及时表示歉意，马上清扫更换。宾客不小心损坏易耗品时应给予安慰，并立即给予更换。不得在宾客面前流露厌烦的情绪和责备的口气。服务接待人员之间应真诚团结，默契配合，即使有意见，有矛盾，也不要在宾客面前流露，在任何情况和场合下都需有自控情感和行为的能力。只有这样才能保证在操作工作中不致失礼。

3. 次序礼节

次序礼节是指在公关活动中，特别在重要的礼仪场合，为了体现参与者的身份、地位、年龄等差别，给予某些公众以必要的尊重，或者为了体现所有参与者一律平等，而按一定的惯例或规则对其进行排列的礼仪规范。常见的礼宾次序有两大类：一类是旨在明确区分参与者的不对等关系；另一类是为了显示所有参与者在权利地位上的一律平等。

礼宾次序所体现的是服务人员对来宾的礼貌和尊重，它是一个极为敏感的问题，要求平等和尊重。在一般情况下，应根据声望、资历和年龄为礼宾次序来接待。

总之，养老服务人员做好接待这一环节，也就是帮助养老服务机构打造了优质服务的第一站。

同步训练

根据上述情境，分组进行角色扮演：

1. 扮演“老年父母”的同学以恰当的方式展示老年人的特点与喜好。

2. 扮演“小王”的同学以恰当的方式展示她理解的职业形象，并与“老年父母”交流，收集资料，确定并解决老人的问题。

可根据自己的知识及想象适当发挥。

任务二

接待老年人咨询

情境导入

马奶奶，今年78岁，尚可自理。由于子女都在外地，老伴王爷爷近两年身体不好需要人照顾，马奶奶想到养老院先了解一下入住的条件、居住环境、相关费用和要求，看看是否适合王爷爷入住。马奶奶带上了她多年的邻居、一位比较苛刻严厉的中年女士，来到了养老院的接待中心，接待员小欣负责接待马奶奶和她的邻居。

任务描述

请根据上述情境，扮演接待员，运用咨询技巧，深入沟通，充分了解老年人的需求，并介绍适当的老年服务产品。

相关知识

一、咨询人员的要求

咨询工作是服务的重要环节。咨询工作强调咨询人员的个人素质和对老年人的尊重。为什么强调个人素质？因为，只有具备了这样的素质，才能将公司的形象与产品，通过自己向顾客介绍并使之接受，这一切都来源于个人的素质与思维方式的活跃性，以及应变能力的综合体现。我们强调尊重老年人，因为如果不懂得尊重他人，便会产生负面的影响，同时也会让大家失去团结和凝聚力，从而影响到工作的质量。因为如果情绪不好，工作态度不积极，就有可能失去一个顾客，这是工作的重点。

要成为优秀的咨询人员，光有聪明的头脑还不够，还应具备以下两个先决条件：

（一）语言表达要有技巧

咨询人员的语言表达应讲究技巧，注意在提高效果上做文章。一是讲话条理清楚，层次分明，重点突出，易于对方领会。二是说话要幽默风趣，使对方听得满心欢喜，乃至开怀大笑，大有“听君一席话，胜读十年书”之感。三是谈话要带表情，真挚动人，声情并茂，用温情打动顾客。应该使用普通话，说话要保持柔和，切忌大声。在向顾客推荐产品时，应始终保持一种商量的口吻，避免用命令和乞求的语气。同时，有意识地使用停顿和重复。停顿会使消费者回顾起你推荐的产品和信息，重复会使你推荐商品的特殊优点给顾客留下更深的印象。

（二）要有较强的自我控制能力

较强的自我控制能力实际上就是要求咨询人员不管遇到什么样的人和突然事件，都能够控制自己的情感，调节自己的言行。接待员要始终控制住自己的情绪，千万不能和咨询者发生冲突。

如何让对方接受你的观点？

- 倾听对方的谈话。
- 不要打断对方的话。
- 讲话不要带有挑衅的味道。
- 不要急于说出自己的观点。
- 重复对方的观点。
- 坚持关键的观点。
- 不要偏离主题。
- 对方在阐述其他观点时，你最好表示赞同。
- 不要急于让对方接受，要听取对方的意见。

二、入院咨询老年人的接待沟通

老年人的入院咨询方式包括电话咨询和实地考察咨询，这两种方式都会直接影响到老年人对养老机构的信任，因此是工作的重要环节。

（一）电话咨询

首先，充分了解咨询者的身份，确定是老年人本人、家属，还是代他人咨询？然后，根据咨询者所提供的基本信息，向其说明老年人可能所需的护理级别。若符合入院标准，可进一步邀请咨询者参观老年公寓，进行实地考察，并介绍院内规模、养老服务产品及设施设备；若有入住意向，接待员可填写“老年公寓入住咨询登记表”，详细记录有关信息，告之前台上班时间并欢迎、期待咨询者的实地参观。

咨询老年人的基本信息

丈夫姓名：__________ 年龄：__________

出生年月：__________ 联系电话：__________

妻子姓名：__________ 年龄：__________

出生年月：__________ 联系电话：__________

儿子姓名：__________ 联系电话：__________

女儿姓名：__________ 联系电话：__________

家庭成员现状：

老年人独居 □

夫妻（老年人）单独居住 □

夫妻（老年人）与子女同住 □

老年人身体自理能力：

丈夫：自理 □ 半自理 □ 不能自理 □

妻子：自理 □ 半自理 □ 不能自理 □

疾病史：

丈夫：心脏病 □ 糖尿病 □ 其他：__________

妻子：心脏病 □ 糖尿病 □ 其他：__________

家庭环境：

居住环境差 □ 居住环境一般 □ 居住环境良好 □

退休工资状况：

1 000～1 500 元/月 □ 1 500～2 000 元/月 □

2 000～2 500 元/月 □ 2 500～3 000 元/月 □

（二）实地考察咨询

首先向咨询者提供一份简介，介绍院内所具有的设施配置、房型、养老服务产品、收费标准，并根据咨询者提供的老年人基本信息拟订老年人护理级别及大概所需费用；然后带领咨询者参观院内环境、房型并解说房间内的设施配置；若老年人有入住意愿，接待员应先请咨询者填写“老年公寓住养人家庭与经济情况评估表”和“赡养人家庭与经济情况评估表”等。

经评估符合入院要求的，接待员可与咨询者约定办理入院手续时间及入院时应带的证件（老年人一个月以内的县级以上人民医院健康体检证明、老年人及其赡养人的身份证和户口本、老年人近照）和可带的物品。接待员应提前告知咨询者，老年人入住前应先进行入住老年人“生活自理能力评估标准”的护理级别鉴定，而且老年人入住后有一个月的适应期及观察期（观察老年人是否适应老年公寓的生活模式，是否适合该护理级别）。

总之，接待老年人，首先要听清楚、理解和明白老年人在说什么，想表达什么。其次要明确老年人想知道什么，需要护理员为他做什么。要懂得怎样对老年人提问题。要引导性地提问，智慧地回答。要耐心倾听老年人的病情，了解全面，并对老年人的病情适当告知。

三、入住老年人的接待沟通

申请入住养老机构的老年人，一般需要经过以下流程，才能正式入住。

（1）申请。凡年满65周岁，本人自愿、家属同意（子女意见不统一的老年人慎收，若日后发生事故，责任不好确定），居民户籍，无传染性疾病、精神性疾病、痴呆、健忘且影响他人正常生活的疾病的老年人均可申请入院。

（2）接待咨询。老年人入院时接待员应首先表示欢迎，有礼貌地询问老年人姓名并作称呼，主动搀扶老年人就座，询问老年人的要求，亲切介绍院内环境、作息时间和注意事项，查看所带证件，并要求家属阅读《养老机构入住协议书》、《老年公寓入住告知书》等签约文书。

（3）告知。接待员凭级别鉴定表与家属签订《养老机构入住协议书》、《老年公寓入住告知书》。

（4）信息录入。签订完毕后及时将老年人个人信息、家属通信信息及其他相关信息录入电脑，并检查信息是否正确，以便随时查询。

（5）缴费。待以上手续办好后，由接待员领家属到收费窗口缴纳费用。

（6）通知。接待员将老年人入住信息通知有关人员领取物品并安置妥当，告知各相关部门（医疗中心、餐饮部、公寓部、后勤部）。

（7）入住。由接待员护送老年人进入房间。

在机构内负责照护老年人的护理员，在接到老年人后，与接待员共同当面交代老年人房间的基本情况及物品（做好物品清单签收），并介绍楼层服务员、同房老年人，帮助老年人建立起桥梁关系，同时向家属了解老年人生活习惯、性格、爱好等，为老年人入院后的心理健康打好基础，并使老年人感受到尊重与重视，消除忧虑与恐惧心理，使老年人在老年公寓健康、快乐地安享晚年。

同步训练

根据上述情境，分组开展训练。

1. 热身活动

请你设想一下马奶奶及其邻居可能提出的问题，罗列如下：

（1）______________________________。

（2）______________________________。

（3）______________________________。

2. 角色扮演

（1）分别扮演马奶奶及其邻居的同学以恰当的方式展示她们的性格，表现出对养老机构的担忧和焦虑，并不断提出问题。

（2）扮演小欣的同学积极运用各种沟通技巧，争取对方的信任，并妥当回答问题。

可根据自己的知识及想象适当发挥。

3. 小组讨论

当你面对老年人及其家属提出的问题感到很茫然，不知道该如何回答时，应该怎么办？

任务三

拜访居家老年人

情境导入

应王女士的电话请求，居家养老服务公司派出护理员小兰和小强一起到她的母亲张奶奶家进行访问，陪伴老人两小时。小兰敲开了张奶奶的家门，一进屋子就感到空气中弥漫着一股难闻的气味……这时，她忍不住做出捂鼻捂嘴动作，并脱口而出："这是什么味道？好难闻！"眼看着张奶奶面色沉了下来，小强一把将她拉到门外，严厉批评她："你这样的言语和举动会深深地伤害到张奶奶，更不用说和她好好沟通啦！"

任务描述

请根据上述情境，做好上门拜访居家老年人前需要的准备工作，陈述克服自己的偏见和不适应的方法，运用沟通技巧，取得老年人的好感。

相关知识

拜访居家老年人是居家养老服务的一项重要工作，需要工作人员具备较高综合能力和素养。尤其是初次进入老年人的居家环境，对工作人员来说是陌生的、被动的，不同老年人的态度和接纳程度也会有很大差异。在实际工作中，如果工作人员做得不妥帖，或者不到位，甚至出现有失身份的举止，将会导致老年人的反感和拒绝，而无法开展工作。在拜访居家老年人的时候，工作人员需要提前做好准备、积累经验，以提供更好的服务。

一、需求调查

进入居家老年人家庭之前，要搞清楚目的是什么，因为这决定了谈话的内容会有所不同。例如，进入居家老年人家庭是为了更加了解老年人的具体服务需求，那么工作人员就需要提前准备好需求问卷，以尽快熟悉老年人的相关信息，了解老年人的服务需求。在用需求问卷沟通时，应该注意的技巧包括：

（1）问卷的整体时间不要超过半小时，不然老年人容易不耐烦，也容易疲劳，导致身体不舒服，影响需求问卷调研。

（2）工作人员尽量不要用刻板的问话方式进行问卷调研，那样老年人会觉得很枯燥。工作人员可以提前多做点功课，把要问的问题进行梳理，以聊天的内容形式与老年人交流，及时做好记录。

二、拜访准备工作

（一）时间准备

无论是家访或者医院探访，在拜访服务对象前，首先要为自己安排足够、合适的探访时间。不要因为自己的准备不充分而耽误，或者把拜访时间预约在吃饭的时候，或者由于自己的时间安排不妥，导致到吃饭时都不能把事情办完。

（二）做好联络工作

在拜访前，务必与服务对象联络清楚，要明确告知拜访的目的、日期和时间，并询问是否有特别的需要或者注意事项。

（三）信息准备

在拜访前，尽可能收集现有的客户资料，了解服务对象的基本情况、居住环境和可能的问题等，尤其要了解到服务对象可能的特性，例如有残疾、高龄、失能等状态。

（四）专业准备

充分运用自己的专业知识，预测服务对象的可能问题，设计可能的解决方案，准备好必要的资料或者物品。同时，要为服务对象做适当的谈话技巧准备，针对可能遇到的困难或者异议，提前想好适当的沟通技巧，并明确到底要解决什么问题，同时要想好要向服务对象传递何种信息，提供怎样的服务。

（五）心理准备

将自己调整到最佳的状态，充满自信，用愉快、轻松的心情去感染老年人，用活泼、积极的态度去影响老年人。

（六）礼仪准备

根据对客户的初步了解和判断，做好衣着、服饰和相关礼仪准备。

三、拜访注意事项

工作人员在进入居家老年人家时，需要注意的操作要点包括：

（1）工作人员首先要有意识地观察老年人的居家环境。居家环境会传递出很多相关老年人的信息，如文化背景、风俗习惯、经济状况等。进入居家老年人家时，可以询问老年人家庭情况，但不要在没有建立起深入关系的时候，轻易碰触家庭矛盾问题。

（2）与居家老年人沟通，要更具耐心，更善于倾听。因为居家老年人可能长期很少有人探访，急于找人倾诉。

（3）进入居家老年人家时，要注意老年人的生活习惯以及作息时间。工作人员要控制好交流时间，不要让老年人产生反感，也不要打乱他们的生活作息。

同步训练

根据上述情境，请开展小组讨论：

1. 小兰和小强犯了什么沟通错误？
2. 如果你是准备上门服务的养老护理员，你该怎么做？

项目小结

接待老年人沟通项目包括掌握老年服务工作礼仪、接待老年人咨询和拜访居家老年人三个任务。本项目主要内容包括认识老年服务工作人员的职业形象、训练良好的举止礼仪、做好咨询与上门拜访前的准备工作、运用咨询技巧深入沟通等，以充分了解老年人的需求，并取得老年人及其家属的好感与信任。

学训做一体化训练

思考练习

1. 养老机构工作人员的着装原则是什么？
2. 养老护理员的个人着装爱好怎样与岗位需求相协调？
3. 拜访居家老年人需要做哪些准备工作？
4. 拜访居家老年人时的注意事项有哪些？
5. 初次给居家老年人上门提供服务时，如何克服自己的偏见和不适应？
6. 常用的礼貌服务用语有哪些？

案例分析

1. 齐大爷，今年 83 岁，2014 年丧偶，希望能够进入养老机构养老。但是由于行动不便，需要养老机构的工作人员先到齐大爷家里去评估，然后根据评估提供适合齐大爷的养老方案和服务。如果你是一名养老机构的工作人员，你将怎样处理？

2. 有一个为人善良的骑士，在一个大雪纷飞的夜里跟着部队前进。在走过一座桥时，他看见一个老人畏缩着身子靠在桥边。当他经过老人身边时，老人突然开口说："好心的人，请带上我吧！我实在走不动了。"骑士把差不多冻僵的老人扶上马，并将老人送到了目的地。在老人的家里，骑士问老人："我前面过去很多骑士，你怎么没有让他们载您一程呢？"老人回答："因为我从他们的眼神里看到的是冰冷，他们根本不会关心别人怎么样，所以问也是白问。而我从你的眼睛里看到了仁慈和温暖，我知道你一定会帮我的。"听完老人的话，骑士高兴地走了。请分析为何老人能识别出善良的骑士？

延伸阅读

服务老人，沟通很重要①

在敬老院里，护工无疑是最重要，也是最难当的角色。记者近日走进了石排镇唯一的一家敬老院——石排镇敬老院，了解了该院护工们的酸甜苦辣……

现在石排镇敬老院里，有四名工作时间都有1年多的护工陪伴着9位老人。“我们是老人们的看护、朋友，也是她们的‘女儿’。”“我对现在的工作很满意。”护工王丽芬对记者说。敬老院三餐的时间是早上7点、中午11点、晚上5点，所以她们早上5点半左右就开始准备早饭，早饭后，她们又要打扫卫生、出去买菜做中餐、陪这些“老小孩儿”玩、做晚饭……如此，一年又一年。“照顾老人还不能有闪失，需要细心、耐心和爱心。”王丽芬说。

“老人饭菜可有‘讲究’了”

经事先了解，记者特地在11点的午饭时间到达敬老院，趁午饭时间，与王丽芬闲谈。今天是轮休的日子，只有王丽芬和另一个同事上班。忙完老人们的饭菜，她们才能坐在院子的石桌旁吃饭，过程中还不时环视散坐在院中吃饭的老人。“这些老人现在还都可以自己吃饭，她们也不愿意我们喂她们吃饭。但我们还是担心她们吃饭的时候会不小心呛到，所以都会照看一下。”王丽芬说。

“早饭之后，有些老人会再继续睡一下，我们两个就一个人负责打扫卫生，一个人出去买菜。”接着，王丽芬讲起了“做菜经”：“老人饭菜可有‘讲究’了，每日三餐的配菜都有讲究的，老人牙口一般都不太好，饭一般都会稍软些，菜都要做久一些，这样老人容易咀嚼。我们这里的菜一般都比较清淡，油水太多怕老人肠胃不适应。”

“要想想怎么哄莫婆婆换衣服了”

吃过午饭，老人们稍微活动一下便去午睡了。王丽芬跟同事一人清洗老人们的碗筷，一人收拾老人们吃饭时掉落的饭菜。“今天阳光很好，我准备下午给她们洗洗衣服、晒晒被子。不过我要想想怎么哄莫婆婆换衣服了。”王丽芬边刷碗边笑着说。原来，院里有一位叫莫桂开的老人，总是不愿意换衣服，也不洗。她的衣服每次都是工作人员“软硬兼施”地给换的，如果问她换了没有，她会说“已经换过了”，或者“还干净，不用换”。为了老人的健康，王丽芬她们经常要做好“充足”的准备，应付这些“老小孩儿”。

王丽芬回忆说，当初在电视上看到敬老院的招工广告时，她还在镇里的工厂打工，并没做过类似服务类的工作。“到我来应聘的时候才发现，其实很少人愿意做这份工作。因为照顾老人不能有闪失，需要细心、耐心和爱心。其他的我不敢讲，但我觉得自己很有耐心，所以我就决定做这份

学训做一体化训练

---

① 参见 http：//news. sun0769. com/dg/sh/201111/t20111107_1230417-1，shtml，2011-11-07。

工作了。”从她灿烂的笑容、温柔的语气中，记者也能感受到她对待老人的那份耐心。

敬老院的院长黄庆达告诉记者，院里的老人们多数都比较听话，但是“有些性格稍微古怪些的，也着实把社工们‘折腾’得不轻”。年纪最大的老人叶奶奶，之前已被医生确诊患有狂躁症，这里的每一个人都被她骂过，而且骂的时候难以休止。她经常下半夜两三点，走出房间骂人。“她一喊我们就赶紧过去劝她，但是老人家的脾气有时太固执，而且她年纪又大，我们也不好再多说什么。好在其他的老人家也都能理解她，虽然都被吵醒，也不会为难我们。”王丽芬说。

“交流沟通很重要、很重要”

随着老人们年纪的增长，身上的病痛不时发作的几率也随之增加。王丽芬说已经有过几次半夜被救助铃“吓醒”的经历。“这些高龄老人，什么时候突然发病很难讲。第一次经历的时候我慌得不行，现在已经能够做好紧急处理了。”王丽芬显然已经适应了这些深夜的“突发状况”。

王丽芬正跟记者谈着，活动室里突然传来了一阵争吵。一问是柳婆婆与莫婆婆在争遥控器。原来是莫婆婆看到电视里的情节，勾起了思女之情，要换台，柳婆婆不同意。王丽芬赶忙过来“劝架”，她在莫婆婆耳边说了几句，莫婆婆就乖乖放下了遥控器。“莫婆婆很早以前认过一个女儿。直到现在，这位干女儿还时常过来看望她，如果她没有空，她丈夫也会抽空过来。我跟她说她要是再不听话，女儿就不来看她了。”王丽芬顽皮地笑了下说，“老人都是自己找乐子，就像孩子一样，如果长期缺少沟通和交流，很容易产生郁闷情绪。所以，交流沟通很重要、很重要。有些善意的谎言，也会让老人们高兴半天。”

在王丽芬看来，虽然老人中大多意识不太清楚，说话也都不太利索，但是，她还是很喜欢跟老人们聊天。“她们讲的笑话，其实真的很好笑。她们年轻时经历过的，都是我们不了解的，很多过去有趣的事情，听起来很有味道。”一年多来，王丽芬始终充当着听众，帮助老人排遣倾诉的欲望。“这一年多来，我生活得很开心。对这份工作，我也感到很满意，没有选错。”

黄院长说，目前老人们的状况都还不错，随着年龄的增长，她们中的很多人可能会行动不便，到时护工们的工作可能会更加辛苦和忙碌。“她们现在是政府的三类合同工，工资并不高，但却很有工作热情。照顾老人的工作并不简单，我在这里工作这么多年，都还要向她们学习。”

不为赚钱的理发师①

在东风路东风社区卫生服务站旁的小巷里，有一位个子不高、身形消瘦的古稀老人，开了一个“理发店”，很简陋，仅一张凳子、一面镜子。

这位73岁的老人名叫谢仿程，当记者来到这个简陋的“理发店”时，

① 参见 http://cq.sina.com.cn/news/social/2012-04-25/35269.html。

他正低头为一位老人认真地理着发，他个子矮、瘦，却动作敏捷。记者看到老人的眼里却常流着眼泪。

“年纪大了，帮人理发多了，难免眼睛不好使，所以才流泪。”当他感到眼睛疲劳时就坐下来跟人聊聊天。

“我从1997年开始就在这帮人理发了，反正在家也没事。”据老人介绍，他有三个女儿和一个儿子，三个女儿都已嫁人，儿子也成家了，目前他和老伴就住在儿子那。虽说儿子收入不高，但是老人也无后顾之忧。每天早上9点多，他就从家里出来，到了中午就回去睡个午觉，到下午3点多再出来。

“‘文革’前我就是干这行的，如今老了没事做了，还能拿起剪刀，就想到帮人理理发。”在这一带，几乎所有的老人都认识他，他给人理发不图钱，对一些家庭困难的老人，他甚至免费为他们理发。

“在别的地方理发最少也要五元钱，在我这也有人给我一元两元钱的，有些没钱的我都不要钱，毕竟人家也不容易。”老人说。

除了理发，老人还有一项“工作”：帮别的老人照看孩子，甚至帮忙送回家。

离别前老人告诉记者：“只要还能为别人做点事情，让自己开心，每一天就很精彩。”

项目八

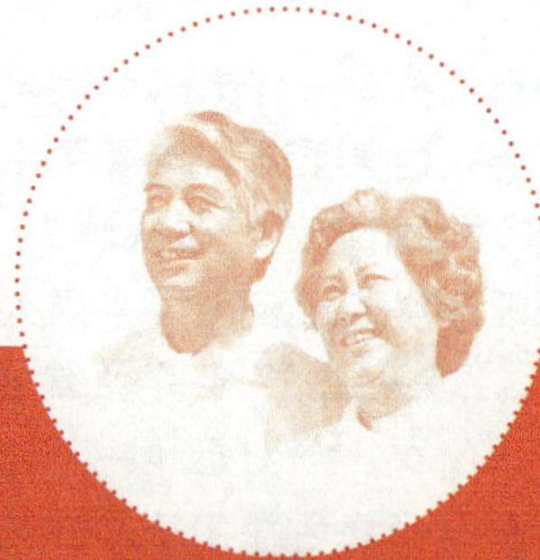

老年人照护沟通

学习目标

知识目标

- 掌握老年人的生理、心理特点与常见疾病
- 掌握与老年人沟通的要求及常用技巧
- 掌握治疗性沟通的目的及过程

素质目标

- 具有谦虚柔和的态度
- 能够保持积极心态应对突发事件

能力目标

- 能与老年人良好沟通，让老年人配合照护工作
- 能够恰当地交谈，对患有慢性疾病的老年人开展健康教育

任务一

掌握老年人特点

情境导入

下午巡房时，护理员欢欢看到做完骨髓穿刺检查的张奶奶蜷曲着身体躺在床上，身体由于哭泣而微微地颤动。于是，欢欢问："张奶奶，您为什么不开心啊？（没等病人回答，又接着说）噢，我知道了，您一定是担心今早医生为您做的骨髓检查。您是不是认为这说明您的病很重？我认为您现在需要做的事情就是：尽快忘掉那件事，这样您的心情就会好些了。"张奶奶听了，生气地扭过头去……

任务描述

请根据上述情境，说出老年人的生理特征、心理特征、常见疾病以及反应，正确理解老年人的特征及性格，为与老年人良好沟通建立基础。

相关知识

一、老年人生理特征

人到老年，由于身体各器官组织自然老化，器官功能逐渐衰退，新陈代谢过程变慢，身体活动能力下降，从而使老年人好静不好动，活动相对减少，这就进一步促进了老化的发展。老年人的身高、体重、脂肪、牙齿、皮肤、骨骼等形态上都会发生改变，身体的适应力逐渐减弱、储蓄能力下降、反应性降低，各器官系统也发生变化。老年人及时认识和了解自身的生理特点及体育锻炼对身体各器官系统的良好影响，根据实际情况科学地进行体育锻炼，可有效地增进健康、减缓衰老过程，起到延年益寿的良好作用。

（一）神经系统

老年人神经系统生理机能随年龄增加会发生许多变化，包括感受器退化、中枢处理信息的能力降低、平衡能力和神经系统的工作能力下降，表现为视力、听力下降，记忆力减退，对刺激反应迟钝，容易疲劳，恢复速度减慢等。

中枢处理信息能力下降的主要原因是大量神经细胞萎缩和死亡。老年人脊髓运动神经元数目减少37%，神经冲动的传导速度减慢10%，因而使神经肌肉活动能力受影响，表现单纯反应时和复杂反应时变慢，运动时延长。65岁的老年人反应时比20岁年轻人延长了50%。老年人由于脑干和小脑中细胞数量减少，中枢肾上腺素系统发生退行性变化，神经系统内的去甲肾上腺素水平逐渐降低，小脑皮质β-肾上腺素能受体密度降低，加上外周本体感受器机能下降，限制了精确地控制身体运动的能力，导致平衡能力和运动协调性减退，容易跌倒。由于脑动脉硬化和椎动脉血流受阻，老年人中有15%～24%的人会出现体位性低血压。

（二）运动系统

1. 骨骼肌

在衰老过程中，骨骼肌会发生显著的退行性变化。其特征是肌纤维的体积和数量减少，尤其是下肢肌的快肌衰退更明显。伴随着肌肉体积的减小，肌肉力量也下降。因而老人的动作灵活性、协调性及动作速度都会下降。

2. 关节

随着年龄增长，关节的稳定性和活动性逐渐变差。衰老常伴有胶原纤维降解，关节软骨厚度减小及钙化、弹性丧失，滑膜面纤维化、关节面退化。骨关节的变性会使关节僵硬，活动范围受限制。

3. 骨骼

骨质疏松是老年人较普遍发生的现象，尤其是绝经后的妇女更普遍。患有骨质疏松症的人极易发生骨折。据第14届国际老年学术会议（1989）报道，绝经后的妇女至少有1/4发生骨质疏松，70岁以后其中40%发生过骨折。骨质疏松症的发生是一个渐进的过程。女子约从30岁开始骨中矿物质逐渐丢失，而男子约从50岁才开始。麦卡阿特尔报道，60岁以上的老年人骨矿物质的丢失及多孔疏松，会导致骨质量减少30%～50%。随着年龄增长，骨质疏松会引起骨密度和抗张强度下降，使骨折发病率也随之升高。脊柱、髋部、腕部是骨折的易发部位，而髋部骨折在老年人尤为多见。

（三）心血管系统

衰老使氧运输和氧摄取的能力都下降。人的最大摄氧量约在20岁，以后逐年降低，到65岁时下降30%～40%。有氧能力的下降受氧运输系统的中枢机制和外周机制功能下降的影响。

随着年龄增长，静息时心率的变化很小，而最大心率却下降。25岁的青年最大心率（最大心率=220－年龄）为195次/分，而65岁老人则下降到155～160次/分。老年人最大心率下降的原因可能是交感神经活动减弱，传至窦房结的神经冲动减少所致。

一般来说，老年人的心脏容积仍保持不变，但静息时的每搏输出量减少，在力竭性工作时老年人的每搏输出量比青年人少10%～20%。这反映了伴随衰老过程，老年人心肌细胞萎缩、冠状动脉出现粥样硬化、左室舒缩功能减弱、心肌灌血不足及收缩力下降。由于最大心率降低和每搏输出量减少，所以心输出量也随年龄的增长而降低。65岁老人的最大心输出量比25岁的青年人低30%～40%。

大血管和心脏弹性随年龄增长而减低。血管硬化增加了血流的外周阻力，增大了心脏的后负荷，使心肌的摄氧量增加。冠状动脉粥样硬化会引起心肌缺氧，外周阻力较高也使安静时和最大运动时的收缩压升高，但舒张压变化甚小。由于老年人心血管系统的生理功能明显减退，所以在剧烈运动时，老年人的心率和血压会急剧增加，成为心血管意外的重要诱因之一。

最大动静脉氧差随年龄增长而趋向减少。其减少的原因可能与体能水平下降、动脉氧饱和度下降、肌红蛋白的含量减少、外周血流分配不足、组织中氧化酶系统的活性减弱等因素有关。随着年龄增长，组织毛细血管数量下降及肌纤维萎缩，使毛细血管数量与肌纤维比值减小以及酶活性下降，所以氧利用率下降。

（四）呼吸系统

伴随着衰老，呼吸系统的结构和机能会产生不良的变化。这些变化表现为肺泡壁变薄、肺泡增大、肺毛细血管数目减少、肺组织的弹性下降、呼吸肌无力等，从而导致肺泡扩散的有效面积减小，肺残气量增加和肺活量下降。

静态和动态的肺功能指标随着年龄的增长而衰退。肺活量、最大通气量、时间肺活量等机能指标呈现进行性下降。有资料表明，老年男女的一秒钟用力呼气量分别以每年大约 32 毫升和 25 毫升的速度下降。老年男性第一秒时间肺活量从正常的 82%下降到 75%左右，女性则从 86%下降至略少于 80%。虽然随衰老的产生，呼吸系统机能下降，但 65 岁的健康老人仍具有相当程度的肺通气储备。

（五）血液系统

随着年龄的增长，老年人血液出现浓、黏、聚、凝的状态，临床上称之为高黏滞血症（HvS）。高黏滞血症可使微循环的血管形态、血液流变发生异常，直接影响组织、器官的生理功能。

血液的黏稠度主要取决于红细胞的压积、血浆黏度与红细胞的变形能力。随着年龄增长，老年人的纤维蛋白原增加，纤溶能力下降，从而血浆黏度增加。另外，机体造血机能下降会使血液中年轻的红细胞数量减少，衰老的红细胞数量增加，过氧化脂质在体内不断积聚以及血管的硬化等因素都引起血液黏度升高。红细胞变形能力是影响血黏度和血流阻力的重要因素。随着衰老过程的发展，红细胞膜弹性下降、血沉增加，导致变形能力下降。血液黏度的升高和红细胞的变形能力下降，使血液的流变性降低，循环阻力增加，心脏负担加重。因此，心输出量、有氧能力及清除代谢产物等机能都将减弱，成为诱发心血管疾病的主要因素。

（六）免疫系统

随着年龄的增长，免疫系统的功能显著降低。表现为免疫细胞数量的减少和活性的下降，T 细胞增殖反应、白细胞介素-2 水平、受体表达、信号传送及细胞毒作用等的下降。尤其是 T 细胞功能受到的影响更明显，功能性 T 细胞数量下降及 T 细胞亚群比值发生了改变。60 岁以上的老年人外周血中 T 淋巴细胞的数量会降至青年时期的 70%左右。这是由于胸腺随着年龄的增长发生退化所引起的。白细胞介素-2 对辅助性 T 细胞和抑制性 T 细胞的增殖、分化有重要作用。衰老过程会使白细胞介素-2 受体的数量、亲和力、表达等下降。白细胞介素-2 的减少对机体免疫反应有负面影响，会使 T 细胞信号传送减少，钙调节发生障碍。免疫系统功能衰退，直接影响老年人的身体健康。

（七）抗氧化系统

衰老机理的“自由基学说”认为自由基在人机体衰老过程中起重要作用。通常认为，过氧化脂质（LPO）含量表示自由基损伤的程度，而超氧化物歧化酶（SOD）活性反映身体内自由基清除系统的功能状况。人体各组织中的过氧化脂质会随年龄增长而升高，而细胞内的超氧化物歧化酶随年龄增长而逐渐下降。

（八）体成分和体重

随年龄增长，身体成分和身高发生显著的变化。40 岁左右身高开始下降，60 岁时身高约下降 6

厘米。60～80 岁时身高的下降速度加快，每 10 年降低 2 厘米。有人认为，多年从事负重工作的人身高下降速度较快。身高随年龄而降低是因为脊柱后凸（驼背）、椎间盘压缩、椎骨退化造成的。人的体重通常在 25～50 岁处于上升阶段，其后开始逐步下降。体重增加伴有体脂增加和去脂体重下降。男女老年人的体脂平均值分别约为 26%（男青年为 15%）和 38%（女青年为 25%）。

老年人的去脂体重较年轻人小，老年男性的去脂体重为 47～53 千克（青年男子为 56～59 千克），女性为 31～41 千克（青年女子为 38～42 千克）。身体活动能力随着年龄增长而逐渐下降，因而使去脂体重减少和体脂增加，这种体成分的改变将增加老年人发病率及生理机能减退。

（九）血脂代谢

血液中脂质水平增高称为高脂血症，它是动脉粥样硬化的启动因素。动脉粥样硬化是常见的老年性疾病。体内的胆固醇、甘油三酯及载脂蛋白等的代谢与动脉粥样硬化密切相关。高密度脂蛋白质—胆固醇具有促进外周组织胆固醇消除的作用，其增高有助于减少患动脉粥样硬化的风险。低密度脂蛋白质—胆固醇和血清总胆固醇的作用是将全身脂肪转向细胞，包括血管内皮细胞。当低密度脂蛋白—胆固醇被氧化时，容易形成动脉血块及脂肪斑块而导致动脉粥样硬化。所以低密度脂蛋白—胆固醇和极低密度脂蛋白质—胆固醇水平增高可增加动脉粥样硬化的发病率。

二、老年人常见疾病

老年人常见疾病包括糖尿病、关节炎、眼疾（白内障、青光眼、老花眼）、失禁、冠心病、脑血管病（中风）、老年痴呆症、帕金森病等。

老年人因为机体衰老，各种疾病明显增多。根据对中国城市 65 岁以上老年人进行的健康调查，老年人的疾病状况是很普遍的。老年人几乎没有完全健康的，他们几乎都受一种或几种疾病缠身的困扰。因此，作为护理员需要充分了解每一位老年人的疾病状况和特征，通过服务为老年人进行健康咨询或健康理疗。

老年人的疾病具有以下几个主要特征：

（1）对老年人来说，疾病很少是单一的，也就是说，往往是不同生理系统的疾病同时存在。比如由高血压引起的脑卒中，有肺气肿、冠心病，还有胃溃疡等。所以，老年人在医院被诊断出 5～6 种疾病的情况是很多见的。

（2）潜在性疾病众多而其症状却不稳定、明显。由于潜在性疾病的存在，往往发现一种疾病的同时，也可以把潜在性疾病诊断出来。

（3）在老年人中，某些疾病的症状极不典型。例如中年人经常会出现伴有剧烈胸痛发作的心肌梗死，但老年人几乎就没有这种症状，常常只是轻度的胸前不适感，这往往容易使疾病在不被察觉中而渐渐地严重和恶化。

（4）老年人的疾病多是慢性疾病，在治疗上也比较困难。一种疾病的出现，可以合并其他系统的疾病，例如，糖尿病的存在，容易引起动脉硬化和高血压等疾病。

三、老年人心理特征及性格

老年人退休后，角色、经济发生变化，生活圈子改变，与家人关系转变，生活目标转移，容易产生失落感、孤独感、无能感、焦虑感、缺乏安全感。

（一）老年人小心谨慎

1. 重视准确，忽视速度

心理学家发现：老年人在做一件事情时，往往比较重视完成任务的准确性，即比较注意避免犯错误，而对完成任务所花时间的长短并不是很在意。生活中老年人常常嫌年轻人做事毛手毛脚，不够踏实认真。

2. 不会轻易冒险

老年人表现在行动上的另一种小心谨慎就是做事稳扎稳打，轻易不愿冒风险。这也是一般人对老年人的一种印象深刻的看法。心理实验证实：老年人宁愿拿较低的工资，也不愿冒较大的风险去选择一份有机会得到高工资的工作。

（二）老年人“固执”

性格是一个人对自己、对别人、对周围的社会生活环境所持的一种态度和行为方式，是心理特征的一种稳定表现。进入老年期之后，人的活动能力和生理机能开始逐渐衰退。许多在年轻时意气风发、活泼向上的人，到了老年期之后就变得低沉、缓慢和淡漠。此外，老年人由于一生经历众多，经验丰富，因此性格特点就更为突出。随着时间的推移和个人思想的逐渐成熟，老年人的世界观、人生观和价值观都逐渐成形，有了自己独特的为人处世模式。那些不了解老年人身心特点和个性特点的人就会感觉老年人是越来越冥顽不化和固执己见了。

对于个性特点较为固执的老年人，有一种心理技巧和策略可以一试，就是低球技术。其具体做法就是：先提出一个较小的要求，待老年人接受了之后，接着再提出一个较大的要求，这个要求需要老年人付出比第一个要求更多的物质和精神代价。心理学的研究表明：使用低球技术比直接提出较大的要求更容易实现，并且为老年人接受。

（三）老年人爱“唠叨”

俗话说：树老根多，人老话多。老年人一旦上了年纪，说话就开始重复，就过去的一件小事也会唠叨个不停，而且对自己的想法和观点还深信不疑，不屈从别人的意见。

老年人由于生理衰老的原因，开始显得精力不够充沛，许多事情自己不能直接参与，或者无法再像年轻时那样从容和潇洒地把事情做得较为理想。因此，他们只好通过说话来表达自己内心的想法和情绪，这样他们才会觉得心里平衡。同时由于自尊心的强烈作用，老年人对于自己的态度和观点都会进行坚决维护，也就是心理学上说的自我防卫。这个时候，老年人为了排除寂寞，也会借助重复和唠叨的语言为自己的生活增添一点热闹的气氛。老年人最津津乐道的就是自己的陈年往事，自己以前取得的成绩，这都是为了能得到一点心灵上的慰藉，以解脱现实的空虚和无奈。

（四）老年人的“怀旧情绪”

对于过去的时光和以往美好时代的怀念之情，影响着全世界的老人们。这种现象也可以理解为多数老年人对不断变化、急剧动荡的当今时代感觉到无法适应，从而企图逃避现实的一种方式。

树高千尺，落叶归根。人到老年，仿佛思想就开始退步，不再像年轻时那样憧憬未来，而是开始对自己几十年走过的路进行回味和自我评价，说的话和做的事都带着浓厚的怀旧色彩。由于退休之后突然之间失去了奋斗的目标，生活的节奏也骤然放慢，老年人的心态渐渐地进入一种安详和宁静的停滞状态。

在心理上，由于老年人不太可能再获得新的、重大的成就和自豪感的满足，于是就转而进行自我的心里平衡的维护，这就自然而然地需要不断地去回忆和谈论自己一生中所取得的成就和荣誉。对于背井离乡在外生活了半辈子的老人们来说，只有对故乡和往事的怀念才是自己晚年生活中最美丽而又富有诗意的精彩篇章。儿时的朋友和玩伴，甚至家乡的饭菜，老家门口的一棵枣树，儿时玩的一种游戏等，都会引起老年人强烈的怀旧情绪。

许多老年人还会觉得和他们同辈的人相处更舒服，和那些曾经共度人生、轶事，特别是幼年一起长大的同伴在一起，他们会觉得更为亲切，因为他们之间有更多的共同语言、共同回忆。

（五）老年人的“返老还童”

有的老年人，虽然已年届花甲，生理机能日渐衰退，体力也大不如前，从外表看来已经是一个典型的老年人形象了，然而他们的内心和言行举止表现得却像一个不谙世事的小孩，如《射雕英雄传》中的老顽童周伯通一样。

这些老人与承认自己已经衰老的老年人不一样，他们的脾气和性格随着年龄的变大反而越来越幼稚，时常表现出与实际的生理年龄不相称的语言和行为。如：在自己的亲戚、朋友面前显得不拘小节，蛮不讲理；情绪激动，得理不饶人；对生活中的事物表现出前所未有的兴趣和好奇心；常主动要求别人过多的照顾和关怀；总是要求老伴或子女陪在身边；挑剔饮食；等等。

其实，老年人小孩化并不是什么坏现象，这种现象的出现不仅有科学道理，而且对其身心健康是极其有利的。

平日里，老年人如能够经常到室外走动走动，除可活动筋骨外，更重要的还可以接触阳光进而促成皮肤合成维生素 D，改善肠道对钙的吸收，减少骨质的丢失，同时也可防止骨质疏松症的发生。老年人经常参加一些有益的文娱活动，如唱戏、跳舞、垂钓、下棋等，更可使其身心愉悦，避免消极的自我暗示。此外，心理学家发现，儿童智力玩具也同样适用于老年人，因为老年人在玩玩具时，可以通过开动脑筋，积极思考而使大脑得到有效的运用，防止因疏于用脑而导致加快老化。

（六）老年人的依赖心理

许多老人的肺腑之言是，他们并不希望自己成为子女的负担。他们渴望自己在家庭中的角色和地位不会受到过大的挑战，他们依然希望自己在家庭中能发挥以前那种一家之主的作用，最起码应该受到别人的重视和注意。他们希望自己无论在经济上、情感上，还是在生活方面，都能是一个独立的自我。

由于生理和社会上的一些客观原因，老年人在独立性与依赖性两者之间的斗争中，会不自觉地向依赖性方面转化。一个老人通常都会想去操纵一位自认为比他强的人，这样他就会得到一位保护者，也就可以减少他内心的紧张和忧虑，得到一定的满足感。同时这位保护者还可以协助他面对那些具有威胁性的环境。一旦找到了这样的人，或当这些需求得到满足时，老人的心理压力便会大大减少，而且焦虑不安的感觉也会逐渐消失。

在老年人的老化过程中，有三种典型的依赖：

(1) 经济上的依赖：产生于老年人不再是一位家庭中的主要收入者，而必须依赖退休金与社会救济金或者是社会福利、家庭赠与时。

(2) 生理上的依赖：产生于当老人的身体功能逐渐衰退，而且不再允许他做那些必要的活动时，如散步、逛街购物、走亲访友等。

(3) 社交上的依赖：产生于当老人失去了在他生活中具有重要意义的人时，这种情况使得老人降低了对社会的认识，减低了个人的力量，并且限制了老年人的社会活动范围。

同步训练

请针对上述情境，开展小组讨论：

1. 欢欢犯了什么沟通错误？
2. 张奶奶为何不理睬欢欢？她对待骨髓穿刺检查的反应如何？她的性格怎么样？
3. 如果你是张奶奶的护理员，你打算怎样安慰张奶奶？

任务二

与老年人有效沟通

情境导入

下午巡房时，护理员欢欢看到做完骨髓穿刺检查的张奶奶蜷曲着身体躺在床上，身体由于哭泣而微微地颤动。于是，欢欢问："张奶奶，您为什么不开心啊？（没等病人回答，又接着说）噢，我知道了，您一定是担心今早医生为您做的骨髓检查。您是不是认为这说明您的病很重？我认为您现在需要做的事情就是：尽快忘掉那件事，这样您的心情就会好些了。"张奶奶听了，生气地扭过头去……

护理员兰兰见状后，走到张奶奶床前蹲下来，轻轻抚摸着奶奶的手背，说道："张奶奶，真是难为您了，早上的骨髓穿刺真的很痛啊，奶奶您好坚强啊！您现在还痛吗？我能帮帮您吗？"张奶奶听了，又抽泣了两声，抬起头看了看兰兰，说道："我好担心啊……"

任务描述

请根据上述情境，端正为老年人服务的态度，掌握与老年人的沟通技巧，充分认识与老年人的有效沟通方式，注意老年人的态度、心理活动及反馈。

相关知识

一、与老年人沟通的态度与技巧

与老年人沟通时，应该设身处地从老年人的角度去看和感受事物，并且正确地传达自己的理解，使老年人觉得被了解和接受，这是给老年人最大的支持力量。

与老年人沟通的态度特别要做到以下几点：

(1) 真挚：用坦诚的态度与对方交往，使他们感受到一种真挚的关心。

(2) 接纳：老年人大部分缺乏安全感，希望得到别人的关怀及接纳，故需以爱心及体谅去接纳他们。

(3) 尊重：老年人常感无用，容易产生自卑，应给予其明显尊重、支持，增强其自爱和自尊心，提升自我形象。

(4) 主动：老年人大多被动，自信心低，对人有戒心，因此要积极主动地接触他们，使他们感到被关心。

(5) 耐心：老年人多有一些不愉快的生活经验，需要耐心地聆听和处理。

(6) 个人化、独特性：每一老年人都应被视为独立的个体，有不同的特质与需要，除基本态度与技巧外，还要顺应情况，做出合宜的行动和表示，建立良好关系，达到所期望的效果。

与老年人沟通的原则是：亲切胜于亲热，态度胜于技术，多听胜于多说，了解胜于判断，同理胜于同情，理解胜于教训，启发胜于代劳。

“老吾老以及人之老，幼吾幼以及人之幼。”尊老爱幼是我们中华民族千百年来的传统美德，也是一种普遍的社会要求。当人的饮食温饱等生理需求得到了满足之后，人类最难忍受的大概就是孤独了。在日常生活中，我们每个人似乎都有接近他人、避免孤独的倾向。几乎没有人是愿意独自一人，与外界不相往来的。即使像鲁宾逊那样漂流孤岛，无法与人交往，也要养几只动物，以慰心理的寂寞。确实，每个人的生活离不开他人，离不开社会组织，个人的衣、食、住、行也都离不开社会，与他人的交往、交流是势在必行的。耄耋之年的老年人，也不愿意孤独终老，渴望得到关爱……

老年人最大的一个认知特点是：往事历历在目，近景一片模糊。几十年岁月的痕迹深深烙印在他们的心里，过往的苦难与欢乐，让他们沉浸在遥远的回忆中，是支撑他们生活的一个很重要的精神支柱。而眼前的人和事，他们却绝大部分都记不住多少。由于长期独居，加上过往的一些不愉快的经历可能给老年人留下了心理阴影，大多数的老年人性格孤僻、古怪。这就需要我们有加倍的热情和耐心，去融化老年人的心，取得老年人的信任……

那么，如何与老年人交谈？需要注意以下 9 个方面：

(1) 态度：要和蔼可亲，平易近人，脸上常带微笑，让老年人感受到你的亲切感。

(2) 位置：不要让老年人抬起头或远距离跟你说话，那样老年人会感觉你高高在上和难以亲近，应该近距离弯下腰去与老年人交谈，老年人才会觉得与你平等和觉得你重视他。

(3) 用心交流：你的眼睛要注视对方眼睛，你的视线不要游走不定，让老年人觉得你不关注他，同性间可以摸着对方的手交谈。

(4) 语言：说话的速度要相对慢些，语调要适中，有些老年人听力不好，则须大声点，另还要看对方表情和反应，去判断对方需要。

(5) 了解情况：要了解老年人的脾气、喜好，可以事先打听或在日后的相互接触中进一步慢慢了解。

(6) 话题选择：要选择老年人喜爱的话题，如家乡、亲人、年轻时的事、电视节目等，避免提及老年人不喜欢的话题，也可以先多说一下自己，让老年人信任你后再展开别的话题。

(7) 真诚的赞赏：人都渴望自己被肯定，老年人就像小孩一样，喜欢表扬、夸奖，所以，你要真诚、慷慨地多赞美他，他就高兴，谈话的气氛就会活跃很多。

（8）应变能力：万一有事谈得不如意或老年人情绪有变时，尽量不要劝说，先用手轻拍对方的手或肩膀进行安慰，稳定情绪，然后尽快扯开话题。

（9）有耐心：老年人一般比较唠叨，一点点事可以说很久，你不要表现出任何的不耐烦，要耐心地倾听老年人的诉说。

在我们与老年人接触的时候，还需要特别注意以下7个事项：

（1）安全永远要摆在第一位！要小心地滑，扶好老年人，掌握正确扶法；老年人坐轮椅去时，一定不要让轮椅动而导致坐空，推轮椅动作要缓慢，老年人的脚要放好，双手一定要放在大腿上，不要离开扶手的范围。

（2）老年人记性多数不好，避免问“你还记得我吗?”因为老年人不愿别人说他记性差，可改说“我又来看你啦!”，老年人觉得被重视了，会高兴得多。

（3）尊重老年人的习惯。不要动老年人房里的摆设和其他物品，如有人就爱把剪刀、药油摆在床上，有人爱把钱夹在报纸里等，提醒注意安全就可以。

（4）不要随便给老年人吃你带去的东西。记住糖尿病人要低糖，肾病和高血压患者要限盐等。

（5）做好活动的离房前准备。让老年人上厕所；给老年人多准备几张纸巾；在空调环境下和冬天，要给老年人多带一件外套，坐轮椅的带一条小毛巾被。

（6）时刻留意老年人变化，如冷、热、咳、渴、方便等，以便能及时做出处理。

（7）不要嫌弃老年人，要把老年人看成是自己的亲人，对他们关怀备至。

你怎么办？

（1）老年人不吃药——要先找出老年人不吃药的原因：是因为苦，因为难下咽，因为缺少了吃完药要吃的糖果，因为长期吃药吃厌烦了，还是别的原因呢？找到原因后，再慢慢耐心哄老年人吃药。记住了，是哄！

（2）老年人说头晕——也是要先了解老年人的病患史，如看有没有神经性头疼或是偏头疼等病史，如果是休息不好或是感冒引起的头晕可以用风油精和清凉油替老年人搽抹“太阳穴”、“人中穴”，并用大拇指按压老年人手腕内侧的“内关穴”。如果是低血糖引致的头晕，就马上冲杯葡萄糖水给老年人喝，再让老年人慢慢进食一点别的易消化食物。如果是房子或天气闷热所致的头晕，就要先通风再搽药油……

（3）老年人跌倒——千万不能马上把老年人扶起来。要问一下老年人跌到哪里了，检查过确实没有跌骨折后再小心把老年人扶起，一般的表皮外伤用淡盐水或酒精消毒后抹点万花油或碘伏，不要抹红汞！有骨折就不要搬动老年人，如果你对固定骨折部位的手法不娴熟的话，应先打电话求救……

（4）老年人哭了——同样要先找原因，要知道老年人为何事伤心，然后再慢慢耐心开导……

（5）老年人不吃饭——还是要找原因，了解是因为胃口不好、饭菜不合口味，还是因为有什么心事。然后再让老年人慢慢吃，不要强求老年人必须吃完，能吃几口是几口……

（6）对有心理障碍或自闭的老人，那就要了解老年人的“心结”和“死穴”，花很多的时间和耐心、爱心、关心去融化老年人的心，直到有一天老年人开口……

（7）真情投入，真心相待，老年人会懂你们、会喜欢你们、会同样爱你们的——只是可能他们表达的方式有所不同而已……

二、与老年人的有效沟通

有效沟通是指人与人之间心灵的交流，通过传递和接收信息使双方相互理解。

有效沟通需要遵循的基本原则是真情投入、真诚相待。只有敞开心扉、消除偏见，才能表达充分，接受全面。另外，注意语言和非语言信息的恰当融合。人与人之间，人与自然之间存在着一种亲和性。比如：悦耳的高音、明快的颜色会让人感到愉快，很自然地呈现出欢快的表情；低音、暗淡的颜色会令人产生压抑感，不自觉地呈现出悲伤的表情。总之，要有意识地调整自己，以“自然的我”，把真诚、善意和希望通过恰当得体的方式传递给对方，赢得好感及信任。让老年人切身感受到自己存在的价值，即自己是为家人、朋友或社会所关注、所需要、所理解、所接受的无可替代的人。

与老年人进行有效沟通的技巧包括以下几项：

（一）营造沟通机会，启发交流兴致

（1）主动与老人接触，可从打招呼、握手、日常问候开始。注意使用因人而异的礼貌称谓，必要时向老年人询问希望别人怎么称呼。初次见面要自我介绍，先开放自己，谈些自己的事，待取得老人信任后再展开其他的话题。

（2）营造与晚辈人接触的机会。每个人都是一部鲜活的历史，经历中孕育着经验，经验中蕴藏着智慧。每个老人都有着独特的人生经历及相对丰富的经验。晚辈人与老年人接触时要注意“多请教，少指教”，这也是发挥老有所为的重要途径。

（3）营造与同年龄交流的机会。同年龄间更易于相互理解。社区内应设置必要的交流空间，如露天休息亭、健身活动处、老年人俱乐部等，供老年人聚在一起聊天。

（二）知己知彼，适当调整自己和环境

1. 自我准备

自我准备包括自己目前对老年人所持的态度、自身状态及沟通能力。

护理员要换位思考，体谅对方的处境，理解对方的苦衷，看对方长处，至少不要嫌弃老年人。老年人一点事可以说很久，显得唠叨啰唆，我们要有足够耐心去接受。要顺应其状态及社会处境，避免带来不快。老年人记忆力减退，往事虽历历在目，近景却模糊不清，但不愿被别人说自己记性差，所以，再次见到老年人时，应避免问：“您还记得我吗?”而改为：“我又来看您了!”这样会让对方觉得自己被重视了，会更高兴。铭记与老年人沟通的原则：多听少说、多了解少判断、多启发少代劳。

人与人之间是相互影响的，特别是精神状态极富感染力和传播性。所以，我们自己先要充满活力和希望，留意自我形象，姿态端庄而放松，表情自然，面带微笑，声调洪亮，从气势上给对方力量和希望。

可恰当运用微笑、赞美、幽默等“润滑剂”。但是当老年人备受疾病折磨或极度痛苦时，应收敛笑容，给予关注的目光。对老年人的赞美要真诚得体，尽量具体，如衣着服饰、特色专长等。此外，幽默绝非油腔滑调，而是闪烁着智慧的光芒，风趣而不失尊重，在诙谐中化解紧张，消除抵触情绪，拉近距离。

2. 了解对方

要了解老年人的身心状态和生活习惯，特别是作息时间、兴趣及忌讳。由于退休后生活圈子改变，生活目标转移，与老人交说时应选择老有所乐、老有所为的话题，如：追忆往事、唠家常、谈保健等，且把握好时机。因为人心情愉快时，会不由自主地开放自己；而情绪低落时，就会情不自禁地封闭自己。

3. 环境准备

与老人交谈时，要保证充足的时间，提供安静舒适的环境，营造轻松活跃的氛围。要求通风良好，光线充足，双方都能清楚看到对方的脸，保持适当位置，距离以 1 米内为宜。通常未经老年人允许，不要随便挪动或摆弄其居室的摆设及物品。

（三）顺应老年人的沟通能力，努力达到沟通目的

1. 需了解老年人常见的沟通障碍

生理因素：视力、听力衰退，反应速度减慢，储蓄力下降而致说话气力不足，影响沟通效果。记忆力差而反复唠叨，容易导致对方厌烦，若表现出这种情绪，会使老年人有所顾虑而不敢畅所欲言。

心理因素：缺乏自信或对别人缺乏信任感，不敢与人沟通；自视过高、轻视别人，不屑与人沟通。

媒介因素：因方言或与年代相关的特色词汇而难以理解。

疾病因素：脑血管病、老年痴呆等会影响理解力及表达力，忧郁症会影响沟通意愿。

环境因素：不合时机、场所嘈杂狭窄、光线过强或过暗、周围气味难闻、空气污浊等。

2. 知道与老年人的沟通大致分两种情形：解决问题和闲暇聊天

解决问题主要表现在发现老年人衣食住行等日常生活不能正常进行，会影响身心健康时，如：老年人不吃饭、不睡觉、不吃药……就要及时沟通了解情况，查明原因，尽快改善，关键是找原因、找对策，解决老年人的实际问题。原因可涉及个人身心状态和环境等，如老年人不吃饭，可能是因为：胃口不好（不能吃），饭菜不合口味（不喜欢吃），有心事（不想吃），进餐时间与老人习惯不一致（吃不下）……

闲暇聊天可以根据老年人的日常习惯及身心状态，选择适宜的时机进行，关键是找话题、找机会，让老年人感到舒适和愉快。

3. 扮演好沟通环节中的多重角色，随机应变，善始善终

（1）扮演好发送者，运用启发式提问，简明清晰，言行一致地表达。

先开好头，礼貌打招呼。初次见面需做简单自我介绍。明确要说什么，若想了解对方感觉及需要，应选择开放式提问，抓住关键词。如："您感觉怎样?""您感觉哪里不舒服?""您觉得怎样做会好一些?"如此就可以给对方自由发言的机会，拓宽交谈范围。

要清晰地说，语速相对慢些，语调适中。若对方听力下降，要稍大声些，或靠近耳边说。

要言行一致，自己的身体是不会撒谎的，它总是在不由自主地配合着情感及思绪表达，不经意的举手投足都会流露出真情实感。心不在焉、一心两用或全神贯注一看便知。平时不妨稍加留意自己说话时的肢体表现，就会发现奥妙所在。在老年人面前，你会被看透！人越是处于弱势时，就越敏感。与老年人交谈时应近距离，弯下腰或坐下来，面对面，目光相对交谈，视线不要游走不定，左顾右盼，这样老年人才会觉得平等、被重视。

此外，针对有心理障碍或自闭倾向的老年人，要了解其"心结"，花更多时间，用加倍的耐心、

爱心去体贴、融化老年人的心，直到其开口说话。

对有语言障碍的老年人，必要时可想方设法共同商定替代手段，如利用手势、文字或图画、符号等替代常用言语。

(2) 扮演好接收者，细心观察，耐心倾听。

接收信息时，视觉和听觉担当主要角色。应通过全神贯注地察言观色，用心聆听，读懂对方肢体语言。观察内容主要包括活力强弱、感情起伏、言行不一致三方面。

活力强弱：若对方低头垂肩弓背，动作迟缓拖拉，说话有气无力，则提示活力较弱。反之，若仰头挺胸，动作轻快，声音洪亮，则显示精力充沛，更易于沟通。

感情起伏：肢体语言可淋漓尽致地展示人类感情，基本表情有六种：高兴、悲伤、恐惧、惊讶、愤怒和厌恶。人的各种情绪都会形成一股力量，需要得到适度发散和宣泄，会自然通过身体表现出来。人的身体会随着内心情绪的起伏变化，自动调整面部线条及动作方向，与其情绪的能量形态相呼应。

高兴时，情绪积极向上，能量呈向四周发散型，新陈代谢处于最佳状态，表现为面色红润，眉眼及嘴角上抬，身体轻松，仰头，四肢伸向四周，手舞足蹈。身心功能处于最合适的协调状态，易于萌生博爱的情怀，富有活力，激发创造力。

悲伤时，情绪消沉低下，能量呈低缓迷乱型，新陈代谢低，表现为面色青白，眉眼及嘴角下拉，身体沉重，低头，四肢无力下垂，或者身体蜷缩，此时，身心功能处于低水平，说话有气无力，冷漠无欲。

生气时，情绪高昂激愤，能量呈向心集中，新陈代谢快速增加，表现为面色涨红，面部线条向心集中，双眉紧锁、双眼圆睁、咬牙切齿。身心功能处于亢进状态，具有破坏攻击性，常会心生怨恨，大声喊叫、拳打脚踢以宣泄能量。

此外，我们应学会分辨沟通中的交通信号，人们一般通过面部表情、身体角度、肢体动作来替代语言，表明其反对（红灯）、徘徊（黄灯）或可行（绿灯）的态度。我们需时刻留意老年人身心变化，随机应变。若出现谈得不如意或情绪有变时，可先用手轻拍对方的手或肩，以安抚其情绪，然后尽快扯开话题。若出现徘徊征兆时，可耐心等待并适当反馈，如“看上去，你现在有些举棋不定（或不知所措）呀”。

言行不一致之处常是问题所在，需进一步弄清真相。如对方眼瞅地面，坐姿颓废，呈现出心神不定，却说“我心情很好”，则提示对方希望其心情很好，但不知该如何是好。

(3) 扮演好反馈者，把握好听与说的节奏，为对方树一面镜子。

要注意发送和接收信息角色的切换节奏，因为我们大脑在接听信息时的思考速度比表述时的速度要快许多，不要随意插话打断对方，需保持适度的沉默或停顿，正如“此时无声胜有声”，以便让对方整理好思绪把意思表达充分。

要积极地倾听，恰似给对方树起一面镜子，促进对方自我表达和自我理解。人的任何行为表现都不是无缘无故出现的，而是有充分的理由的，尽管有些理由并不合情合理。常说“当局者迷”，当专注于某事或某方面，特别是情绪激动或低落时，我们的视野会相对变窄。此时，就需要有人指点迷津，予以恰当的反馈，包括事件、感情、意义三个层次。

要结好尾：询问对方还有无什么需要，告知自己的感受，感谢对方的配合，必要时整理环境，与老年人道别。

实在不明白或一筹莫展时，就与对方同化，例如无论怎么劝，对方也止不住哭，就与其一起哭，这样一来，对方反而会停下来关注你。有时暴露自己的弱点，会更易于让对方接受。

同步训练

请针对上述情境，开展小组讨论：

1. 兰兰在与张奶奶沟通中运用了哪些技巧？
2. 请设计两种与张奶奶有效沟通的方案。

任务三

设计治疗性沟通方案

情境导入

值班护理员小王接到205房间张奶奶打来的呼叫，说自己感到发烧头晕，请小王到她房间去一趟。小王放下呼叫，马上带着体温计、血压计赶去张奶奶的房间。小王轻声敲门，并说："张奶奶，我进来了。"进入张奶奶房间后，她询问张奶奶有何不适，同时观察张奶奶的面色，用手抚摸她的额头，并说："奶奶，您不要紧张，躺好，我给您测个体温和脉搏。"并提醒说："体温计有点凉。"测量完毕后，小王告知张奶奶并未发烧，又为张奶奶测量了血压，发现张奶奶血压有点高，询问张奶奶用药情况，张奶奶说最近没有按时吃药。于是，她说："您现在要安静卧床休息。您不要着急，药一定要按时吃。"随后，她协助张奶奶吃了药，又安抚了一下张奶奶的情绪，为张奶奶盖好被子，说："您休息吧，有事再叫我。"张奶奶在小王的安慰和专业护理下，终于平静下来，不再紧张和担心了。

任务描述

请根据上述情境，熟悉在老年人健康服务过程中常用的护理技术和操作用语，参与设计治疗性沟通方案，以提高病人的满意度，确保护理操作顺利进行。

相关知识

一、治疗性沟通的概念

治疗性沟通是一般人际沟通原则在实践中的具体应用，其信息发出者是护理人员，接收者是病人，要沟通的事务属于护理范畴内的专业性事务（不仅限于在医院范围内，也包括家庭和社区的所有与健康照顾有关的内容）。因此，治疗性沟通与一般人际沟通有所不同。治疗性沟通的目的是为病人提供健康服务，满足病人的需要；是护患之间、护士之间、护士与医生及其他医务人员之间，围绕患者的治疗问题并能对治疗起积极作用而进行的信息传递和理解，是一般性沟通在护理实践中的应用。

在护患沟通过程中，护士的语言可以起到辅助治疗、促进康复的作用，也可以产生扰乱患者情绪、加重病情的后果。因此，护士应慎重选择语言，避免使用任何刺激性语言伤害患者。

二、治疗性沟通的目的和意义

照护者（主要是护士）与患者之间良好的治疗性沟通，能为患者提供最佳护理，从而建立良好的护患关系，促进患者身心康复。

（一）体现尊重关爱，发展信任关系，建立和谐护患关系

治疗性沟通是通过护士与患者交流沟通来实现的。现代护理倡导人文护理，即以人为本的个性化护理。个性化就是以病人为中心，对患者予以生理的、心理的尊重和关爱。良好的护士形象，其一言一行应让患者感到你是一个受过严格训练、素质较高、责任心强的人，能给予患者安全感，取得患者信任。良好的治疗性沟通，对护士而言，能体现以人为本的护理原则；对患者来说，体现了尊重与被尊重，其权利和义务的行使也得到了保障；医院的经济效益和社会效益也相应得到了提高，将以往“治病救人”的宗旨提升为“以人为本”的理念，建立起互相信任、开放、良好的护患关系。

（二）收集信息资料，商讨护理措施，奠定良好治疗基础

护士应通过询问病史症状、健康教育、咨询答疑等护理领域的信息传递方式，充分运用各种语言性沟通和非语言性沟通技巧，收集患者的相关情况。例如：要做一个护理诊断，必须先倾听患者主诉（口头沟通），检查体征（非语言沟通），核对资料（文字形式的语言沟通），把沟通的结果反馈给患者（避免无效沟通），然后才能确定护理诊断。同时，护理中的各项操作和治疗，必须通过沟通才能得到配合和执行，治疗的效果也才能通过患者的体态语言和生命体征得到评价。

（三）提供健康教育，取得患者理解，预防化解医疗纠纷

护士应通过治疗中的信息传播和行为干预，鼓励患者道出真实的感觉。很多患者对疾病感到焦虑，或对检查很害怕，或对医院环境很不安，或不愿意承认自己很焦虑或害怕，通过运用治疗性的沟通技巧，护士往往能够帮助患者讲出自己的感觉，从而减少焦虑，使患者能掌握卫生保健知识，树立健康观念，自愿采纳有利于健康的行为和生活方式，增强自我照顾能力，从而促进身心康复。近年来，医疗纠纷呈上升趋势，护理人员压力加大，如何来加以预防呢？据调查显示，80%的医患纠纷和投诉是由于沟通不良引起的。因此，对护士而言，坚持“三查八对”、无菌操作，一切按操作规程执行固然重要，但是在某种程度上，良好的治疗性沟通将能更好地满足患者的各种需要，更能得到患者的理解，从而有效地预防和化解护患纠纷。

作为养老护理员，理解治疗性沟通，开展辅助护理的治疗性沟通，也非常重要。

三、治疗性沟通的过程

治疗性沟通的特点是护患双方围绕与健康有关的内容进行有目的的沟通，沟通中要以病人为中

心，体现诚实、关怀、理解、同情和同感。

治疗性沟通包括语言性沟通和非语言性沟通，以语言性沟通为主。语言性沟通应紧紧把握三个原则：(1) 应有目的和有特定的专业内容，即为了收集患者的资料以了解患者的问题所在和解决患者所存在的问题。(2) 应注意运用心理、社会原则，即应根据患者不同的年龄、职业、文化程度、社会角色等来组织不同交谈内容和运用不同沟通方式。(3) 在交谈过程中应注意建立和不断加强良好的护患关系。

美国学者伊根（Egan）在其论著中对医务人员如何做一个巧妙的帮助者提出了基本的沟通技巧。这些基本的沟通技巧包括注意、主动倾听、移情和探究。沟通技巧服务于治疗性沟通的整个过程。

（一）准备计划阶段

"凡事预则立，不预则废。"在进行语言性沟通前，要把握交谈的原则，对沟通的目的、内容、形式、时间和环境认真地准备和计划。重点注意以下几点：(1) 了解患者的基本情况，包括一般情况、健康史、身体评估、辅助检查等内容。(2) 明确交谈的目的和特定的专业内容。(3) 列出谈话提纲，合理设计问题，以便集中话题，达到交谈的目的。(4) 做好环境准备，如关上房门、拉好隔帘，请旁人暂时离开以保护隐私，关上广播或电视以避免分散注意力，选择合适的时间以避免检查或治疗的干扰等，满足患者舒适和隐私安全的要求。

（二）沟通开始阶段

为了能给患者一个良好的第一印象，护士在做好以上准备的基础上，应创造一个亲切温馨的气氛，并表现出接受的态度，使患者愿意敞开心扉说出自己的想法。护士与患者开始接触时，要注意以下几点：

1. 注意外在形象

仪表举止等外在形象对良好的第一印象形成至关重要。护士应做到仪表端庄、举止大方、服饰整洁、步履轻盈、面带微笑、语言和蔼。因为良好的第一印象，能使护士在短时间内赢得患者及家属的好感乃至信任，对建立良好的护患关系非常重要。

2. 礼貌称呼对方

"良言一句三冬暖，恶语伤人六月寒。"有礼貌的称呼可使患者感觉双方平等和相互尊重，留下良好的第一印象。许多患者对医护人员用床号称呼他们比较反感，因为那使人有不被尊重的感觉。

3. 主动介绍自己

告诉患者你的姓名和职责，以便患者对你产生信任感。

4. 说明交谈目的和所需时间

初次就医的患者往往会因为不清楚将要发生的事情而紧张，让患者了解交谈的目的和时间可以使患者在思想上有所准备，缓解紧张和焦虑。

5. 体位

帮助患者采取舒适的体位，以便减少不利交谈的因素。

（三）沟通进行阶段

在进行沟通的过程中，护士应牢记"以病人为中心"的原则，鼓励患者交流。除采用一般性沟通技巧，如倾听、核实、反应和提问外，还可以采用如下方式：

1. 指导性交谈

指导性交谈由护士针对患者存在的问题，提出解决问题的方法，让患者执行。此种交谈中，患者向护士寻求专业性指导和帮助，护士给患者以特定的知识、经验和帮助，其特点是交谈进程较快、效率较高，但患者主动参与少。例如：颈椎病患者寻求如何选择日常生活保健的帮助，护士从控制疾病的角度对其进行坐立、睡眠姿势指导。

2. 非指导性交谈

非指导性交谈指由患者引导谈话，护士促进并支持交谈进行。采用这种方法可以使患者有机会运用自身的资源来识别、面对和解决问题。例如：患者感到莫名其妙的焦虑时，护士可以为其创造一种支持性的气氛，使其说出自己的感觉，在诉说的过程中发现自己的问题，并努力找出解决的办法。

3. 合理提出问题

采用这种方法，要注意多使用开放性的问题以便启发患者思考和交谈。提问时要注意：(1) 问题要有针对性。提问前要先考虑“我要达到什么样的目的？我这样问好不好？会不会引起患者的抵触情绪？遇到敏感问题时如何才能减轻患者的反感？”等，以便谈话能顺利进行。(2) 一次只提一个问题。如果一次提的问题过多，患者不便于集中思考。(3) 开门见山，问话自然，使患者感到亲切和关爱。(4) 避免“哪壶不开提哪壶”。要善于察言观色，发现患者有隐私或忌讳，要灵活转变话题。

4. 非语言沟通配合

非语言性沟通是通过面部表情、眼神、姿态、手势、触摸、类语言等非语言形式进行的信息交流，它常伴随着语言性沟通而发生。有学者指出交谈过程非语言性沟通占 90%，语言性沟通仅占 10%，非语言性沟通更能反映一个人的真实感受，同样一句话可以由于非语言行为的不同而有不同的含义和效果。护士应特别注意自己的非语言性表达，同时要善于观察患者的非语言信息，提高护患双方的沟通效率。

（四）沟通结束阶段

良好的结束和开端一样重要。要善始善终，顺利、愉快地结束交谈，以培养良好的护患关系，并为今后的沟通打下基础。结束时要注意以下几点：

(1) 把握结束时机。结束时间的控制既要根据计划，也要考虑现场的情况。在准备结束时，不要再提新问题；如对方提出新的问题，可另约时间给予解答。

(2) 总结交谈要点。简明扼要地总结所交谈的重点内容，核实记录的准确性。

(3) 约定下次沟通。初步约定下次交谈的时间和内容，以便双方及早准备。

(4) 表示衷心谢意。对患者的合作表示满意和感谢。

(5) 做好出院指导。患者出院，护患关系即将结束。出院时要做好出院指导工作，向患者讲解有关疾病的预防、康复知识，影响疾病的心理卫生知识及生活作息、注意事项、复查的条件，同时征求患者意见，以便更好地改进工作。

总之，护理工作者要本着“以人为本，一切以病人为中心”的服务理念，加强自身素质建设，充分运用语言性沟通和非语言性沟通技巧于治疗的整个过程，使治疗性沟通不仅是临床护理的一种服务手段、服务内容，而且是一种工作方式、专业技能，以更有效地满足患者需求，缩短护患之间的距离，逐步建立起相互尊重、理解、信任、支持、平等、合作的护患关系。

四、护理操作用语

护理人员为病人进行护理技术操作时，要向病人进行有关的解释和指导。病人有权利知道护理人员为他进行什么样的操作，为什么要进行这项操作，怎样进行操作。当病人表示愿意接受时，护理人员才能进行操作。因此，护理技术操作时的沟通交流技巧需要符合专业特点，这样才能提高病人的满意度，确保护理操作顺利进行。

根据病人及病情的具体情况，应解释本次操作的目的、病人应做的准备，简要介绍操作方法和在操作过程中病人可能产生的感觉。

例如：

赵爷爷一早就来到护理中心的输液室，等待护士为他输液。护士小刚推着治疗车来到输液室。

小刚一边笑着问“赵爷爷，您好！您来得很早啊”，一边将液体挂好。

赵爷爷：“小刚，你好。我想早点输完，还可以去图书室看会儿报纸。”

小刚：“好的，赵爷爷，那我们现在就要输液了，您昨天输的右手，今天换一只手吧。”

赵爷爷：“行，我听你的。”

小刚：“来吧，您把左手伸出来，我给您先扎上止血带。”

老人将左手伸出来，小刚见老人有点紧张，便说：“赵爷爷，现在我要给您做皮肤消毒了，有点凉，放松点啊。”

老人笑笑，说：“嗯，好。”

消毒之后，小刚：“赵爷爷，您把拳头握紧。我要给您输液了。”

老人把头扭到了一边。小刚准确找到血管，见输液管回血，便说：“赵爷爷，您可以松开拳头了。慢慢来。”

老人小心翼翼地伸开手掌，小刚将针头做好固定，调节好滴速。

小刚：“好了，赵爷爷。如果感到不舒服，我就在旁边，您可以打呼叫，我马上就过来。”

赵爷爷松了一口气，说：“谢谢。”

小刚：“不客气。”

小刚将针头、安瓿放入利器盒中，棉签、注射器、输液器放入黄色垃圾袋中统一回收处理。

在输液的整个过程中，护士小刚耐心的解释和沟通消除了赵爷爷紧张的心理，使他能够更好地配合自己完成输液。

同步训练

案例：护士助理来检查乳腺癌根治术后的王奶奶的上肢功能锻炼情况。护士助理让王奶奶把患侧的手扶在墙壁上，尽量往上移动。王奶奶的患肢缓缓地向上移动，当移到和头平齐时，王奶奶就怎么也移不上去了（此时，王奶奶的额头上已经冒出了汗珠）。王奶奶带着期盼的目光看着护士助理，问道：“护士助理，我做得怎么样？”护士助理回答：“您这可不行，离我们的要求差远了！这有什么难的嘛，每天多练习几次不就行了？好了，您接着练，过两天我再来检查。”

训练题：

1. 小组讨论：在此沟通中，护士助理用语的不当之处在哪里？
2. 角色扮演：请你扮演该护士助理的角色，尝试与王奶奶进行沟通。

3. 方案设计：请你设计两种王奶奶的治疗性沟通方案。

项目小结

老年人照护沟通项目包括掌握老年人特点、与老年人有效沟通和设计治疗性沟通方案三个任务。本项目主要内容包括掌握与老年人沟通的要求及常用技巧、开展治疗性沟通的目的及过程，熟悉在老年人的健康服务过程中常用的护理技术操作用语，设计治疗性沟通方案。重点是掌握治疗性沟通的常用技巧。

学训做一体化训练

思考练习

1. 小组活动：每一位同学谈一谈你比较熟悉的两位老年人的心理特征与性格特点。

2. 在老年人的老化过程中，会产生哪些依赖？

3. 关于你的学业，经常和父母沟通吗？你认为你和父母之间的沟通是有效沟通吗？

4. 治疗性沟通的概念、目的和意义是什么？

5. 与老年人沟通的态度特别要注意的事项是什么？

6. 护理员与患者之间建立良好的治疗性沟通，可以发挥什么作用？

7. 治疗性沟通的技巧有哪些？

8. 治疗性沟通过程中，交谈的技巧有哪些？

案例分析

一位80岁的老人因患严重的糖尿病引发并发症，导致双腿截肢。儿女因工作繁忙，无法照顾，而老人自己又不愿意找保姆，因此住进了某老年医院康复中心。来到康复中心的第一天，护士就热情接待了老人一家，并耐心询问老人喜欢吃什么东西，平时有什么爱好，又很贴心地说："奶奶，您有什么事随时可以打床头的呼叫，我就会过来的。"这让老人一颗悬着的心稍稍放松了。家人把一切手续办理妥当，老人住进了康复中心。第二天一早，一位年纪稍大的大夫带着一群实习医生来查房，他没有第一时间询问和查看老人截肢的双腿，而是说："您好，您叫什么名字？来这里还习惯吗？"一句问候，让老人的紧张情绪一下子就烟消云散了。

请分析：护士和大夫与老人的沟通是治疗性沟通吗？沟通的特点是什么？如果你是老人的护理员，现在去见该老人，你将如何与她沟通？

延伸阅读

助听器

公交车上，我戴着蓝牙耳机听歌。

突然，一位大妈小声对我喊："小伙子。"

我一愣，热情地回答："大妈，您有事?"

大妈得意地对一位大爷说："我说吧！他那牌子真不错，这么小声都能听见!"

大爷问："小伙子，你这助听器哪买的?"

健忘的90岁老人

一对90岁夫妇都有记忆方面的问题。在一次体检中，医生告诉他们，他们身体都很好，但他们应开始将事情写下来，以帮助他们记住。

那天晚上看电视时，老先生从他的椅子上起身。"我去厨房，你想要什么?"他问。"你能给我一碗冰淇淋吗?""当然。""你不觉得你应该写下来，以保证你不会忘了?"她问。"不用，我能记住它。你要加草莓的冰淇淋。""我也很喜欢奶油。我敢肯定，你会忘记。把它写下来好吗?"她说。

他恼火地说："我并不需要把它写下来，我能记住它！冰淇淋加草莓和奶油，我的天哪!"然后他慢条斯理走进厨房。

约20分钟后，老先生从厨房走出来，交给他的妻子一盘熏咸猪肉和鸡蛋。

凝视了一会儿，她问："我的吐司面包在哪呢?"

国王的难题

对晚辈而言，要给予老年人以应有的尊严和权威。古代有一个故事说，一个国家的国王嫌老人是累赘，于是下令将70岁以上的老人都处死。一个朴实的青年人，为了救他的父亲，将父亲背到一个山洞里，每日偷偷给老人送吃的。一次国王遇到一个大难题，向天下人征求解决的办法，过了几天了，也没人向国王献计献策，国王很着急。这个朴实的青年人，就将这件事情对藏在山洞里的父亲说了，老父亲很快就说出了解决问题的办法。这个青年人就把父亲出的主意，向国王禀报了。后来又有几次，都是国王遇到难题，这个青年人的父亲想出办法。国王要奖励青年人的时候，青年人就将前后经过说了，请求国王赦免他父亲的死罪，国王答应了，同时也废除了这条法令。

这个故事说明这样一个道理：老年人由于岁月的沧桑，经历的事情多，看问题有自己深邃独特的视角。他们能在纷繁复杂的事物中，看透事物的本质，也会在诸多的头绪中，找到解决问题的办法。大到国家，小到每一个家庭，都应该把老年人当作一笔宝贵的财富。正因为他们是我们国家乃至每个家庭的宝贵财富，所以应该给老人特有的尊严和地位。这样会使老年人拥有成就感和满足感。

八旬老人事迹感人①

石景山瑞达小区83岁的张亚兴老人真不愧被社区百姓称为好老伴。因

① 参见 http://epaper.jinghua.cn/html/2011-06/27/content_674067.htm。

难以确诊的脑部疾患，张爷爷的老伴陷入昏迷20个月，年过八旬的张爷爷细心照料，终于将老伴唤醒。为了病妻的身体康复，老人通过电视、网络给妻子寻药学按摩，妻子昏迷19个月后出现了转机，老人又用轮椅推着妻子在医院附近欣赏风景。回到家后，老人白天夜里照顾妻子，陪妻子说以前的事儿，鼓励病妻“要坚强，要勇敢”，如今看着病妻能扶着楼梯把手走下楼去晒太阳，张爷爷一脸笑容。

乔治五世的笑话

英国皇室有一个段子。伊丽莎白二世的爷爷是乔治五世。当乔治五世老了后，有次与一个朋友聊天，是一个和他一样老的律师。老律师给乔治五世讲了个笑话，乔治五世被逗得不行，哈哈大笑。过了一会儿，乔治五世说：“再给我讲一个新的吧。”老律师说：“成。”他想了想，讲了一个新的。旁边的人听到后，知道这个老律师讲的就是刚才那个笑话，谁知乔治五世听到后跟第一次听到一样，大笑不止。乔治五世边笑边说：“这个笑话比刚才那个更逗。”又过了一小会儿，乔治五世对老律师说：“我最近听到个特别逗的笑话，也讲给你听。”于是他把刚才老律师讲的那个笑话重复了一遍。谁知老律师听完后说：“这么有意思的笑话，你从哪儿听到的?”

据说这是真事。老年人的记忆力会慢慢衰退，有时一句话反复问、反复说，结果闹出了这个笑话。当成笑话来听，会觉得有意思。当身边的亲人由年富力强慢慢衰老变成这样时，一开始的几次，我们有时也会笑，可当老人们真的慢慢忘记很多事和人时，这时心中开始不是滋味，又或隐隐作痛。我们能做的是，当家人有一天如此，依然要陪着聊天，当不断提相同的问题时，依然要一次次回答。就好像我们年幼时，家人一遍遍教会我们说话、走路、识字。

这个笑话能流传下来，可以推想，在老国王和老律师不断重复时，周围的侍从们都没有去提醒，没有去打断，对于他们来说，这也许是规矩和礼仪。老国王和老律师也因此得到了多重的欢乐。即使老人们有再多的提问，重复再多的话，也不随意打断，这便是对老人内心最好的关怀吧。

一名义工的沟通经验

“我是一名义工，我今天可能会面对很多不认识的老人，他们可能不一定需要帮助，但他们有权利得到关怀。我怎样才能让老人更快更好地接纳我，成为我的朋友？加油，自己!”我带着微笑走进了房间，走进了沟通!

这是一位陌生的老人，我先采用了沟通领域最简单、也最直接的礼貌沟通，我个人称之为“三分钟一般性沟通”。这一层次的沟通是我与老人双方信任程度和双方参与程度最低的沟通，我面带微笑用柔和的目光看着老人，言轻语缓地对老人说：“奶奶，您好！我来看您来了，虽然今天天气有些冷，可您老气色看起来不错!”我和老人开始了“三分钟一般性沟通”。

这个时候我与老人双方只使用了最表面的、肤浅的社会应酬性话题：问候老人、谈论天气，这时我们还不涉及个人问题。我短时间地使用“三分钟一般性沟通”目的很简单：一是迅速消除与老人初次见面的拘束和尴尬。二是使老人通过我的语言、目光、手势体会与我交流的安全性。这里强调一点，有许多老人都有这样那样的老年性疾病，例如失聪、视弱、语言功能障碍等，我们确实要做到始终保持面带微笑、言轻语缓。在短暂使用一般性沟通后，我开始向更深层次意义的沟通方向转移：“奶奶，您好！我是×××，今年××岁，我是来陪护您度过愉快周末的‘小小勤务兵’。”我陈述事实的沟通是一种义工工作性质的沟通，这种陈述事实的沟通对于我和老人进入融洽性更深层次的沟通非常关键和重要。这里我向奶奶介绍了我与医疗机构和护工角色的区别，我用“小小勤务兵”一词幽默地增进了老人对我的兴趣和好感，因为很多老人由于种种原因在心理上多多少少对医疗机构和护工存有一些排斥的因素，我给老人传递了一个快乐的信息：我是义工，是来关怀照顾您老的，是来给您老送快乐的（备注：义工群里面的美女居多，都是天使和花朵，在和老人刚开始交谈时，千万不要有畏难情绪和害怕因素，因为许多老人特别是临终关怀对象，由于衰老、疾病等因素，外貌上有所改变，这时我们千万不要让老人看到我们内心的震撼在外观的流露，这会让老人感到悲伤难过，以为谁都不愿意接近他，这样再想融洽沟通就比较困难了）。“您老昨晚睡好了吗？早餐吃好了吗？想不想出去走走？”“睡得好。吃了一点。不想出去走。我有些不舒服。”“哪儿不舒服啊？”就这样，我和老人很快进入了情感交流，接下来我对老人所说的分类一一记在心里，做了一名认真的倾听者。这里对老人所说的我这样进行归类：(1) 属于老人性格、心理、生理上的，我表示理解、同情和安慰。(2) 属于医疗机构的默听，非必要情况下不建议与护工医疗机构沟通反映。(3) 希望我们提供帮助的老人，我们应在神情上表示关注，做听众不做演讲者，然后快速用大脑想想该回避问题还是该回答。

我们义工扮演的是老年人关怀护理体系中社会工作者的角色，主要是给老人和老人家属提供心理安慰和精神支持，我们得牢牢地把握这一原则，不然好事就有可能变成麻烦事、坏事！

通过分享情感的沟通，不用十分钟我和老人就已十分熟络，在老人天真又慈祥的笑容里我知道我已被老人接纳，成了她的“亲人”！

针对不同的老人，我还灵活采用语言性沟通和非语言性沟通相结合方法，采用语言性沟通时我时刻注意以下几点：

(1) 始终面带微笑。

(2) 选择合适的时机用合适的词语。

(3) 运用合适的语速。语速的快慢、停顿在交流中很重要，快速可以用于尴尬的场面或者岔开话题，分散老人注意力；缓慢可以用来思考，但千万要让老人知道和相信你是在关注他。

(4) 选择合适的语调和声调。

老人像孩子，得哄着、顺着。“您老好多了。”“您老真棒!”一些赞美的语言和柔和声调会让老人感觉很舒服。没办法，为了老人的健康，我情愿当个“马屁精”。

(5) 说话简洁清晰。

(6) 适当还幽“黑”一下，学声犬叫，这很有用的，它能帮助我更好地与老人增进信任和沟通。

非语言性沟通在临终关怀对象中比较普遍，石景山21号房2床老人在重症监护期虽有护工看护，但仍显得很无助，思想意识虽然不太清晰，但烦躁和害怕特征表现在精神和眉头上，身体大量出汗，并且伴有轻微颤抖。这时我轻轻握紧老人的手，让老人感觉他并不孤独，我温柔地用目光与这位老人对视，我要让他知道我在他身边关心着他，让他减轻思想包袱，较为轻松地去面对死亡。我还通过擦拭老人身体的汗液和指触老人的眉目来让老人全身轻松，有尊严、干净地去迎接死亡。我不知道这位老人还能活多少分钟，但我通过非语言性沟通已传递给老人安详和轻松。

以上是我的一点对老年人护理的沟通经验。

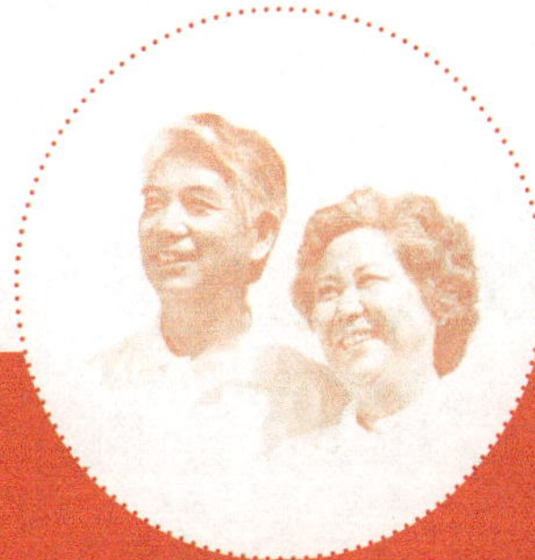

项目九

与临终老年人沟通

学习目标

知识目标

- 理解临终老年人的心理需求
- 掌握与临终老年人及其家属沟通的策略

素质目标

- 正确认识死亡
- 具有生命关怀的理念
- 尊重老年人，尊重生命

能力目标

- 能正确面对死亡
- 能理解临终老年人的心理状态，并帮助临终老年人了愿

任务一

认识死亡

情境导入

护理员小梅照顾宋爷爷已经3个月了，有了很深厚的感情。清晨上班时，看见她所在的照护区围满了人，有人哭，有人闹，当班的护理员都忙碌不暇，原来宋爷爷凌晨起夜时倒地不起，紧急抢救也未挽回他的生命。小梅惊呆了，她无法想象这位慈祥的爷爷已经离世！顾不上进入工作状态，也顾不上身边的众人，小梅的眼泪忍不住哗哗地流下来……

任务描述

根据上述情境，作为老年人的护理员，从生理上理解死亡的概念，从社会角度理解死亡包含的生命伦理、社会责任、文化传统等方面的含义，正确地对待生死问题，并能转化为促进人生的有益资源。

相关知识

一、死亡观

死亡观是人类对自身死亡的本质、价值和意义的根本观点和根本看法，是世界观、人生观的有机构成部分。

理解死亡的本质如此困难，是因为没有任何人能够直接感受到死亡。当人活着时，他不能体验死；当人死了之后，其又无法体验，更无法言说。既然死的状态人们无法感知，无法用精确的语言来描述，故而人们对死的认识也就难以上升为建立在客观观察的基础上，且能在实验室里重复展现的科学认知的水平。这样，“死亡”的真正性质对人们而言将永远是个谜。“死”的确切性质无法把握，是人们对“死”不能给出科学的定义。正因为死不可定义，难以上升为精确的科学，所以它成为了宗教和哲学共同探讨的永恒课题。

从总体上来讲，一般人的死亡观可分为两种。一方面，死亡是人类最大的敌人。这一点具体表现在死亡使我们没有真正的自由，使我们失去一切。由于死亡是痛苦、陌生和孤单的，但又无法预测，它会令人感到恐惧和愤恨不平。同时，死亡还会使人丧失信仰，成为生命的阻力。而在另一方面，死亡却是人类的朋友。因为死亡是公平的，每个人都必须要经历死亡。

在中国历史上，不少思想家对生死问题提出了许多有价值的看法。孔子谓“杀身成仁”；孟子曰“舍生取义”；司马迁认为“人固有一死，或重于泰山，或轻于鸿毛”；庄子认为生是偶然，而死是必然，不必过于悲哀。中国共产党人在争取民族解放和进行社会主义建设的实践中，形成了革命英雄主义的生死观。毛泽东在张思德同志的追悼会上明确指出：人固有一死，或重于泰山，或轻于鸿毛。为人民利益而死，就比泰山还重；替法西斯卖力，替剥削人民和压迫人民的人去死，就比鸿毛还轻。

现今中国人心中的“死亡”观念主要包括：

(1) 死亡是一种自然的归宿。认为死和生是一种很自然的现象，有生就有死，这是不可抗拒的自然法则。

(2) 死是一种令人恐惧的事情。

(3) 死亡是一种理想的追求。这有两种情况：一种是把死亡当做追求理想的手段，还有一种就是有意无意地美化死亡。

(4) 死亡是一种威慑的力量。生命的宝贵在于它的唯一性和不可逆性，人生就一次，死亡就意味着生命的终结，是与现实存在的彻底断裂。

(5) 死亡是一种痛苦的解脱。死亡只是人生的一个阶段和环节，甚至是不很重要的阶段。

二、老年人对待死亡的心理类型

老年人对待死亡的态度受到许多因素的影响，如文化程度、社会地位、宗教信仰、心理成熟程度、年龄、性格、身体状况、经济情况和身边重要人物的态度等。老年人对待死亡的心理类型主要有以下几种：

(一) 理智型

一些老年人当意识到死亡即将来临时，能从容地面对死亡，并在临终前安排好自己的工作、家庭事务及后事。这类老年人一般文化程度比较高，心理成熟程度也比较高。他们能比较镇定地对待死亡，能意识到死亡对配偶、孩子和朋友是最大的生活事件，因而尽量避免自己的死亡给亲友带来太多的痛苦和影响。往往在精神还好时，就已经认真地写好了遗嘱，交代自己死后的财产分配、遗体的处理或器官（如角膜）等捐赠事宜。

(二) 积极应对型

一些老年人有强烈的生存意识，他们能从人的自然属性认识死亡取决于生物学因素，但也能意识到意志对死亡的作用。因此能用顽强的意志与病魔做斗争，如忍受病痛的折磨和诊治带来的痛苦，寻找各种治疗方法以赢得生机。这类老年人大多属于低龄老人，拥有很强的斗志和毅力。

（三）接受型

这类老年人分为两种：一种是无可奈何地接受死亡的事实，如有些农村老人，一到60岁，子女就开始为其做后事准备，做寿衣、做棺木、修坟墓等。对此，老人们常私下议论说："儿女们已开始准备送我们下世了。"但也只能沉默，无可奈何地接受。另一种老年人把此事看得很正常，多数是属于信仰某一种宗教的，认为死亡是到天国去，是到另一个世界去。因此，自己要亲自过问后事准备，甚至做棺木的寿材要亲自看着买，坟地也要亲自看着修，担心别人办不好。

（四）恐惧型

这类老年人极端害怕死亡，十分留恋人生。这类老年人一般都有较高的社会地位、良好的经济条件和家庭关系。他们指望着能在老年享受天伦之乐，看到儿女成家立业、兴旺发达。表现为往往会不惜代价，冥思苦想，寻找起死回生的药方，全神贯注于自己身体的功能上，如喜欢服用一些滋补、保健药品。

（五）解脱型

此类老年人大多有着极大的生理、心理问题。可能是家境穷困、饥寒交迫、衣食无着，或者受尽子女虐待，或者身患绝症、病魔缠身、极度痛苦。他们对生活已毫无兴趣，觉得活着是一种痛苦，因而希望早些了结人生。

（六）无所谓型

有的老年人不理会死亡，对死亡持无所谓的态度。

三、死亡教育

死亡教育是有关死亡知识的社会化、大众化教育。死亡教育可以帮助人们正确地面对自我之死和他人之死，理解生与死是人类自然生命历程的必然组成部分，从而树立科学、合理、健康的死亡观；可以消除人们对死亡的恐惧、焦虑等心理现象，教育人们坦然面对死亡；可以使人们思索各种死亡问题，学习和探讨死亡的心理过程以及死亡对人们的心理影响，为处理自我之死、亲人之死做好心理上的准备；可以使人们勇敢地正视生老病死的问题，加深对死亡的深刻认识，并将这种认识转化为珍惜生命、珍爱健康的强大动力，进而提高自己的生命和生活质量；可以使更多的人认识到人生包括优生、优活、优死三大阶段，以便使人们能客观地面对死亡，有意识地提高生命质量。因此，死亡教育是实施临终关怀的先决条件。

老年人及其亲属是死亡教育中比较特殊的对象，亦是最需要立见效果的对象。老年人应用尽各种生命力量来抵抗衰老，延缓衰老，调节好自己，与死亡做斗争。对老年人进行死亡教育的内容主要有以下几项：

（一）克服怯懦思想

目前，在老年人中，自杀是一个值得重视的问题，自杀的本身就是怯懦的表现，从一定意义上讲，生比死更有意义。

（二）正确地对待疾病

疾病是人类的敌人，它危及人的健康和生存。和疾病做斗争，某种意义上是和死亡做斗争。积极的心理活动有利于提高人的免疫功能，良好的情绪、乐观的态度和充足的信心是战胜疾病的良药。

（三）树立正确的生命观

任何人都不是为了等待死亡而来到这个世界上的。因此，正确的人生观、价值观，是每个人心理活动的关键。生活、学习、工作、娱乐构成了人生的意义。唯物主义的观点认为，提出生命有尽，可以使人们认识个人的局限性，从而思考怎样去追求自己的理想，怎样去度过自己的岁月。从这个意义上说，对“死”的思考，实际上是对“整个人生观”的思考。

（四）心理上对死亡做好充分准备

当人们步入老年期以后，面临的是走向人生的终极——死亡。人们追求优生、优活，也希望善终、优死，即使临近暮日、濒死也不逊色。怎样尽量使自己剩余的时间过得有意义？认识和尊重临终的生命价值，这对于临终的老人是非常重要的，也是死亡教育的真谛所在。

虽然人们都明白“人生自古谁无死”的道理，但是要做到很安定地对待死亡，从心理上接受死亡、战胜死亡，并不是容易的事。对老年人进行死亡教育并不是让他们去掌握生死学的艰深理论，亦不必将有关死亡的所有问题全部讲清，而重点在于了解他们的文化素养和宗教背景，其原先对死亡有什么看法，现在面对死亡或在即将丧亲的情况下，最恐惧、担心、忧虑的究竟是什么。根据他们的有关情况，运用生死学的知识，帮助老年人减轻对死亡的焦虑、恐惧和各种思想负担，使其能坦然面对可能的死亡，同时使老人家属有准备地接受丧亲之痛。

总之，要根据老年人不同的年龄、性格、职业、家庭背景等因人而异地开展死亡教育，培养老年人成熟、健康的心理品质。

同步训练

1. 情景剧设计：设计一场模拟的“向亲人遗体告别”仪式。通过角色扮演，模拟一旦遇到亲人因车祸死亡等情形时的应对方式，体验一下突然成为孤儿的凄凉感觉，以及走进火葬场参观火葬的全过程。

2. 小组讨论：认真地讨论人死时会发生什么事，亲人会怎么想，怎样度过悲痛时期。

3. 拓展训练：在家长或老师的带领下，来到郊外专为绝症患者提供临终关怀服务的宁养院，把准备好的五彩缤纷的花瓣轻轻撒向临终者的床榻，送上祝福的话语，微笑着目送死者告别人世。

任务二

与临终老年人及其家属沟通

情境导入

作为护理员，你的照护对象是王奶奶（68 岁，已离异，一儿一女，儿子跟前夫，过去经商），胃癌术后两年，已出现骨及肝转移，将不久于人世。你觉得她已察觉到自己来日不多，而且她够坚强，可以知道真相。但医生不告诉她实况。你一直在回避她，因为你担心她会问你有关她的病情。在你给她做晨间护理时，她突然问你："我还能活多久？"

任务描述

请根据上述情境，根据王奶奶的情况，作为老年人的护理员，能理解临终老年人的心理状态，运用与临终老年人及其家属沟通的策略，帮助临终老年人了却愿望，有尊严地离去。

相关知识

一、临终关怀的定义

临终关怀（Hospice）原意是朝圣者中途休息的地方，也是教会照顾有病而无人照料者设立的收容所。

医学上将临床上预计生存期少于 6 个月，称为患者的临终阶段。临终关怀是指对临终患者和家属提供缓和性和支持性的医护措施，以缓解患者的痛苦、最大限度提高患者舒适度、维护患者尊严为宗旨的一种医疗保健服务。

Hospice 翻译知多少？

由于各地区、国家的文化差异，Hospice 的译名各不相同，如美国的"安息护理"、英国的"终末期护理"、加拿大的"姑息护理"、我国台湾地区的"安宁照护"、我国香港特别行政区的"舒缓护理、善终服务、宁养服务"，我国内地一般用"临终关怀"。

由此，临终关怀的服务对象大部分是癌症患者，其次为预后不良的晚期患者，如艾滋病、运动神经元疾病、心肺肝肾等慢性疾病患者。

临终关怀的宗旨通过临终关怀护理来体现，护理员是临终关怀的主要成员。临终阶段的治疗原则由治疗（Cure）转向关怀（Care），护理的重点由关注患者的疾病转向关注患者的痛苦、促进患者舒适。

临终关怀的主要任务包括对症治疗、控制疼痛、减轻或消除病人和家属的心理负担和消极情绪。临终关怀不同于安乐死，它既不促进也不延迟病人死亡。它不以延长临终者生存时间为重，而是以提高病人临终阶段的生命质量为宗旨。

临终关怀服务对护理员的自身素质具有较高的要求，要求护理员具有丰富的医学、护理学、心理学、社会学知识和娴熟的护理操作技术，更强调护理员要有良好的素质和高尚的护理道德。从事临终关怀的护理员，长期围绕临终患者工作，没有强烈的责任感和道德标准，是难以胜任此项工作的。一般护理人员对临终患者往往采取逃避的态度，而临终关怀护理员必须懂得尊重病人，应具备为病人服务是自身价值体现的思想。

临终关怀八要素

美国老年病学会 1996 年制定了临终关怀八要素，进一步明确了临终关怀应该达到的标准，包括以下几个方面：

- 减轻病人肉体和精神症状，以减少痛苦。
- 采取能让病人表现自己愿望的治疗手段，以维护病人尊严。
- 避免不适当的、有创伤的治疗。
- 在病人还能与人交流时，给病人提供充分时间相聚。
- 将家属的医疗经济负担减少到最低程度。
- 给予病人可能好的生命质量。
- 所花医疗费用要告知病人。
- 给死者家属提供治丧方面的帮助。

一位护理专家曾说过：“正如出生的过程，死亡亦需要高度熟练的医疗照顾。”临终护理的内容主要包括以下几个方面：创造良好的休养环境；做好基础护理、心理护理；组织各种可能进行的活动；尽量满足病人的要求（包括预嘱、死亡地点的选择、将患者的愿望降低到能达到的水平）；信息支持，做好各工作人员及家属间的协调；做好尸体料理及丧亡照顾。其中症状控制是临终关怀的主要内容，症状控制中的疼痛控制尤其重要。在晚期癌症患者的症状中疼痛占 85.5%，一般有 3 种以上的症状相互影响，例如疼痛、便秘和谵妄是临终护理中常见的症状，80%的晚期患者有两种以上的痛苦症状同时出现。

二、临终患者的心理历程

美国医学博士库布勒·罗斯（Kubler Ross）将临终患者的心理过程分为 5 个阶段，提出应针对患者不同的心理过程及其身心变化实施临终护理，尊重其临终前的人格，满足其生理和心理上的合理要求，提高最后的生命质量，使其安详地度过生命的最后阶段。

库布勒·罗斯通过研究提出的临终患者通常经历的心理历程为：

（1）否认期：接受面临死亡的事实是困难的，患者通常无法接受面临死亡的事实，亦否认希望的存在；有时患者已认识到，而家属仍处在否认阶段，这将阻碍患者表达其感觉和想法。其对知情者会哭诉真情，以减轻内心痛苦，期待奇迹出现。

(2) 愤怒期：当病情趋于危重，患者对自己疾病预后有所了解时，则表现为烦躁不安、暴躁易怒、事事不合心意、不讲道理，甚至不接受治疗，将愤怒发泄于家属及医务人员。

(3) 协议期：患者处于死亡边缘，试图与生命磋商，祈盼延长生命并提出种种要求，如能看到子女升学、就业、成家等，希望了此心愿。

(4) 忧郁期：此时患者不得不面对现实，随着病情日益恶化，身体各器官逐渐衰竭，精神疲惫以及亲友们伤心、忧愁的表情，所有无法避免的打击更显著，患者表现出忧郁、悲伤、痛苦以至产生绝望，不愿家人离开，忍受不了疾病的痛苦，但亦依恋生活。

(5) 接受期：患者对自己即将死亡有所准备，表现为极度疲劳衰弱、感情减退、平静，其似乎需要时间独自思考。小声短暂的谈话是此时最好的支持，此时也是临终患者回忆既往、期待未可知的将来之时。

三、临终关怀的内容

临终关怀作为提高生命质量的新型服务，其主要内容包括以下三个方面：

(1) 对症处理疼痛，减轻患者痛苦。常见慢性疾病患者临终前的痛苦主要来自肉体和精神两个方面。临终关怀对躯体疼痛的处理原则是：以患者无痛苦为目的，基本不控制止痛剂的使用。对精神上的痛苦，医生、护理人员及家属主应动倾听病人诉说，根据病人心理状况予以开解，使其安度余生。

(2) 美化环境，慰藉患者心灵。临终作为人生的最后阶段，关怀的目的是实现“优逝、安乐”，因而，临终关怀十分注重患者的生活美化，使其在“有生之年”活得更加逍遥自在。美化的生活环境主要包括温暖舒适、整洁明亮、气味宜人等诸多方面。另外，要对患者进行心理护理，使其适应并接受死亡是生命正常发展过程这一事实，解除心理压力和痛苦，安然祥和地告别人生。

(3) 加强关怀照顾，安抚患者家属。患者临终前后，其亲属也将承受巨大的痛苦和折磨，因此，安抚照顾患者家属同样是临终关怀的工作内容之一。一方面，通过对患者的关怀照顾，使家属的心理得以安慰；另一方面，要使家属尽早对患者的病情进展及善后有一个正确的了解和认识，在有充分心理准备的基础上，积极主动地配合医护人员，完成对患者的临终关怀，并共同料理后事，从而使患者“善终”，使亲属心慰。

四、与临终老人的沟通策略

护理员与临终老人的主要沟通策略包括以下 5 个方面：

(一) 充分理解和耐心、平静地对待老人

面对临终阶段的老人提出的任何问题、意见或想法，护理员都应该充分理解，并耐心、平静、认真地对待，对老人保持尊重。此外，护理员应该设法了解临终老年人对待死亡的态度和心理类型，以便积极主动地沟通。

(二) 根据老人所处的心理阶段采取不同的沟通策略

若老人处于否认期，不宜急于告知病情真相，而应该耐心倾听老人的言语，避免讨论死亡问

题；对处于愤怒期的老人应鼓励其发泄，并耐心倾听和疏导，给予最充分的关心；对处于协议期的老人应满足其乞求心理，并鼓励倾诉；对处于忧郁期的老人应多加安慰，给予鼓励与支持；对处于接受期的老人应该给予充分的尊重，并设法了解，帮助他们了愿。

护理员在工作中应该多倾听，判断老人的心理状态，适度使用肢体语言，有针对性地进行护理。突发病和重度创伤老人大多充满恐惧甚至愤怒，对病情一无所知，有很强的求生欲。护理员应该对其进行宣教，帮助其了解疾病的现状，缓解老人的恐惧情绪，理解、宽容、善待老人的情感，坦诚地与老人沟通，减轻其心理压力，满足老人的心理需要，使其配合治疗。

（三）尊重老人的人格

现代护理伦理学不仅强调对生命的尊重，而且十分强调对人格的尊重。护理员在护理临终老人时要尊重老人，保护老人的隐私，减轻老人的失落感和自卑心理。不仅要尊重老人的人格，还要尊重临终老人的生活方式和生活习惯。听力是人体最后消失的一个感觉。在老人意识丧失、昏迷的状态下，听觉是依然存在的。无论患者神志是否清醒，切忌在老人面前谈论影响老人自尊的话题。在执行各项操作时，要及时与老人解释、沟通，即使老人不能回应。在尸体料理中，应态度严肃、动作轻柔，遵照合理的民风民俗，体现深层的人文关怀。

（四）尊重老人的权利

护理员作为实施临终关怀的主要成员，担负着使患者舒适而无痛苦、安详而有尊严地离开人世的责任。

（五）抚慰家属

急症老人过快死亡，会使得家属措手不及，完全无任何心理准备，难以接受失去亲人的现实，对家属来说是悲伤的高峰。护理员对待临终老人家属要严肃认真、态度真诚、说话得体、感同身受。像掌握与老人的沟通技巧一样，应学习掌握对死者家属的抚慰知识和技巧。非语言性沟通此时很适用，如拍拍肩以示安慰。护理员应主动帮助老人家属处理死者善后，从而尽量减轻家属的负担和悲痛，帮助他们早日从失去亲人的悲痛中解脱出来。对悲伤过度或现场晕厥的家属，一定要不计成本地救治和照护，体现人道主义。

临终关怀常用方法小结

- 不要急于求成（带去小的实用礼物）。
- 说能让对方觉得舒服的话（编类似故事）。
- 听话听一半（不要急于发表意见）。
- 闲聊很重要。
- 一定要取得临终者家属的信任。

五、我国临终关怀的现状

20 世纪 50 年代，英国护理员桑德斯（Cicely Saunders）在她长期从事的晚期肿瘤医院中，目睹垂危病人的痛苦，决心改变这一状况。1950 年，她照顾了一个年轻的癌症患者大卫，大卫在去世前留给她 500 英镑当作基金。1967 年她创办了世界著名的临终关怀机构——圣·克里斯多佛临终关怀院(St. Christopher's Hospice)，“点燃了临终关怀运动的灯塔”。70 年代后期，临终关怀传入美国，第一个 Hospice 方案创建了，随后世界上许多国家和地区（如加拿大、澳大利亚、日本、荷兰、法国等）相继开展了临终关怀服务实践和理论研究。目前世界上已有 60 多个国家和地区成立了临终关怀机构和组织，仅美国的临终关怀机构便达到两千多个，每年接受临终关怀服务的患者和家属达 14 万人。

我国香港于 1992 年建立了第一个独立的善终服务机构——白普理宁养中心。1988 年引入中国内地，天津医学院崔以泰教授率先倡导成立了第一家临终关怀研究中心，使我国临终关怀事业迈出了第一步。此后 20 多年我国的临终关怀事业取得了长足的进步，但是发展很不平衡。另外，由于我国经济条件的限制，独立的临终关怀医院难以大范围推广，而建立医院附属的临终关怀病房，在当今医院自主经营、自负盈亏的形势下，经济、医疗费用等问题影响了其实施。并且我国社区护理还在起步阶段，家庭临终关怀在现阶段还没有基础。

目前我国已有 100 多所临终关怀机构，但对于一个拥有 13 亿人口的大国来说不过是沧海一粟，远远解决不了广大民众的需求。1999 年我国开始步入老龄化社会，家庭规模的缩小、功能的弱化，对老年人的照护尤其是老年人临终关怀的需求更为普遍、迫切。因此发展老年人临终关怀事业，具有重要的意义。

（一）我国临终关怀的主要影响因素

1. 医务人员缺乏临终关怀知识

目前，由于缺乏相应的培训，大多数医务人员对临终关怀的概念并不熟悉，对临终病人仍采取以治疗为主的服务方式，也未全面开展对临终病人家属提供服务，整个医疗保健系统对临终关怀没有形成一个统一的、积极的伦理大环境。因此，尽管知道是临终病人，却总是想方设法用最先进的药物、设备去挽救其生命，每天仍有大量的人力、物力投入病人身上，既给临终病人自身造成了极大的痛苦，也造成极大的医疗资源浪费。

2. 服务机构和资金来源不足

我国是发展中国家，经济水平制约着临终关怀事业的发展。目前临终关怀机构还不属于慈善范围，政府没有专门的资金，绝大多数临终关怀机构没有纳入国家医疗保障体系当中。临终关怀机构需要靠医疗收入来维持，医院为维持运转需要向患者收取相应的费用，这无疑使部分低收入老人望而却步，也影响了临终关怀事业的发展。

3. 传统观念的束缚，临终关怀教育尚未普及

一方面，由于长期受传统的死亡观、伦理观的影响，人们对于死亡采取否定、回避的负面态度，也有的人误将临终关怀理解为“安乐死”。迄今为止，全社会对临终关怀、死亡教育还未普遍开展，人们对“生”的问题研究得较多，而对“死”则知之甚少。由于不了解死亡的有关知识，许多人缺乏对死亡的精神准备，因此，死亡过程变成一种陌生而神秘的过程，“死亡”成为忌讳提及的话题。另一方面，家属受传统伦理“孝道”意识影响，担心让老人接受临终关怀，会背上不孝之名，面对濒死的老人要放弃治疗而转为以护理为主的临终关怀是一种艰难的抉择。很多人都接受不了亲人在最后的时刻由别人照看，认为只有守着亲人才能够表达孝心。因此，临终关怀的推行也受到了影响。

（二）临终关怀的意义

1. 提高老年临终者生存质量，维护生命尊严

较多的临终老人在生命的最后一段日子里，不是在舒适、平静中度过，而是处于现代医疗技

术、麻醉、药物的控制下，死亡之前多有接受侵入性治疗等痛苦的经历，身上插着各种管子，充满了恐惧、痛苦和无奈。临终关怀则为临终老人及家属提供心理上的关怀与安慰，帮助临终者减少和解除躯体上的痛苦，缓解心理上的恐惧，维护尊严、提高生命质量，使逝者平静、安宁、舒适地抵达人生的终点。因此，临终关怀护理是满足老年人"老能善终"的最好举措。

2. 安抚家属子女，解决老人家庭照料困难

临终关怀将家庭成员的工作转移到社会，社会化的老年人照顾，尤其是对临终老人的照顾，不仅是老年人自身的需要，同时也是他们家属和子女的需要。对于一些家庭，特别是一些低收入的家庭来说，临终关怀可以让老人走得安详和让病人家属摆脱沉重的医疗负担的同时，也安慰他们的亲属子女，让他们更好地投身到自己的事业中去，也不至于受到社会上的指责。因此临终关怀是解决临终老人家庭照料困难的一个重要途径。

3. 节省费用，减少医疗资源的浪费

尽管临终关怀需要社会支付较多的服务费用，但对于身患不治之症的病人来说，接受临终关怀服务可以减少大量的甚至是巨额的医疗费用。如果将这些高额、无效的费用转移到其他有希望救助的病人身上，它将发挥更大的价值。同时建立附设的临终关怀机构，即综合医院内的专科病房或病区，既可以解决目前大多数医院利用率不足、造成资源闲置浪费的问题，又可以综合利用医院现有的医护人员和仪器设备，节约医疗资源、有效利用有限的资源。

4. 转变观念，真正体现人道主义精神

推广临终关怀是一场观念上的革命。一方面，要教育人们转变关于死亡的传统观念，无论是临终者、家属还是医护人员都要坚持唯物主义，面对现实，承认死亡；另一方面，要承认医治对某些濒死病人来说是无效的客观现实，临终关怀可替代卫生资源的无谓消耗，合理分配利用有限的卫生资源，以保证卫生服务的公平性和可及性。它实质上体现了对病人及大多数人真正的人道主义精神。因此，临终关怀不仅是社会发展与人口老龄化的需要，也是人类文明发展的标志。

同步训练

1. 角色扮演：根据情境，分小组，分别扮演照护对象"王奶奶"与"护理员"。

扮演"王奶奶"的同学准确展示她的身体、心理症状和社会方面的问题。

扮演"护理员"的同学以恰当的方式与王奶奶交流，收集资料，确定并解决王奶奶的问题。

可根据自己的知识及想象适当发挥。

提示：运用开放式提问，了解病人的真正需求。

2. 开展小组讨论：

(1) 是否能告知病情？

(2) 该如何面对临终老年人？

(3) 怎样交往沟通才能建立良好关系，促进病人健康？

你是重要的
因为你是你
即使活到最后一刻
你仍然是那么重要
我们会尽一切努力

帮助你安然逝去
但也会尽一切努力
让你活到最后一刻

临终关怀之母　桑德斯博士

3. 尝试针对该服务对象，设计对话。

项目小结

与临终老年人沟通项目包括认识死亡、与临终老年人及其家属沟通两个任务。本项目主要内容包括理解生命关怀的意义，在面对临终老年人时能正确认识和面对死亡，分析临终老年人的心理状态，运用各种沟通策略，尽可能地为临终老年人及其家属提供支持，帮助临终老年人了却愿望、有尊严地离去。重点是掌握与临终老年人沟通的策略。

学训做一体化训练

思考练习

1. 老年人对待死亡的心理类型有哪些?
2. 什么是死亡教育?
3. 临终关怀是如何定义的?
4. 临终关怀的对象是谁?
5. 临终患者将经历哪些心理历程?
6. 临终关怀的内容有哪些?
7. 与临终老年人沟通的策略有哪些?

案例分析

1. 护理员小兰在与张爷爷沟通:

张爷爷:“我想从8楼跳下去，希望你能够陪我好吗?”

护理员:“如果需要，我们当然会在一旁陪你。(看着他，不是陪他跳楼)不过，我想，你要这样做，肯定是有很困难的处境，再也受不了，是吗?”

张爷爷:“……”

护理员:“假如你现在还坚持己见，我也会在场陪你的。而且，如果我下班了，还会交班下去，不论大小夜班，一定会有人陪你的。”

张爷爷:“什么?要你陪我?我早已不再想这件事了!因为你们聆听了我的要求，而且正经八百地看待它……”

请分析张爷爷的心理过程，陈述护理员的沟通策略。

2. 王爷爷今年80岁，妻子已过世，近日被查出患有脑萎缩，王爷爷得知自己的病情后表现得很抑郁。某天当你正在给王爷爷做护理时，他突然对你说："我现在这样活着有什么意思？还不如死了算了！"

作为他的护理员，你应该怎样做？

延伸阅读

独特的爱

晚辈要深刻理解老年人独特的爱。应该说，老年人辛苦一辈子，为国家、为事业、为家庭、为子女，只有付出，不求索取，倾尽了全部的爱，但是这种爱往往不被年轻人接受，甚至被误解，很让老年人寒心。一次，在大型直播节目的现场，主持人问一位四十多岁的中年人："你的父亲爱你吗？"他犹豫地回答说："可能爱，也可能不爱。"主持人问为什么，他说："他的父亲已经去世了。但是在去世前，在医院治疗的时候，每次见到我和家人就破口大骂。还要吃海里产的活咸鱼，我到哪去弄活咸鱼呀！我和家人被父亲折磨得筋疲力尽。"主持人却说："你理解这是老人对你独特的爱吗？"中年说我不理解。主持说："老年人骂你们、刁难你们，就是希望你们恨他，这样就可以减轻你们失去他的痛苦。"这位中年人惊呆了，说我从来没这样想过！

再看，中年人已经泪流满面。他想对父亲说声"对不起"，但已经没有机会了。

论老之将至

罗素

虽然有这样一个标题，但这篇文章真正要谈的却是怎样才能不老。在我这个年纪，这实在是一个至关重要的问题。我的第一个忠告是，要仔细选择你的祖先。尽管我的双亲皆属早逝，但是考虑到我的其他祖先，我的选择还是很不错的。是的，我的外祖父 67 岁时去世，正值盛年，可是另外三位祖父辈的亲人都活到 80 岁以上。至于稍远些的亲戚，我只发现一位没能长寿的，他死于一种现已罕见的病症：被杀头。我的一位曾祖母是吉本的朋友，她活到 92 岁高龄，一直到死，她始终是让子孙们全都感到敬畏的人。我的外祖母，一辈子生了 10 个孩子，活了 9 个，还有一个早年夭折，此外还有过多次流产。可是守寡以后，她马上就致力于妇女的高等教育事业。她是格顿学院的创办人之一，力图使妇女进入医疗行业。她总喜欢讲她在意大利遇到过的一位面容悲哀的老年绅士。她询问他忧郁的缘故，他说他刚刚同两个孙儿女分手。"天哪！"她叫道，"我有 72 个孙儿孙女，如果我每次分手就要悲伤不已，那我早就没法活了！""奇怪的母亲。"他回答说。但是，作为她的 72 个孙儿孙女的一员，我却要说我更喜欢她的主见。上了 80 岁，她开始感到有些难以入睡，她便经常在午夜时分至凌晨 3 时这段时间里阅读科普方面的书籍。我想她根本就没有工夫去留意她在衰老。我认为，这就是保持年轻的最佳方法。如果你的兴趣和活动既广泛又浓烈，而且你又能从中感到自己仍然精力旺盛，那么你就不必去考虑你已经活了多少年这种纯粹的统计学问题，更不必去考虑也许不很长久的未来。

至于健康，由于我这一生几乎从未患过病，也就没有什么有益的忠告。我吃喝均随心所欲，醒不了的时候就睡觉。我做事情从不以它是否有益健康为依据，尽管实际上我喜欢做的事情通常都是有益健康的。

从心理角度讲，老年人需防止两种危险。一是过分沉湎于往事。人不能生活在回忆当中，不能生活在对美好往昔的怀念或对去世的友人的哀念之中。一个人应当把心思放在未来，放到需要自己去做点什么的事情上。要做到这一点并非轻而易举，往事的影响总是在不断增加。人们总认为自己过去的情感要比现在强烈得多，头脑也比现在敏锐。假如真的如此，就该忘掉它；而如果可以忘掉它，那你自以为是的情况就可能并不是真的。

另一件应当避免的事是依赖年轻人，期望从他们的勃勃生气中获取力量。子女们长大成人以后，都想按照自己的意愿生活。如果你还像他们年幼时那样关心他们，你就会成为他们的包袱，除非他们是异常迟钝的人。我不是说不应该关心子女，而是说这种关心应该是含蓄的。假如可能的话，还应是宽厚的，而不应该过分地感情用事。动物的幼子一旦自立，大动物就不再关心它们了。人类则因幼年时期较长而难以做到这一点。

我认为，对于具有强烈的爱好，其活动又都恰当适宜并且不受个人情感影响的人们，成功地度过老年绝非难事。只有在这个范围里，长寿才真正有益；只有在这个范围里，源于经验的智慧才能得到运用而不令人感到压抑。告诫已经成人的孩子别犯错误是没有用处的，一是因为他们不会相信你，二是错误原本就是教育所必不可少的要素之一。但是，如果你是那种受个人情感支配的人，你就会感到，不把心思都放在子女和孙儿女身上，你就会觉得生活很空虚。假如事实确是如此，那么你必须明白，虽然你还能为他们提供物质上的帮助，比如支援他们一笔钱或者为他们编织毛线外套，但绝不要期望他们会因为你的陪伴而感到快乐。

有些老人因害怕死亡而苦恼。年轻人害怕死亡是可以理解的。有些年轻人担心他们会在战斗中丧生。一想到会失去生活能够给予他们的种种美好事物，他们就感到痛苦。这种担心并不是无缘无故的，也是情有可原的。但是，对于一位经历了人世的悲欢、履行了个人职责的老人，害怕死亡就有些可怜且可耻了。克服这种恐惧的最好办法是——至少我是这样看的——逐渐扩大你的兴趣范围并使其不受个人情感的影响，直至包围自我的围墙一点一点地离开你，而你的生活则越来越融合于大家的生活之中。每一个人的生活都应该像河水一样——开始是细小的，被限制在狭窄的两岸之间，然后热烈地冲过巨石，滑下瀑布。渐渐地，河道变宽了，河岸扩展了，河水流得更平稳了。最后，河水流入了海洋，不再有明显的间断和停顿，而后便毫无痛苦地摆脱了自身的存在。能够这样理解自己一生的老人，将不会因害怕死亡而痛苦，因为他所珍爱的一切都将继续存在下去。而且，如果随着精力的衰退，疲倦之感日渐增加，长眠并非是不受欢迎的念头。我渴望死于尚能劳作之时，同时知道他人将继续我所未竟的事业，我大可因为已经尽了自己之所能而感到安慰。

中国4D死亡体验馆旨在让人感受生命教育①

据美国有线电视新闻网8月11日报道，上海“4D死亡体验馆”在8月底将建成，预计9月正式投入使用，体验馆的创始人表示希望参与者在体验死亡之旅的同时能思考生活的意义，领略一场生命教育。

据报道，参与“死亡体验”的玩家将会接受一系列挑战，失败者会被“火化”，躺在传送带上，通过虚拟的殡仪馆焚化炉来模拟死亡仪式。焚化炉将通过热空气和光线投影，制造“真实的焚烧体验”。“火化”后参与者会被转移到一个像子宫一样柔软的空间内，感受“重生”。

据悉，该项目的创始人黄卫平在经历了一系列利润丰厚却毫无精神价值的工作之后，开始探索灵魂，并萌生对死亡的兴趣。在2008年汶川地震后，他志愿提供帮助并开始研究心理学。与此同时，另一位创始人丁锐也在通过与很多学者的交流探究生命的意义。志同道合的两人最终决定共同创建“4D死亡体验馆”，并成立了“手牵手生命关爱发展中心”，向肿瘤医院生命垂危的病人提供临终关怀。

报道称，尽管在韩国、我国台湾也有类似的企业，但两人在初始阶段仍对自己的想法有些怀疑。临终关怀的志愿工作显示，即使死亡即将到来，也很少有人能坦然面对死亡。为此，丁锐和黄卫平开始募集资金，三个月共筹集到41万元人民币用于体验馆的建设，金额远远超出了预期。

他们认为，只有亲身体验才能达到生命教育的目的，使人们思考如何过好当下生活和如何看待死亡。黄卫平表示：“死亡教育并不像教你致富或成功的课程那样有标准的答案，更重要的是自己亲身的体验。”

① 参见 http：//finance. huanqiu. com/view/2014-08/5104871. html。

项目十

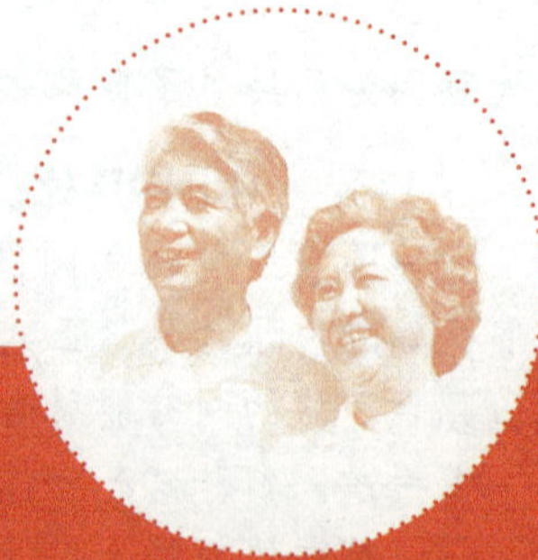

多元文化沟通方案设计

学习目标

知识目标

- 了解不同国家、民族和不同文化背景
- 了解“文化休克”的原因
- 掌握与多元文化背景下的老年人沟通的策略

素质目标

- 能够有包容力，接待不同文化背景下有差异的老年人
- 具有谦卑柔和的态度

能力目标

- 能正确处理文化差异
- 能根据老年人不同文化背景采取各种沟通方法

任务一

识别多元文化

情境导入

一位78岁男性患者，信奉天主教，中国香港人。回内地探亲时，不幸突发急性心肌梗死急送医院救治。患者发病后神志一直清醒，但在入院后第二天病情加重，病人说他将安然应主召唤升入天国，后终因病情恶化进入濒死状态。医院仍继续竭尽全力抢救。但家属拒绝抢救，递交书面请求，说明是为了遵照病人的意愿，顺其自然，让老人幸福安然地与天主同在。护理人员该如何处理家属的请求呢?

任务描述

请根据上述情境，了解不同的文化背景，理解并接纳不同文化背景老年人的差异。

相关知识

一、文化与多元文化

文化（Culture）是指人类在社会历史发展过程中所创造的物质财富和精神财富的总和，包括知识、信仰、艺术、道德观念、风俗习惯等。

多元文化（Multiculture）是由于不同国家和地区在地理状况、历史发展上的差异，价值观念、宗教信仰、审美观、风俗习惯、语言文字、伦理道德等方面的差异，产生了不同的行为规范，导致了不同的社会发展，构成了国家、地区与各民族之间的多元文化。

人类社会越来越复杂，在信息流通越来发达的情况下，文化的更新转型也日益加快，各种文化的发展均面临着不同的机遇和挑战，新的文化也将层出不穷。我们在现代复杂的社会结构下，必然需要各种不同的文化服务于社会的发展，因此造就了文化的多元化，也就是复杂社会背景下的多元文化。

二、文化背景

文化背景（Cultural Background）是指一个人生活在其中的，由特定社会习俗、价值观念和信仰所组成的文化环境。文化背景可以影响疾病发生、影响就医行为、影响对医疗护理的要求、影响对疾病的反应、影响死亡认知。

文化背景是沟通主体长期的文化积淀，即沟通主体较稳定的价值取向、思维模式、心理结构的总和。

社会学家认为，世界文化分为高背景和低背景两大类文化类型。高背景文化一条信息的语言所包含的信息量低于低背景文化的语言信息量，大部分的信息隐含在沟通接触的过程中，涉及参与沟通人员的背景、所属社团及其基本价值观。低背景文化指信息的表达比较直接、明确，语言是沟通中大部分信息的载体。

在高背景文化中，内部同文同种，约定俗成相同，信息容易传播。而在低背景文化中，社会内部差异大，存在许多相互独立的“亚文化”。高文化背景的代表地区是日本和中东等以“理”为重的地方，低文化背景的代表地区是美国等以“法”为重的地方。

高背景文化注重道德与集体利益，因此在这样的文化下的企业员工视企业为自家，集体利益高于个人利益。人与人之间的交往重视互相了解，讲信誉。在谈判桌上，他们很少会带律师，他们更看重对方的信誉度，谈判过程是为了让双方相互了解。这也使得他们喜欢与对方靠得很近。低背景文化的人与高背景文化的人相反，他们只相信法律的作用，因此律师是必不可少的，就更不要说口头承诺了，他们认为只有书面的承诺才有法律效用。在谈判桌上，他们不会花时间在相互了解上，他们唯一做的就是尽快达成协议，时间就是金钱。高背景文化的人还十分在乎私人空间，重视个人利益。

两种背景文化的区别还体现在尊重的原因，比如因为辈分而带来的尊重与否，以及对于组织和团队的观点。高背景文化国家的人通常会尊重和听从一个高辈分的人，而低背景文化国家的人通常会更考虑对方的品德和提出的建议是否正确而不是盲目听从。高背景文化国家的人通常群体生活在一起，而低背景文化的人通常更为独立。

三、文化休克

文化休克（Culture Shock）是由于一个人试图了解或适应另一不同文化人群时所感受到的不适应、无助和一定程度的惘然现象。引起文化休克的原因包括沟通交流、日常生活活动的差异、孤独、风俗习惯、态度与信仰等。

东西方文化的差异

宗教信仰的不同：西方多信仰基督教，东方多信仰佛教。

宇宙观的不同：西方是天人分离，东方是天人合一。

思维方式的不同：西方是逻辑和分析思维，东方是辩证和整体思维。

学习目的的不同：西方是改变世界，东方是超越现实。

时间观的不同：西方是固定节奏，东方是自然节奏。

沟通方式的不同：西方是低语境，东方是高语境。

同步训练

分小组与不同民族或国家的人进行沟通。

1. 收集有关资料、案例，分组汇报；
2. 制作案例，分组设计与不同民族或国家的人沟通的方案；
3. 分组讨论沟通方案；
4. 接触不同民族和国家的人，分享与其沟通的过程及感受。

任务二

设计多元文化沟通方案

情境导入

一位信奉伊斯兰教的回族老年人，正逢斋日因肺部感染而住院。护理员小兰负责为该老年人制定一份伙食计划，需要学习回族的文化、饮食传统，并设法与老年人深入沟通，了解他的问题和需求。

任务描述

请根据上述情境，学习不同民族的文化与饮食传统，采取与患者文化背景一致的沟通交流方式，增加护患间沟通的有效性。

相关知识

一、多元文化护理

多元文化护理，也称为跨文化护理（Multiculture Nursing），是指护士按照不同护理对象的世界观、价值观、宗教信仰、生活习惯等采取不同的护理方式，为不同文化背景下的人们提供共性的和差异的护理，满足他们的健康需求。

雷宁格（Leininger）的跨文化护理理论，强调文化因素对健康的作用，强调要因人施护。该理论提出并强调了文化与照顾和护理的关系。重点放在“文化”上，围绕“文化”和护理照顾提出了新的概念，包括文化、照顾、文化照顾、文化照顾差异、文化照顾共性、世界观、文化与社会结构因素、环境因素、民间照顾系统、专业照顾系统、文化休克、文化照顾保存、文化照顾调整、文化照顾再建等。雷宁格认为，所有的文化既有专业的又有民间的保健服务。护理作为一种跨文化照顾专业，可以为各种不同文化的人或人群提供健康照顾；可以去帮助特殊文化的人或人群提供健康照顾，可以去帮助特殊文化的对象保护或维持他们的健康，从疾病中恢复；可以去帮助特殊文化的对象适应一个有益的或满意的健康状况；可以帮助对象把他的生活方式改变为新的、不同的型态。因此各概念之间存在内在的、密切的联系，是相辅相成的，是互相影响的。

不同文化对健康、疾病与照顾等的信念、价值、表达方式和行为习惯等存在差异。而这种文化差异不仅存在于不同文化之间，而且存在于同一文化之中的不同个体之间，表现为即使是同一文化内，对同样刺激的反应也是不同的。因此，每一对护患之间都存在差异，都有其特殊性。护理工作应因人施护、因类施护，注意病人的个性特征，实行整体和全面的护理。为了描述该理论的基本组成成分，有关研究者构建了一个所谓的“朝阳模式”。此模式的目的是帮助理解理论中的各个成分在一种文化中是如何影响人们的健康状态以及对他们所提供的健康照顾的。“朝阳模式”包括 4 个层次：第一层为世界观、社会结构及其影响因素，包括教育、经济、政治与法律、文化社会准则与生活方式、亲缘与社会、宗教与哲学、技术等；此层用于指导护士评价和收集关于服务对象所处文化的社会结构和世界观的一些信息知识，包括服务对象的语言，所处的环境状态及宗教、哲学、亲缘关系。第二层提供了特定文化的人们（个人、家庭、群体、社会以及机构等）有关照顾健康的型态、含义和表达方式。第三层是保健系统，着重阐述包括民间、专业及护理在内的各种健康系统。包括每一系统的特征和独特的照顾特色，以利于鉴别文化护理照顾的异同点。第四层是护理照顾的决策和措施层，其护理措施包括文化照顾保存或维持、文化照顾调试及文化照顾重建。护理照顾在这一层得以实施，采取基于服务对象的护理决策和护理措施，最大限度满足服务对象的需要，并提供与文化一致的护理。

综上，跨文化护理理论的主要特征是：(1) 文化照顾是人类生存的必需条件。(2) 不同文化的族群具有文化照顾的共性和差异。(3) 文化照顾分为普通照顾和专业照顾。普通照顾是人类一种天性的具体表现，它存在于普通的日常生活中；专业照顾是一种有目的、有意义的专业活动，是一种工作而不是一种属性。

二、学习多元文化护理的作用

由于医学模式的转变，护理已由“以疾病为中心的护理阶段”发展为“以人的健康为中心的护理阶段”的全方位的社会化护理。世界交往的日益频繁，社会文化的日益多元化，对护理提出了更高的要求，护理专业的学生，只有掌握多元文化的护理知识，才能准确理解病人的各种行为，才能明确不同文化背景的病人的需要，提供适合病人文化背景的护理。

学习多元文化护理，可以满足不同文化背景患者的需求，鼓励和促进开放性思维，促进护理人员提升自身文化素质，提高护理的文化品位。

现代护理员不仅要掌握医学护理学的专业知识，还要掌握人文科学、社会科学和自然科学知识。从多元文化护理观念出发，护理员要了解与研究不同种族、民族、区域的健康观、疾病观及护理保健手段，增加不同种族、不同民族的文化知识，以融人文化护理。

三、多元文化背景下的沟通障碍

多元文化背景下的沟通障碍包括语言障碍，风俗习惯与宗教信仰问题，伦理、价值观的多元化等问题。

（一）语言障碍

语言障碍包括语音障碍和语义障碍。语言是文化的载体，是民族文化和民族心理表达、传递、储存、延续及社会交往的重要工具，语言交流和情感沟通是重要的护理内容。即使是相同的语言，在不同的文化背景下也可能导致不同的注释。中国、日本属于高背景文化国家，即人们在沟通中十分依赖非语言的线索和细微的背景线索，他们没说出的内容可能比说出的内容更为重要。而欧洲和北美国家则体现出了一种低背景文化，人们在沟通中主要依赖语言传递过程中使用的词汇。因此，护理员应考虑患者的文化因素，准确地判断患者语言的真正含义，以便提供恰当的服务。

（二）风俗习惯与宗教信仰问题

东方人主张“孝”道，因此东方老年人易产生依赖思想。西方人却主张独立和个人奋斗，在生活护理上给予过多的协助往往会使他们不快。作为护理员不但要了解患者所患疾病，还要了解他们的信仰、风俗习惯等，要尊重他们。同时，不同的文化群体饮食习惯也有所不同。每个文化群体都有其明确的饮食戒规，护理员应尊重这些民族的饮食习惯。在不影响治疗的情况下，满足患者对饮食的需求，这对患者的恢复是十分有利的。

（三）伦理、价值观的多元化

不同文化背景患者的伦理观和价值观不同。拥有东方文化思想的人在心理受到挫折时往往用否认、逃避来应对。对癌症或恶性病患者，东方人认为不告知他们是关心他们，并有助于延长其生命，而西方人则认为应告知他们，以便他们能在有限的时间内充分发挥自己的潜能来提高自身价值。针对不同服务对象的不同文化需求，护理员应制订符合个体化的护理计划，提供相应的文化护理，以满足护理对象的文化、精神、价值观的需求。

澳大利亚珀斯市老人院多元文化护理

当人们从一个熟悉的生活环境初次进入一个陌生的生活环境时，因失去社会交流的符号和手段而产生一系列思想混乱和心理上的思想紧张综合征，称文化休克或文化震荡。

本老人院多数病人入院时因文化差异或和环境人物陌生而有不同程度的忧虑、焦虑、紧张、烦躁、冷漠等情绪反应。护理人员应根据他们的文化、信仰、语言、习俗等制定和实施多元文化护理措施。病人入院时护理人员主动热情给病人做自我介绍和环境介绍，提供合适的私人空间。根据不同民族的饮食习惯提供西餐、中餐、意大利餐等，安排鼓励同一国家或民族的老人在一张桌子上吃饭，在一起聊天和参加娱乐活动，并鼓励家属探视病人。护士经理还根据病人的文化语言合理安排护理人员排班。

如老人院住着一位中国广东老太太，不会讲英语，只会说汉语，入院时由于对环境陌生加上语言障碍，常常出现烦躁、焦虑、易怒等负面情绪。这时护士经理就安排一名中国护士负责护理这位老太太，用汉语和她聊天，该护士还教其他不会汉语的护士一些常用汉语对话和老太太交流，后来老太太情绪慢慢稳定下来，适应了老人院的生活。护理人员还根据病人的文化爱好提供音乐疗法，播放英语歌、汉语歌、印度歌等，使老人们在轻松的环境中疗养。老人院护士还安排了每周娱乐活动项目，如周一上午在电视上看电影，周二下午在室内打篮球，周三下午做手工剪纸，周五下午有教堂的人或某个乐队的人来给他们祷告、讲道、唱歌、跳舞，大大丰富了老人们的娱乐生活，消除了孤独寂寞的感觉。如哪个老人过生日，老人院食堂还准备蛋糕和生日卡片，在房间里挂上气球，给老人庆祝，使老人们有在家的感觉，把因文化冲击引起的心理情绪反应降低到最小。

（资料来源：孟金平：《澳大利亚珀斯市老人院多元文化护理体会》，载《中外医疗》，2009（30）。）

四、多元文化背景下的沟通策略

在多元文化背景下，护理员应该采取与患者文化背景一致的护患沟通方式。不同文化经历者对沟通交流的期待和方式不同，所以护理人员应掌握和理解患者及其家庭的文化背景、语言、互动方式、对角色及关系的期待、对健康和疾病的态度。来自不同文化背景的个人或群体，存在不同的交流表达方式，因此护理人员应熟悉不同文化中人们的语言表达方式，才能与患者进行有效的沟通，达到了解患者的健康状况、心理感受，建立良好的护患关系的目的。

此外，对病人应该公平对待，不分性别、年龄、肤色、种族、身体状况、经济状况或地位高低，绝不能进行歧视。古代大医家孙思邈说："若有疾厄来求救者，不得问其贵贱贫富，长幼妍媸，怨亲善友，华夷愚智，普同一等，皆如至亲之想。"

在多元文化背景下的护理沟通策略，主要包括以下五个方面：

（1）尊重患者的价值观念和传统习俗，满足不同文化素养患者的需求。护理员应该了解患者的文化背景、宗教习惯等，有针对性地引导患者，使患者尽快接受治疗和护理。对于这些风俗习惯，作为护理员都要了解，只有充分尊重患者的习俗，才能更好地为不同的患者实施有针对性的护理。

（2）了解不同语言沟通的差异。沟通是人与人之间互通信息的过程，沟通的效果受文化背景和文化观念的影响，如不同语种或方言土语会导致沟通障碍，即使是同一种话题，其文化背景不同含义也不相同，如在中国可以互问年龄和婚姻，在西方国家询问同样的问题，对方可能会很生气，会导致沟通失败。因此在护患沟通时，护理员应了解沟通中的文化差异，在治疗和护理中使用通俗易懂的语言，与患者进行有效沟通。

（3）了解各国在病情观察、疼痛护理、临终护理、尸体料理等方面均存在的差异。例如在疼痛护理方面，意大利人似乎主要关心疼痛体验的直接性，对他们在特定情境中体验到实际疼痛感觉到不安，而犹太人主要关心疼痛的症状意义。

（4）了解不同文化背景下的礼仪文化。不同的动作，在不同的文化背景下有时代表截然相反的意思。跨文化护理要求护理员在平时护理中注意自己的细节动作，不以自己所认为的礼仪笼统对待各种文化背景下的患者。

（5）其他方面存在的差异。我国是多民族国家，各民族的文化背景和所处的社会环境不同，其生活方式、宗教信仰、人生观差异较大，对同一问题的心理体验和内心感受也各不相同，护理员应尊重、理解患者的语言和行为，尊重患者的内心感受，正确进行引导和护理。

综上所述，在多元文化护理中，针对人际沟通的主要障碍，护理员应掌握并灵活应用语言和非语言沟通交流技巧，不断提高观察、理解、判断语言和非语言信息的能力，获得护患双方良好的心境，增加护患间沟通的有效性，使治疗护理得到落实，让患者的合理要求得到满足，提高整体护理水平，促使患者早日康复。

跨文化护理已得到全世界护理工作者的普遍认同，西方国家已广泛应用于护理实践。跨世纪的护理人员必须更新护理观念，培养跨文化护理理念，学习掌握跨文化护理知识，即研究和分析不同文化背景的护理要求、健康和疾病的观念、信仰方式和行为模式，以便向患者提供多层次、多体系、全方位、高水平的护理，满足日益增长的多元文化护理需求。

在外国企业工作经验之谈

- 互相了解对方的文化、历史背景，熟悉对方的风俗习惯，相互体谅。不论是中国员工还是外国员工，无论是上级还是下级，都应该主动了解对方的文化，这样才能较好地沟通和交流。相互的了解是沟通的基础。
- 要注意沟通技巧。在沟通和交流的过程中，注意沟通方式、方法，会减少摩擦。例如，老板正在气头上，你就不要当面和他争执，可以发 E-mail 解释等。
- 欧洲企业非常人性化，私人时间和工作时间分得非常清楚，不论公司有什么事，哪怕是天塌下来也好，只要是在非工作时间，都不允许因工作打扰员工的私人生活。假如你的老板是欧洲人，那么下班后、休息日都不要因为工作问题而找他；假如你的下属是欧洲人，那么也不要在非工作时间指派他们干什么活。否则，你会自讨没趣，碰一鼻子灰。
- 美国人同样也是公私分明，但是他们的公私分明和欧洲人完全不同。美国人绝对不会在工作时间内、在公司里，向一个同事说有关个人的事情。假如你与美国人共事，那么收起你的好奇心，不要打探他们的私事，也不要关心他们的家人、家事，否则关心换来的是敌意。
- 德国人作风严谨。在工作场合，开玩笑、打打闹闹的事千万别做。老板的命令，必须服从。
- 在日本企业，压抑的工作氛围较德国企业，有过之而无不及。你最好不要高声喧哗、放声大笑。连两个人对话的声音，都必须控制在不影响第三个人工作的范围内。

同步训练

情境：一位 62 岁男性英国人，因患哮喘入院，护理员用简单的英语与他进行交流。

要求：分组自行设计沟通方案，并开展角色扮演，尝试与外国病人进行沟通。

项目小结

多元文化沟通方案设计项目包括识别多元文化和设计多元文化沟通方案两个任务。本项目主要内容包括从多元文化护理观念出发，了解不同种族、民族、区域的健康观、疾病观及护理保健手段，了解不同种族、不同民族的文化知识，尊重和理解服务对象的价值观、风俗习惯和宗教信仰，以融入文化护理，增加护患间沟通的有效性。重点是掌握多元文化护理的沟通策略。

学训做一体化训练

思考练习

1. 什么是文化与多元文化？
2. 文化背景对人有哪些影响？
3. 什么是文化休克？
4. 个体出现文化休克时，会出现哪些变化？
5. 当你从一个熟悉的城市来到一个陌生的城市时，感觉如何？请联系自己的求学经历谈一谈。
6. 什么是多元文化护理？
7. 多元文化背景下的护理，常见哪些沟通障碍？
8. 多元文化背景下的护理沟通策略有哪些？
9. 多元文化背景下的护理工作，对当今的护理员有哪些要求？

案例分析

护理员小张正在陪同一位老年美籍英语老师就医，门诊诊断胆囊结石需手术治疗，这位老师欣然答应并带着诊断书到将要入院的病房看了一下，对护士长和主管医生说："我现在还得回校将工作做完，请将有关我的治疗、护理活动日程安排好，我明天一定按时住院。"作为护理员，小张应该怎么办？

延伸阅读

72岁外公做淘宝女装模特，被赞有范儿①

双十一电商的促销盛宴虽已过去，但其热度还在延续。近日，网上曝出一淘宝女装店推出"女装外公 style"系列，72岁的外公穿上可爱的裙子和丝袜，再配上一头假卷发做女装模特，效果格外火爆。据店家介绍，双十一当天日销量是往常的五六倍。

在这家淘宝店首页可以看到，一位老爷爷穿着修身款或斗篷款的女装外套，内搭粉嫩打底衫和裙子，下身还穿着白色或红色的丝袜，手拎时尚女包，头上戴了假卷发，真是魅力十足。

该淘宝店店主吕婷告诉记者，店里"女装外公 style"系列的模特就是她的外公刘谦平，今年72岁，而之所以选择外公做女装模特纯属巧合。因为前不久店里进了一批新款服装，正当她为寻找模特发愁时，一旁的外公随手把衣服往身上套，没想到身高1.7米、体重100斤的外公穿上新款还蛮合适，于是就想让外公当模特。

"没想到外公就欣然答应了。"吕婷说。外公平时在家就是个开心果，非常时尚，有着年轻的心态，平常大家逛街都会带上外公，他还会对买的衣服提出自己的看法。

---

① 参见 http://www.chinanews.com/sh/2012/11-15/4332591.shtml，2012-11-15。

"看书"

姥姥年过七十，小丽用手机给姥姥看她拍的照片，并教她："您每看完一张就触摸手机轻轻从右到左翻一下。"

姥姥翻了一张，翻第二张的时候竟然用食指蘸了一下唾沫。

小丽问姥姥："您是看书吗?"

学训做一体化训练

项目十一

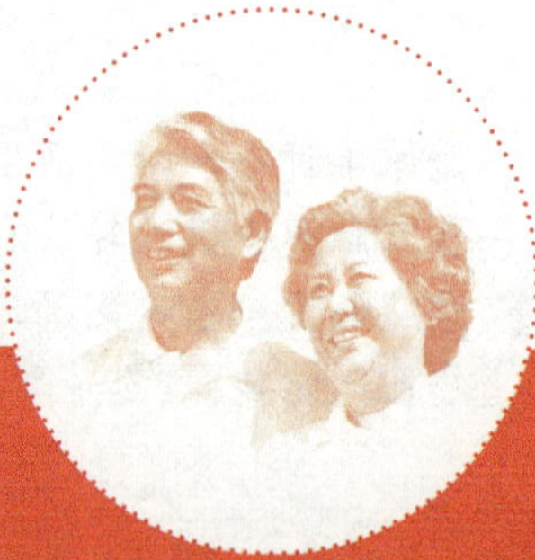

团队沟通方案设计

学习目标

知识目标

- 理解团队概念、掌握团队沟通方法
- 掌握排除沟通障碍的基本步骤及具体方法
- 了解各种功能角色在团队沟通中的作用
- 掌握团队沟通的技巧
- 了解会议的功能、会议的组织流程

素质目标

- 认识有效团队沟通的意义
- 培养团队合作精神，内化团队合作意识
- 学会换位思考，能够对自己和他人做出公正的评价

能力目标

- 能够参与组建高效率的学习和工作团队并分担角色
- 能够清楚表达自己的观点和意图
- 能够主动耐心倾听团队成员的意见

任务一

组建团队

情境导入

某养老机构为了更好地帮助老年人建立老有所乐、老有所为的居住环境和氛围，成立了一个老年大学。在老年大学里，很多教师都是社会招募的志愿者，机构聘请你作为老年大学志愿者管理小组的负责人。你主要负责参与招募和组建志愿者小组，进行志愿者小组内的角色分工，协调志愿者小组服务安排及服务反馈等工作。在志愿者团队工作的过程中，有一位志愿者在团队沟通分享会上提出要给英语班的老年人每人捐赠一台“念佛机”，这个建议遭到部分志愿者的反对，分享会上发生了激烈的辩论。

任务描述

根据上述情境，你作为团队管理负责人，应该如何应对这种突发的状况，并促使团队成员的意见达成一致？尝试运用组建团队的相关知识，写一写处理的步骤、方法和技巧。

相关知识

一、团队与团队沟通的概念

团队沟通是随着团队这一组织结构的诞生应运而生的。团队沟通即为工作小组内部发生的所有形式的沟通。

团队（Team）最基本的定义是有共同目标的一群人。团队是组织提高运行效率的可行方式，它有助于组织更好地利用员工的才能，比其他形式的群体运行更灵活，反应更迅速。此外，团队还有另一方面的作用不可忽视，那就是在激励和协调方面的作用：团队能够促使员工参与决策，增强组织的民主氛围，提高员工的积极性。团队能否充分发挥其所具备的种种优势在很大程度上取决于团队成员之间有效的沟通与协作。

如果一群人偶然性地一起乘坐一部电梯，那只不过是一群人在一起，而并不是一个想通过共同合作来达到共同目标的团队。如果电梯突然坏了，而这群人都想尽快逃离电梯，他们就变成了一个拥有共同目标的团队，很多团队的理论也就开始适用。虽然本质上团队围绕共同目标而建立，但并不等于有了共同目标，所有成员便能够自动朝着目标来工作。首先，在极简单的环境中结合而成的团队往往容易找到共同和清晰的目标，但在略为复杂的情况下，团队要形成共同的明确目标就比较困难了。比如《三个和尚》的故事，两个和尚很容易达成一致，为了生存下去一起找水，并协作抬水，而三个和尚在一起的时候，大家便开始怀有私心、互相推卸责任，即便是为了生存，三个和尚还是不愿意共同努力去找水，担心自己吃亏。实际生活中，在一些大型的公司或团队中，往往也会存在由于个人或小组的利益冲突，成员们表面上有共同的目标，内心里却暗自较劲，导致整个公司或团队危机重重，难以实现整体的目标。在简单的情况下，团队目标容易得到大家一致的认可和相互协作，比如5个人自发在公路旁帮忙扶正一辆侧翻的车辆，后来又来了5个人一起帮忙，这个团队就由5人变成10人，但是由于这是一种比较简单的情景关系，共同的目标非常清晰且行为简单、时间短暂，帮忙也都是出于自愿，不存在动机管理问题，发生冲突的可能性不大。此外，值得我们注意的是：虽然一个有共同目标的团队在其成员人数增加后，仍然可以称作一个团队，但是由于团队成员人数增加，团队目标的一致性、团体动力及凝聚力都可被严重地影响，当然这要视情景关系的复杂程度而定。

团队是一种新型的企业组织模式，其产生时间不长，运作机制也不是很成熟，所以人们对团队沟通这一领域的研究还不是很深入，可借鉴的专业论著也很有限。但是，在50年前就有研究表明，合作性群体的绩效会很高。这说明人们很早就认识到了有效的团队沟通的巨大作用。有效的团队沟通的前提是团队成员之间要建立一系列共同的规范，以便团队成员之间能够良好地沟通和协调，比如共同的词汇表达，共同的处理工作投诉的流程等。共同词汇表达指的不是团队成员使用的是中文还是英文，而是当一成员说出“需求已交递”、“设计已完成”、“集成可开始”或“测试已成功”等与工作有关的词汇时，其他团队成员能够明确地理解为同一个意思。培养和形成牢固的团队精神也是非常重要的。团队精神是一种团队成员之间建立起的共同的文化及情感追求，能够产生强大的信任和凝聚力。每个团队都期望寻找具有团队精神的成员，但团队精神不是强调去控制人的精神灵魂，而是要求成员能够进行自我评判、履行团队承诺，形成良好的自我管理。一个团队成员要在团队中建立一种信任关系，就要对自己的角色和能力有正确的评判，充分展现自己的团队精神，让其他成员了解你不是一个只会开空头支票的人。

二、影响团队沟通管理的因素

影响团队沟通管理的三大因素包括情境因素、沟通渠道和主观因素。

（一）情境因素

情境是与沟通相关的、特定的物质、社会和情感的因素，包括团队的组成状况、成员间人际关系的和谐程度、团队所处环境的氛围、团队管理者的领导风格等。因此，团队沟通应该随着特定情境的变化而发生改变，且不存在“以不变应万变”的沟通模式。改变团队沟通的情境会使同样的沟通产生完全不同的效果。

（二）沟通渠道

沟通渠道又可以分为正式的沟通渠道和非正式的沟通渠道。

正式的沟通渠道可以细分为链式沟通、轮式沟通、环式沟通等。链式沟通是指各层级之间的单向沟通，在这种沟通中，只有上行沟通和下行沟通。轮式沟通是指一个管理者与数个下级进行沟通，但是下级之间不存在沟通。环式沟通是指一个管理者与两个下级进行沟通，两个下级又分别与各自的下级再沟通。正式的沟通渠道具有传递信息快、约束力强、沟通效果好的特点。

非正式的沟通渠道可以细分为单串型沟通、饶舌型沟通、概率型沟通、密集型沟通。单串型沟通是指信息的传递是一个人传给另一个人，再由第二个人传递给第三个人，以此类推。饶舌型沟通是指信息的传递是由团队中的一个人传递给团队中的其他所有人，这个信息的发布者是关键人物。概率型沟通是指信息的传递是由团队中的一个人随机传递给某些人，这些人再随机地把信息传递出去。密集型沟通是指信息的传递是团队中的几个人的责任，他们掌握信息并把信息传递给若干人。非正式的沟通渠道一般不会给人造成过大的束缚和压力，在沟通中，团队成员更容易畅所欲言、交流思想，有利于提高沟通的开放性。

（三）主观因素

影响团队沟通管理的主观因素包括沟通双方的情绪和态度等。沟通是一个互动的过程，沟通意愿一般都通过沟通时的情绪、态度、语气、表情等表现出来。正是因为沟通的主体各自都扮演着不同的社会性角色，所以在沟通过程中难免会受到主观因素的影响，并且很多时候是不自觉地流露。团队的管理者与团队成员、团队成员之间的沟通都不可避免地带着各自的社会角色特点，因此，作为一个团队的管理者，要懂得根据沟通对象社会角色的特点而采取不同的沟通模式。除了采用言语言沟通外，也可以采取非语言的沟通方式，如倾听、抚慰、沉默等。

三、团队沟通障碍的处理

在团队沟通的过程中往往会出现一些状况，从而影响团队的和谐气氛，扰乱团队的正常沟通模式。团队的管理者要具备处理团队中一般性沟通障碍的能力。排除团队沟通障碍一般可以分为以下三个步骤：

（1）找到造成团队沟通障碍的发起者，了解他日常的表现如何。管理者可以在沟通的过程中对其仔细观察，力求客观地对他的言行进行判断。

（2）查找这些障碍持续蔓延的原因。管理者可以通过自我提问的方式来层层分析造成不良沟通言行在团队中不断发展的多方原因。

（3）思考处理团队沟通障碍的办法。这是管理者做出决策的过程，通过观察、分析来思考如何能够扭转此种局面，最后决定应该对沟通障碍做出怎样的反应行动。

团队沟通中的障碍主要包括成员中出现个性分子、成员言行不负责任、沟通中常常打岔、工作中袖手旁观和在团队中散布谣言等情况。对待这几种情况可以采用以下解决办法：

（一）个性分子

个性分子喜欢在团队中表现自我，希望得到所有人的关注。在团队讨论时，他会一直发言，或者频频打断别人，发表自己的言论，以期成为团队中的焦点人物。这样的行为往往会引起其他队员的不适和不满，如果不加干预，会引起团队内部的不团结，甚至影响团队工作的进展。

解决方法一：当个性分子滔滔不绝时，团队管理者要适时打断，礼貌的打断不会引起紧张的气氛，可以说“请先等一下，让我们来听听其他人有没有不同的意见”。

解决方法二：当个性分子肆意发表自己的言论时，团队管理者可以用论证的话语来向对方提问，如：“我们怎么能够证明你所说的这种情况呢?”用事实说话能够体现一种客观公正，必要时也能说服其他团队成员。

解决方法三：使用管理者的权威。在沟通发生针锋相对时，有必要动用领导者的权力来尝试控制局面。

（二）成员言行不负责任

这类团队成员喜欢在团队中随意发表自己对团队中人和事的看法，并不以事实为依据，而是以自己的喜好为评判标准，事后对自己的言行举止不承担责任，反而认为自己很无辜。这样的行为会浪费团队的时间，甚至影响其他队员的工作情绪，对团队协作产生消极的影响。

解决方法一：团队管理者与其进行私下沟通。为了照顾成员的面子和情绪，采用私下沟通的方式更容易被其接受。要对其说明个人的言行对整个团队发展的重要性，使其认识到随意发表不负责任言论的后果的严重性，并督促其加以改正。

解决方法二：使用团队压力。在团队沟通时，专门强调团队的规章制度，把它作为影响团队发展的问题加以讨论，重申团队精神和团队责任感的意义，达到制约此类成员言行的目的。

（三）沟通中常常打岔

这类团队成员在团队沟通时习惯性打岔，往往会将刚刚形成的讨论气氛破坏掉，分散其他成员的注意力。如果经常有成员在沟通会议时打岔，就会影响整个团队的工作效率，也会降低团队成员的信任和凝聚力。

解决方法一：直截了当地指出其言行的不恰当，要求其及时纠正。管理者提出言归正传的要求是最直接的表达方式，但是要注意措辞的恰当性、语调的严肃性，同时要避免使对方产生难堪而造成逆反心理。

解决方法二：采用幽默的方式制止打岔的行为，幽默的提醒方式有助于团队形成良好的沟通气氛，更容易被队员所接受。但要注意保持领导者的权威，避免使用不恰当的幽默方式。

（四）工作中袖手旁观

这类团队成员总是表现出一副“事不关己，高高挂起”的姿态，团队的事情似乎都与其无关，他们这种凡事“随便”的态度看似对其他成员没有造成太大的影响，但这种态度长期存在于团队中会发生“传染”。作为团队的管理者应该关注每个成员，强调团队的发展要靠全体成员的共同努力和协作。

解决方法一：采取责任制的工作模式。对于此类成员最好的方式就是把团队的工作细化，实行责任制，让每个成员都承担一定的工作任务并为此负责。详细具体的工作可以迫使此类成员参与团队的工作中。

解决方法二：在讨论时可以采用轮流发言。在团队沟通中，改变此类成员不参与讨论的做法就是要求每个成员轮流发言，这样每个成员都没有机会再袖手旁观了。

（五）在团队中散布谣言

谣言是团队中通过非正式的渠道传递的对团队不利的信息。谣言的危害性表现为：它破坏了正常的沟通途径，还可能伤害团队中的某些成员，甚至会损害团队的绩效。容易出现谣言的情况包括：(1) 团队处于动荡变革时期，成员会有种种猜测，也会因此而变得极为敏感，在这种情况下就可能对某些细节捕风捉影，散布谣言会造成人心惶惶。(2) 团队因工作原因需要对某个计划或决策进行保密时，也会给某些人制造散布谣言的机会。其动机可能只是出于好奇，但容易被人利用，给团队造成不必要的损失。(3) 无论是管理者还是团队成员，当因个人的原因给团队造成损失时，其他队员可能会对损失的原因进行猜测，这种相互猜忌会影响团队的和谐气氛，造成谣言的传播。(4) 就个人利益进行竞争时，涉及升迁、解雇或停职等团队成员最为关注也最为敏感的问题，如果无法从团队中得到确切的消息，就很容易产生猜测和谣言。

解决方法一：不予理会。对于对团队和个人影响不大的谣言，最好的方式就是不予理睬。有些谣言会随时间不攻自破，有时越是花时间和精力去辟谣，反而越会助长谣言的负面效果。

解决方法二：澄清事实。当谣言与团队前途命运或个人利益息息相关时，最好是在第一时间澄清事实，说出真相，否则会影响整个团队成员的工作情绪，严重时还可能导致人心惶惶，对团队的发展产生负面效应。

解决方法三：说明原因。当有些谣言传递的某些信息的确是事实，但因涉及团队某些决策必须保密时，要说明保密的原因，否则只会助长谣言的散布，产生更坏的影响。还应告知团队成员公开决策的明确时间，以稳定民心。

解决方法四：与散布谣言者沟通。应让成员意识到谣言的危害性，对自己的言行要谨慎，防患于未然。当出现谣言时，第一时间找到散布谣言者，进行必要的沟通，在合适的时机让他澄清事实。

团队沟通的 36 字秘诀

美国管理学家雷鲍夫说，当您着手建立合作和信任时，要牢记我们语言中的重要字眼：

1. 最重要的八个字是：我承认我犯过错误。
2. 最重要的七个字是：你干了一件好事。
3. 最重要的六个字是：你的看法如何?
4. 最重要的五个字是：咱们一起干。
5. 最重要的四个字是：不妨试试。
6. 最重要的三个字是：谢谢您。
7. 最重要的两个字是：咱们。
8. 最重要的一个字是：您。

同步训练

组建一个志愿者团队建设小组。设计团队名称、口号、队歌、标志；对团队成员进行分工：召集人、记录员、观察者、发言人等，并列出各自的职责，预期困难及应对方法。

任务二

设计团队沟通方案

情境导入

某医院为了帮助癌症老年病患者缓解心理上承受的压力和病痛折磨，组建了一个由医生、护士、护理员和社会工作者等专业人员共10人组成的跨专业陪伴小组，小组的工作中心任务包括：设计符合病人需求的陪伴服务方案，实施陪伴服务以及总结服务经验。在癌症老年病患中，有一位80岁高龄的刘奶奶，自己并不知道身患癌症，家人也不希望让她知道事实。

任务描述

作为跨专业陪伴小组的一名参与者，请你通过组织团队沟通会议的方式，明确为这位老年病患提供陪伴服务的方案。要掌握团队沟通中的角色分工、沟通技巧，根据需要，适时对方案做出调整。

相关知识

一、团队沟通的角色任务

团队沟通是一般日常工作中必不可少的环节，无论作为一名工作人员还是一名管理人员都要在团队沟通中识别沟通的对象、沟通的环境，据此来判断自己在团队沟通中的角色，以便更好地随机应变，达成沟通的目标。团队沟通一般可以分为：内部沟通，即与组织内部工作人员的沟通；外部沟通，即与组织外部人员的沟通。

（一）内部沟通中的角色任务

内部的团队沟通可以分为上下级的团队沟通和平级的团队沟通，以下通过两个案例来介绍这两种团队沟通中的各个角色任务。

1. 上下级的团队沟通

在组织中以团队方式进行的上下级之间的沟通通常表现为周期性的工作例会，如每日的交班会、每周的周例会、每月的案例讨论会等。在这些周期性的工作例会上，上级和下级的角色任务是截然不同的。

例如某养老机构为了确保每日工作的顺利开展，以及每位服务人员都更全面地掌握服务对象的实时状况，每天早上都要召开工作交班会。交班会通常由本部门的主任组织召开，部门内的护士、医生、社工、护理员都要参加。一天早上，部门主管照常组织召开部门的工作交班会，首先由前一天值班的护士报告有病情变化的老人的情况、老人请销假的情况以及其他突发的情况，接着值班医生报告了需要特别护理的老人的情况以及注意事项。护士报告说昨天晚上有一位老人在起夜上厕所的时候不慎跌倒了，造成了腿部的骨折，目前已转外院治疗。主管听完报告后又进一步询问了一些老人跌倒的细节问题，请值班的护理员做了补充，询问了社工及其他工作人员的看法，并叮嘱所有服务人员需要加强对重点服务对象的夜间巡视，又特别强调了服务态度方面的一些注意事项。

在这样一个简单的交班会上，涉及上级和下级之间的团队沟通问题。首先，护士、医生等作为下属，其角色任务是向部门主管这位上级领导详细报告值班期间老人的各种情况，在报告当中要明确老人的姓名、发生的病情或情绪变化及时间、处理的方法和结果，如果有特殊事件的发生，还要详细报告事件的原因、过程和结果。如上述护士报告的老人跌倒事件，应向主管报告跌倒的时间、地点、姓名，第一时间是谁发现老人跌倒，是否报告值班领导，是否告知老人家属，家属是否来院，来院后的态度及要求，老人是否转院，到目前为止老人的情况如何等，做这些报告的目的是让领导了解和掌握事态的发展情况，并做出下一步的工作安排。作为其他服务人员如医生、社工、护理员也可以就上述报告加以补充，但最好不要在交班会上随意发表片面的意见。作为部门的主管，其任务除了了解详细的事件发生过程及结果外，还要布置下一步的工作内容和注意事项。上述案例中，部门主管特意叮嘱大家要注意服务态度，其潜在的目的是告诉大家：虽然老人的跌倒主要是其自身的原因，但是如果家属因此事闹情绪，工作人员也要理解，并与家属保持良好的沟通。会后主管可以采取个别沟通的方式了解详情或听取意见和看法，进而对事件做出处理。下属也可以主动就此事与主管个别沟通。

2. 平级的团队沟通

在组织中以团队方式进行的平级之间的沟通通常表现为专业的案例分析会、为解决某个问题召开的专题讨论会。在这种团队沟通中，参与人员之间在职务上也许存在上下级的关系，但在沟通中不存在请示汇报和督导指示的关系，一般是就事论事地展开分析和讨论。

例如在一次案例讨论会上，一线护士报告了一位情绪抑郁老人的案例。

● 个案背景

服务对象：男，84 岁。

家庭情况：服务对象育有三个子女。大女儿在美国定居，小女儿已经去世。唯一能来探望的就是儿子，但儿子工作很忙，陪伴老人的机会很少。老人年轻的时候受过高等教育，工作中担任领导职务，性格很要强，事事亲力亲为。老人患有二型糖尿病，但他并不把病放在心上，一向认为按时吃药就可以了，即便是身体不舒服了，也不愿让别人来看，更不愿意告诉护士。

情绪变化：老人刚入院时，曾主动告知护士自己身患糖尿病，表现得很健谈，经常参加社工组织的各种活动，并且很乐意主动帮助其他老人。近期，护士发现老人总是在一个人闷在房间，不爱出门活动，也不爱与其他老人聊天了。另外，护士细心观察，发现老人有些厌食，逐渐消瘦。在例行的血糖监测时，护士还发现老人的血糖近期控制得也不是很好。问其原因，老人总是故意岔开话题，避而不谈。

● 介入服务目标

近期目标：

(1) 指导老人控制好血糖，避免病情加重。

(2) 增加与老人的沟通，找出精神抑郁的原因并帮助其舒缓情绪。

远期目标：

逐步帮助老人解开心结，并恢复到刚入院时的积极状态。

● 介入过程

(1) 主动建立关系。

护理人员增加了到老人房间探望的次数，帮助老人做一些日常生活中需要帮助的小事，如：在常用药的药盒上贴上大字标签，邀请与老人关系不错的邻居老人一起与老人聊天，与老人聊一些有意义的往事，请老人帮助工作人员写一些小通知、温馨提示等，并张贴在宣传栏里，鼓励老人与大家接触。

(2) 开展健康教育。

护理人员与老人沟通其目前的身体状况，让其进一步了解自己的病情，并提出就诊和改善的建议。

(3) 邀请老人参加活动。

工作人员尝试带着老人一起去参加大合唱小组活动。刚开始老人还有些抵触，护理人员让他在一旁先听一听。工作人员再次带他参加大合唱活动时，他便开始跟着节奏轻声哼唱起老歌，活动结束后情绪明显有了转变。

● 服务效果

(1) 找到了情绪抑郁原因。通过多次沟通，工作人员了解到近期老人时常想起自己年轻时种种骄人的成绩，感觉现在老了，没有用了，还经常麻烦儿女和工作人员，生活热情减退。

(2) 与老人建立了信任关系。通过主动接触，取得了老人的信任和依赖，愿意讲出自己的心事。

(3) 老人开始主动去参加大合唱，并且和合唱队的老人们相处十分愉快。

(4) 主动就诊，尝试新的药物，病情开始逐渐得到控制，心理压力得到减缓。

从整个案例的叙述来看，其内容都是遵循客观事实的一般叙述，不需要任何渲染，该护士的角色任务就是讲清楚案例的来龙去脉，供大家分析。

接下来就是所有参会人员对该案例的介入进行分析，每个参会人员不分职务高低，都只是就案例的问题进行讨论，提出可取之处、不当之处和需要改进的方面。在这个团队沟通中，所有人的角色任务就是将案例分析清楚，以便制定今后遇到类似案例的最佳处理方案。但一般情况下，组织的决策层是不参加案例分析讨论会的。

(二) 外部沟通的角色任务

外部的团队沟通可以分为与组织外部合作者的沟通和与组织服务对象的沟通。以下通过两个案例对团队沟通中的角色任务做具体介绍。

1. 与组织外部合作者的沟通

组织外部合作者包括业务上的合作伙伴、服务项目的承包单位、志愿者组织等多种类型的人员。通常合作之前、合作过程中及合作结束都要进行必要的沟通。

例如，社区服务中心为了推进居家养老服务，拟采用政府购买的方式购买社会工作事务所的老年社会工作服务。通过正式招标程序，阳光社会工作事务所中标。随后，阳光社会工作事务所的总干事及所属社会工作者与社区服务中心主任及负责该项目的工作人员一起召开了一个服务沟通会，就社区的老年人状况、服务需求、服务现状、下一步的服务方向等议题进行沟通。作为会议双方，社区服务中心的角色任务是交代社区情况、了解社工服务的安排以及提出建议和希望，阳光社会工作事务所的角色任务是了解社区情况、介绍事务所的社工情况以及服务的初步计划。这些工作任务也应该是社区服务中心提前策划好的，在明确了各自的角色任务后，沟通才能顺利进行。

2. 与组织服务对象的沟通

组织在工作过程中必然要与服务对象进行沟通，这种沟通除了一对一的方式，还存在小组的沟通方式，即在团队沟通中解决服务对象的问题。一般与服务对象进行团队沟通是为了解决某些服务对象共同的诉求问题。如，召开老年人共同管理委员会会议、举办服务需求座谈会等。

例如，某养老机构为了增加与服务对象的沟通互动，每月召开一次老年人代表参加的共同管理委员会会议，参与的人员包括机构领导、职能部门领导、老人代表。机构领导的角色任务是在沟通会上听取老人的意见建议，现场反馈并给大家通报近期机构内与老人相关的重大决策。职能部门领导的安排应根据老人的服务需求设计，如老人提出饮食相关的问题，则安排膳食部的负责人参会，其在会上的角色任务是要给老人以准确的答复，或者记录下来，个别沟通。组织沟通会之前要注意收集老人的意见建议，这样才能确保沟通更有针对性和实效性。

二、团队沟通的技巧

要确保团队沟通的顺畅，组织就要建立起一种固定的沟通制度，以确保团队成员之间能够及时沟通。在固定的团队沟通机制中要注意以下几个方面：

（一）领导者的责任

领导者要认识到沟通的重要性，并把这种思想付诸行动。组织的领导者必须真正地认识到与员工进行沟通对实现组织目标十分重要。沟通中要充分发挥领导的引领主题、稳定团队、树立权威等责任。

（二）团队成员的沟通水平

（1）在沟通过程中要集中注意力，以便信息准确而又及时地传递和接受，避免信息错传，接收时减少信息的损失。

（2）增强记忆的准确性，确保传递信息可靠，接收信息准确。

（3）提高思维能力和水平。

（4）培养稳定的情绪和良好的心理素质。

（5）创造一个相互信任、有利于沟通的环境，避免歪曲信息。

（三）语言文字表述

（1）使用语言文字时要简洁、明确，叙事说理要言之有据，条理清楚，富于逻辑性。

（2）措辞要得当，通俗易懂，不要滥用辞藻，不要讲空话、套话。

（3）非专业性沟通时，少用专业性术语。

（四）非语言沟通

非语言沟通是指人们从语言中包含的指示或语言之外的提示中解析出含义。适当使用手势语言和表情动作，可增强沟通的生动性和形象性。非语言的沟通往往能体现一个人的能力、可信度、亲和力。

（1）运用肢体语言。不太开放的成员不善于抓住说话的机会，需要有人帮他们一把。要帮助他人参与沟通，根本在于组织者的关注。你可以通过保持目光接触和用让他感到舒服的姿势，如面向说话人、身体前倾等，对成员表示你的鼓励。

（2）表现出强烈的自信心。当你想表达一个自认为极好的主意，但又担心被质疑时，你可以全力以赴，用你的脸、身体、嗓音表露出积极的情绪来解释这个想法，通常同伴就会受这种情绪的感染，听取你的建议。

（五）对话

要保持团队沟通的动力，团队成员之间就要有必要的对话。对话是一种交流，通过这种交流，人们可以达成关于他们认同的含义的共识。对话经常需要对想法进行重新界定。这就要求在沟通时运用坦诚、负责、肯定以及恰当的语言，创造一种成员之间相互关注、支持交流、降低防卫的氛围。

（1）坦诚。坦诚指的是开放性的沟通，了解自己，关注他人。一个坦诚的陈述通常很直接，同时也很谦恭有礼，顾忌他人的感受。坦诚是为自己的沟通负责，不让别的人来操纵你的反应。坦诚既能够展示自我、影响他人，又能够高度重视他人的权利。

（2）负责。负责的语言为他人改变其观点和观念留有余地。当语言富有假设性而非肯定性时，团队就会有更多的合作、更少的防御。团队成员要缓和语气，接受他人的观点以保持开放、合作的氛围。

（3）肯定。当别人承认你的想法和感受，并做出认真的回应时，你会有被认可的感觉。当一个人被肯定时，就容易坦诚，也容易对团队做出贡献。肯定一位团队伙伴将有助于他全力以赴地工作，也有助于团队创造一种合作的氛围。

（4）恰当。恰当的语言是指适合团队成员、自己及团队情况的语言。能否选择恰当的语言取决于你是否对它敏感，以及你如何判断想要达到的目的。这种选择同时需要用心和用脑，综合你能考虑到的知识层面、团队背景和成员感受。

（六）倾听

在大多数团队活动中，听者与说者的角色在不断地转换。积极的倾听者能够使从说者到听者以及从听者再回到说者的角色转换十分流畅。从倾听的角度而言，这意味着全神贯注于说者所要表达的内容，即使有机会也不去想自己接下来要说的话。在团队中，有效的语言沟通很大程度上取决于倾听。具有良好倾听技能的人往往可以在工作中自如地与他人沟通。作为团队，成员的倾听能力是保证团队有效沟通和保持团队旺盛生命力的必要条件，作为个体，要想在团队中获得成功，倾听是基本要求。有效的倾听能增加信息交流双方的信任感，是克服沟通障碍的重要条件。要提高倾听的技能，可以从以下几方面去努力：

（1）目光接触。

（2）赞许性的点头和面部表情。

（3）避免分心的举动或手势。

（4）要提出意见，以显示自己的专注。

（5）用自己的话复述对方所说的内容。

（6）要有耐心，不要随意插话。

（7）不要妄加批评和争论。

(8) 将听者与说者的角色顺利转换。

三、团队沟通方案的设计

团队沟通应有固定的流程和内容要求，一般的团队沟通方案可以使用通用模式，但在比较特别的团队沟通之前，需要对沟通方案做出特殊的设计。

(一) 团队沟通方案设计的一般步骤

1. 明确沟通的目的

团队沟通通常是为了解决一个问题、形成一项决策或传递一个信息。因此，在设计一个团队沟通方案时，首先要明确沟通的目的到底是什么。如果你是一个团队的领导，就要明确为什么要组织团队沟通。如果你是受团队领导的委托来组织团队沟通，那么你就要弄清楚领导的意图，并向领导示意你完全领会了他的实际意图。

2. 确定沟通的对象

明确了沟通的目的，下一步就是要考虑为了达到这一目的，需要和哪些团队成员进行沟通。选择正确的沟通对象才能确保沟通的目标顺利达成。比如我们的目的是对一项专业工作标准的合理性进行意见征询，那么我们需要沟通的对象就要包括标准的使用者、业内的专家、标准制定的专家，漏掉任何其中一类对象，都可能会造成沟通结果的偏差。

3. 选取沟通的方式

为了使沟通能够取得较佳的效果，我们要考虑通过正式的沟通渠道还是非正式的沟通渠道，采用会议讨论还是组织活动，或者选择与各类团队成员分别沟通，例如在专业标准的讨论中是分成专家组和使用者组，还是将团队成员集合起来一起沟通。无论哪种沟通方式都有其利弊，所以在选取沟通方式的时候，要分析一下利弊。

4. 限定沟通的内容范围

无论采用何种沟通方式，组织者都要对沟通的内容范围加以限定。如果是组织全体成员会议进行沟通，那么就比较容易控制沟通的内容；但是如果采取的是分层或分组的成员沟通，那么领导或组织者就要在第一次沟通时明确限定沟通的内容范围。例如，要针对整个组织机构改革的方案进行讨论，就要考虑在组织不同层级的团队成员进行沟通时，是否将方案的内容适当删减，因为不是所有的成员都有必要了解改革方案的全部内容。

5. 协调沟通的时间地点

在方案设计的时候一般都要将会议或活动的时间地点写清楚，非正式的沟通也要注意设计和选取合适的时间和地点，要考虑团队成员的时间、情绪等因素。安排在合适的时间和地点进行沟通，这对沟通的效果会有一定的益处。

6. 希望达到的预期效果

虽然在沟通的最初我们无法确定沟通的结果，但是在沟通方案设计的时候我们要将沟通效果的预期写在方案设计内容里，这样组织者能够做到心中有数，尽量朝着这个方向引导团队成员沟通。另外，也可以在沟通之后将达到的实际效果与预期效果进行比较，从而总结团队沟通的经验，以便持续改进。

7. 思考预期困难及应对措施

在沟通的过程中必然会遇到一些障碍和阻力，因为很少的情况下大家会立即取得一致的意见，除非是行政命令，否则就需要组织者花费一定的心思，思考在沟通的过程中可能会遇到哪些困难。例如，团队成员拒绝参与沟通、沟通会议上突然冷场或个别成员提出令人尴尬的问题等。针对这些问题都要制定相应的应对措施。

（二）团队沟通方案设计的注意事项

1. 注意沟通技巧的使用

任何一次团队沟通都需要用到一些沟通技巧，所以在进行团队沟通方案设计时，作为组织者或管理者必须考虑在团队沟通中使用必要的沟通技巧，以取得良好的沟通效果。

2. 注意避免长链条的沟通

团队沟通方案的设计中可能会因为沟通内容、沟通对象的不同，需要分层进行沟通，那么就会涉及沟通内容的多级或多层传递，这种情况下，我们就要注意不要设计过多的层级传递，因为越多层级的传递，就越容易导致信息的误传，或者重要信息的丢失，这是要尽可能避免的。

同步训练

针对上述情境，请开展角色扮演：分组，每组6～8人，分别扮演院领导、院内业务主管、持支持态度的员工代表和持反对态度的员工代表，模拟召开一次工作讨论会。

注意各人物角色的任务，练习使用沟通的技巧。模拟后进行总结，反思团队沟通的成功和不足。

任务三

组织会议

情境导入

为了提高整个机构的服务质量，养老机构计划建立标准化管理体系，以更好地规范机构的服务与管理。工作正式启动以前，院领导委托办公室组织一次中层管理者的讨论会，讨论建立标准化管理体系的意义和实施步骤。

任务描述

作为办公室的工作人员，你被指派筹备和组织这次讨论会，请运用组织会议的相关知识，制定会议的程序、讨论的议题以及针对标准化管理实施中可能遇到的问题的应对方案。

相关知识

一、会议成败实例

在工作中，我们总会面对各种各样的会议，但是这些会议真的都令人振奋而又很有意义吗？事实上，许多人不得不起早贪黑去完成那些因白天参加各种会议而无暇完成的工作。会议实际上是一种很好的沟通方式，但是不懂得如何去组织会议，抓不住会议的重点，就无法达到会议的目标。下面介绍一正一反两个案例，通过案例探讨通常情况下导致会议失败的常见原因，并进一步来讨论怎样组织一次有效的会议。

（一）正面案例

王先生是一个跨国公司的部门经理，麾下大约有 100 名员工。他对于有效沟通的必要性和重要意义深信不疑。因此，他坚持每月召开一次部门员工工作会议，集合部门所有工作人员，希望听取他们对各自的重点工作情况的汇报，并向他们宣布公司近期的重要计划和工作决策及其对本部门可能产生的影响，询问大家对重要问题和决策的意见和想法。但是，渐渐地，他发现每次会上提出问题的总是固定的几个人，而且基本上都是高级经理。虽然他们提出一些问题，但是问题数量很少而且没有给出什么建设性意见。这种情况从根本上背离了他开会的初衷，让他无法从会议中了解和掌握他想要的信息。

王先生思考召开会议的目的是什么。他认为除了要向本部门员工公布一下公司的重大行动外，也可以促进他们进一步讨论，反映一些问题，了解他没有完全解释清楚的问题，同时提升员工对公司和上司的信任感，使他们更好地投入工作。接着，他又问自己："假设你是一个普通的员工，在部门所有人，包括你的领导、领导的领导面前，你会不会反映一些问题？即便是提出问题，都会提哪类问题呢？这个问题应该提给谁，是给他自己的直接上司——高级经理，还是给你？如果反映给你，那么这些问题是否符合他的直接领导的心意？"王先生经过思考，茅塞顿开，从那以后，他每周只召开一次非常简短的高级经理人工作例会，请他们汇报分管工作的重点问题，再沟通需要和其他高级经理人之间协调的问题，通告公司的重大事件，以给大家提供有价值的重要信息并鼓舞士气。然后，他鼓励各高级经理定期组织本组的成员召开工作总结分享会，鼓励大家积极讨论，最终各高级经理人将会议上所提出的问题、建设性的意见和建议书面上报给他，根据所有报告综合对比考虑部门的问题，再根据具体的问题与个别小组召开沟通会。这样，既节省了时间，又照顾到每位员工的想法和面子，不用每月与每个员工见面，却能够掌握整个部门在工作中面临的问题，更多地掌握部门工作人员的情况，真正达到了会议组织的最终目标。

从王先生的案例中，我们可以看到，一开始他以全体工作人员为对象，结果造成了会议失败，后来他将高级经理人作为参与对象，并对会议内容、时间做了略微的调整，终于获取了他所想要的信息，同时也让全体部门员工有了真正发表见解的机会和途径。由此可见，每一类会议组织的一般程序是类似的，但是由于会议所要达到的目标不同，会议的对象、内容都会迥异，所以在会议组织之前要充分考虑如何才能达到会议的目标。

（二）反面案例

某小型企业每季度进行一次面向全体员工的工作意见调查，近一年来，员工们普遍反映的问题是：公司内部的沟通渠道不太畅通，普通员工很难有机会与公司的高级管理层沟通交流。因此，公司的首席执行官决定每周以问答的方式举办一次简短的会议来改善内部沟通。但是，由于公司正处于转型时期，结果连秘书都会在沟通会上问一些令人很尴尬的问题。首席执行官很不喜欢这种状态，因此他建议大家提前将需要沟通的问题以书面的形式交给他，虽然员工们递交了书面问题材料，但是现场还是会有人临时提出一些令人不愉快的问题。最后，首席执行官终于忍无可忍，他建议所有员工继续完善所提的问题，每次开会的时候仅回答书面提交的问题，会议期间禁止提问。结果原本是为解决沟通不畅问题而设计的沟通会变成了领导的工作报告会和宣传动员会。这也引发了员工的不满，会议参加的员工比例从开始的75％左右缩减到15％。

首席执行官最初的目标是通过沟通会与员工之间建立一条畅通的沟通渠道，进行一些必要的实质性的对话，了解他们真正需要解决的困难并尽量帮助解决，从而化解员工们在意见调查中反应最强烈的沟通问题，增强团队的凝聚力。但是，当他的行动转变为仅仅是召开一个简单的“告知会”的时候，员工们都失去了参与的积极性和信心。

从该公司的案例中我们可以看到，公司领导层最初的想法是很好的，并且也是从员工的角度出发、抱着解决问题的态度的，但是当员工并没有在沟通中配合他的想法时，他便显得烦躁和手足无措了。这是因为从始至终他都没有搞清楚员工到底为什么对沟通渠道的问题反应如此强烈，真的只是为了更多地见到领导层吗？实际上，他们最终想要达到的目的是解决自己的问题。组织会议当然是一种非常好的沟通形式，但是并不能简单地仅通过会议的形式解决问题。会议是一种团体的沟通形式，而在会议之前、会议之后都不能缺少个别沟通的跟进。

二、会议组织失败的常见原因

（一）通知会议议题不明确

会议之前一般都要给参与者发一个会议通知，但是往往容易忽视通知会议的议题或者议题表述并不明确，如果参与者搞不清楚会议要讨论什么问题，那么事先就无法进行思考和准备，会议上的讨论容易跑题，让会议的组织者花费更多的时间重新聚焦，导致会议无法达到组织的目标。

（二）参会人员定位不准确

组织召开一个会议之前要考虑好参会的对象定位在哪些人身上，通过哪些人来获取或者达成会议的最终目标。有时候，我们一味追求现场的效果而忽略了哪些人才是真正的目标参会对象。如果开的是一个征求老年人服务满意度的征求意见会，找来的老人都是日常对服务意见非常多的老人，那么意见征求的结果往往就会偏离实际情况，对服务的评价有失公平，因此，召集恰当的人来参会才能获得会议沟通的成功。

（三）会议准备资料不充分

有时，为了帮助会议沟通顺利进行，需要准备一些辅助的参考资料给参会者，以便他们了解会议沟通的主要内容。如果事先不为参会者准备好会议资料，那么他们在会上就只能听和想，不能看。如果在会议前就将需要的一些参考资料发给参会者，或者在现场为参会者准备好会议资料，就可以确保会议的内容更容易被理解，也便于沟通讨论。

(四) 会前缺乏必要的沟通

如果要召开一次上下级或者与服务对象之间的沟通会议，那么在会议之前需要与参会人员先进行个别的、必要的沟通，特别是针对个别分子或对某些问题可能存有异议的人，预防在沟通会上发生一些令主持会议者比较尴尬的场面。如果要解决一些双方有冲突或者涉及某一方利益的问题，一定要在会前做一些沟通的工作，以便在会议上能够更好掌控，并最后取得讨论的主动权，引导讨论议题的发展方向。

三、有效会议的组织

会议是一种很好的沟通方式，也是实施有效管理的措施，管理者应该如何有效地组织召开会议是一个非常关键的问题。一般要做好以下几个部分的工作：

(一) 会前思考与讨论

(1) 确定组织召开会议是否必要。能否通过其他方式使会议计划解决的问题更有效地获得解决。

(2) 确定会议的目的。试图达成什么样的结果？会议准备做出什么样的决定？

(3) 准备议事日程。列出与会议目的有关的项目。依重要程度进行项目排序。

(4) 收集所有与会议议题有关的信息。如果太长、太多，则需要将其要点摘录出来。

(5) 根据要讨论的议题限定参会人员群体。

(二) 会议准备

1. 会议资料准备注意事项

(1) 在具备条件的前提下，将参会人员的资料按人数准备好，注意区分参会人员的角色（如分成会议主持、参会领导、参会普通人员），资料按照人员角色分别准备。

(2) 会议资料较多时，需要按照会议议程将会议资料按次序排放，最好装订成册，编好页码，方便参会人员阅读。

2. 会议通知注意事项

会议通知分为口头会议通知和书面会议通知，其中口头通知只适用于参会人员较少的非正式会议，书面会议通知需注意以下几点：

(1) 正式的书面会议通知应包含会议时间、会议地点、参会人员、简要的会议议程说明等。

(2) 书面会议通知应通过正式途径发送给参会人员，如：电子邮箱（确保每个参会人员都已被呈送会议通知，避免遗漏），通知发送完毕后，要以短信或电话的方式确认参会人员已收到通知。如果参会人员相对集中，也可以采取在公示栏等位置张贴通知的方式。

(3) 会议通知应提醒参会人员准备好相关的资料，例如：总结日常工作中遇到的难题、困惑，或者要与其他人协调沟通的问题等。

3. 会议议程安排注意事项

(1) 会议开始时简要解释会议整体流程，将会议分为几项内容，如工作汇报阶段、讨论阶段、工作安排阶段等。会议流程介绍需要整理成正式文档作为会议主持的资料装订好，一般情况下没有会议主持人的情况下可由会议组织人员介绍会议流程。

(2) 安排会议议程时应考虑到会议时间，尽量将会议时段安排在正常工作时段内，如9：00—11：00或者15：00—17：00，如果是跨天的会议或者占用中晚餐时间的会议，需要考虑是否安排食宿等问题。

4. 会场布置注意事项

(1) 会议场所应提前安排好，并在书面会议通知中告知参会人员。

(2) 根据参会人数安排好坐席，将会议资料在会议前摆放在坐席上。

(3) 需要用到视频放映或者开视频会议时，要调试好会场的投影仪、调音台、幕布、麦克风等设备。

(4) 会议组织人员应准备好各项会议记录工具，如笔记本、签字笔、相机等，以便于在会后做好会议总结工作。

(5) 设置专门的饮水处或将饮用水摆放在坐席位置。

5. 现场安排（人员入场时）注意事项

(1) 会议开始前在会场入口处设立接待处，准备好签到表，请参会人员签到。

(2) 会议资料较少时可在参会人员签到时分发给参会人员。

(3) 必要时安排现场服务工作人员负责倒水或处理临时突发情况。

（三）会议期间控制

(1) 叙述会议的目的。

(2) 核对并记录参会者。

(3) 根据议事日程顺序提出每个项目议题，然后进行讨论，征求有关参会者的意见。

(4) 掌控好会议时间，尽量给每一个人表述自己意见的机会。

(5) 控制讨论过程。发生与论题无关的问题时，应及时聚焦，引导大家回到议题本身。

(6) 如果讨论出现各种不同的见解，要根据自己的理解将各种观点加以概括。

(7) 坚持预定的时间，不要拖延。

(8) 在每个项目讨论结束后加以概括，以便决策或达成结论。

(9) 在会议结束时，对已取得的结果进行概括。

(10) 会议中还需做好以下工作：

会议记录：安排好专职的会议记录员，对参会人员的发言进行记录（特别是讨论性质的会议），必要时进行录音或录像，记录内容会后要进行整理，形成会议纪要存档。

参会人员就座后，提醒全部参会人员关闭手机或调成静音。

会议时间较长时，可适当安排中场休息时间。

(11) 会议中的注意事项。

发言时不可长篇大论、滔滔不绝。

不可从头到尾沉默到底。

不可取用不正确的资料。

不要尽谈些期待性的预测。

不可做人身攻击。

不可打断他人的发言。

不可不懂装懂，胡言乱语。

不要谈到抽象论或观念论。

不可对发言者吹毛求疵。

不要随意中途离席。

（四）会后工作

1. 整理会场

查看现场环境，是否有遗漏的会议资料或物品；将会议使用的设施设备还原，检查有无损坏，打扫会议现场。

2. 整理会议记录

（1）整理好会议中的文字记录和图片、视频，进行备案。

（2）完成会议纪要和撰写简报等总结材料。内容应包括会议议程各项内容、主要人员发言材料、会议讨论内容和总结性结论。

（3）整理完成会议总结材料后报领导审批。

（4）得到领导审批之后将会议总结资料归档保存。

会议组织流程可参见图 11—1。

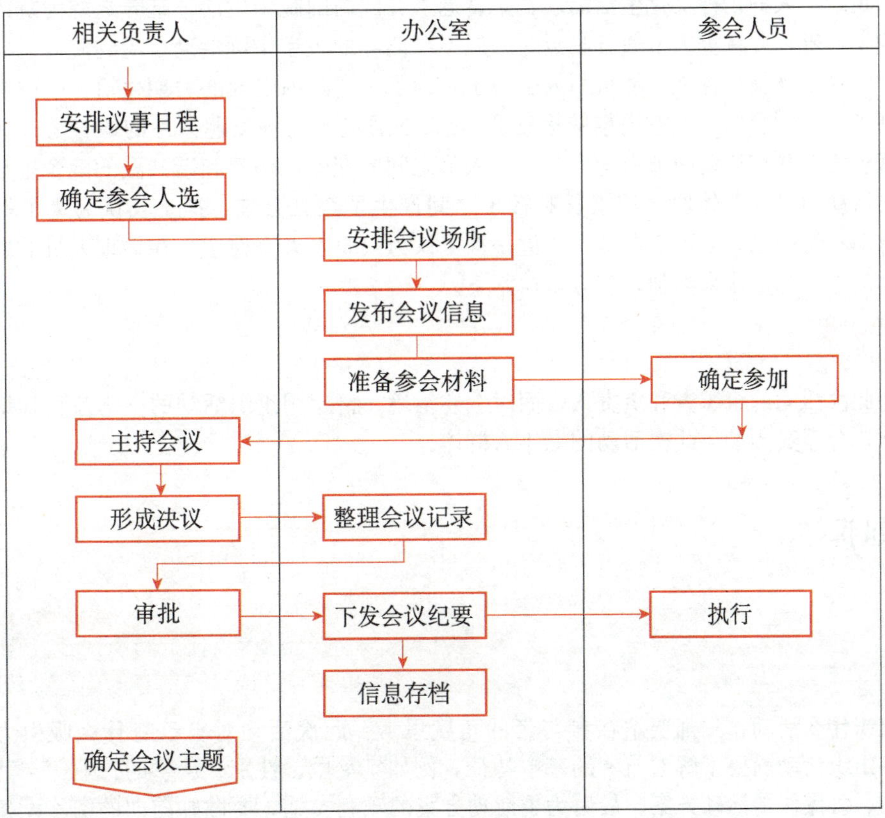

图 11—1　会议组织流程

同步训练

社区服务中心准备组织一次社区居民委员会关于社区老年人服务需求的意见征求会，你作为本次会议的筹备者，请列出会前需要做的准备工作以及会议中的注意事项。

任务四

组织活动

情境导入

为了满足老年人的精神文化生活需求，丰富老人在院内的晚年生活，某养老院为院内老人开展了各类兴趣学习班，并在重大节假日临近时开展不同内容的大型主题活动，受到院内老年人的广泛关注和好评。夏季来临，各类兴趣班都放暑假了，为了丰富院内老人的暑期生活，院内社工特别为老人们策划了一个“暑期老人室内趣味运动会”，旨在通过开展各类趣味性的体育游戏比赛，丰富老人的暑假生活，并在活动中加强老人与工作人员之间的交流，构建和谐共融的院舍生活。在确定能够来参与活动的老人群体时，护士长和社工之间产生了意见分歧，护士长认为为了保证老人安全，所有行动不便的老人就不必参加了，但是社工认为只要老人有愿望，在护理人员的协助下可以来参加活动的老人都应该来参加，双方争执不下。

任务描述

你作为此次活动的组织者和负责人，面对上述情境，请运用组织活动的基本流程知识，充分注意相关事项，合理安排参与此次活动的老年人群体。

相关知识

一、活动前的准备工作

无论组织什么活动首先都要站在参与者的角度思考：此次活动对自己有什么吸引力？换句话说，就是在组织活动前要了解参与者的基本特征，例如年龄段、性别、从事的行业等。其次要设计一个完整的、可操作的活动方案。最后为了活动方案的顺利实施，要做好前期的实施设备等物资准备、活动通知的发布以及工作人员安排等沟通协调工作。

（一）活动需求评估

组织活动的出发点应是满足潜在参与者的需求，因此，在组织活动之前应该做一些必要的需求评估。包括对活动的项目内容、时间地点的意见征集，对潜在的参与者的基本情况的评估，对以往活动组织的资料的收集整理等。结合这些征集的资料和评估的结果来确定活动的形式及主题等，这样能够更好地确保活动的针对性，活动也容易得到团队的认可。

（二）活动方案设计

一个完整的活动方案设计应包括以下几个方面：

1. 背景介绍

说明组织活动的大背景和整体的活动目的，以及为什么要组织这一类的活动而不是其他的活动。

2. 需求评估

如何对活动的潜在参与对象进行需求评估，评估的结果是什么，要能够足够支撑该活动的组织目标。

3. 服务计划

（1）活动理念及理论架构。说明活动组织背后的理论依据。

（2）活动目标。如果活动分为几次进行，并且每次都有自己的主题，那么活动目标里就要写清楚总目标和每一次小活动的分目标。注意这些目标都是要围绕需求设立的。

（3）对象。即活动的潜在参与人员，或者说是活动组织者计划要通知的人群。

（4）时间及地点。明确的活动开展日期、时间和地点。

（5）活动规则。如果有特殊的活动要求，比如举行趣味运动会，就会有具体的活动项目的参与规则，其也可以作为附件附在方案的后面。

（6）招募方式。计划如何通知参与者，比如张贴海报、发放宣传单、电话通知等。

（7）活动流程安排。这一内容是要非常详细具体地写出来的。集合时间、开始时间、每项活动的参与人员等都要明确，这些内容都要求有可操作性。

（8）注意事项。说明在活动的每个环节要注意的事项，比如安全方面的、物资准备方面的、突发事件等。

（9）所需资源。

1）物资准备：列出整个活动组织过程需要的物品和资料。

2）人员分工：列出活动组织过程中各个工作人员的角色任务。

（10）应急预案。制定突发安全事件或出现阻碍活动进行的事件时的应急处置方案。

（三）活动前的沟通协调

所有的活动组织都不是一个人就能够完成的，这需要所有团队成员的沟通和配合。从计划组织活动开始就需要活动发起者与相关人员进行不断的沟通协调。

1. 需求评估环节的沟通协调

在进行需求评估之前，活动发起者要协调人事部门或服务对象的管理部门，提出进行评估的请求，在他们的配合协助之下实施评估。

2. 方案制定环节的沟通协调

在制定活动方案的过程中，要确定活动时间和地点、活动所需的物资，这些都需要活动组织者与相关的部门进行沟通协调。有一些特殊的活动，例如临终老人家属的情绪抚慰小组，是需要比较私密的空间的，所以场地的选择很关键。在时间安排上，要选择比较合适的时段，例如老人运动会、棋牌比赛尽量安排在上午，老人精神比较饱满的时段。

二、活动过程中的角色安排与分工

在活动组织的过程中，根据活动内容的不同，需要安排各类工作人员。以老年人室内趣味运动会为例。在此项活动中，需要的工作人员包括：活动主持人，运动项目负责人、计分人，现场秩序维护人员，领奖处工作人员。他们各自有不同的工作任务。

主持人：负责在活动开始之前向老年人介绍运动会的整体活动安排、各个活动场地的位置和负责人，强调运动会活动过程中的安全注意事项。

运动项目负责人：在活动进行当中，协助老人安全有序地进行活动，根据项目的需要，及时进行物品归位。

运动项目计分人：记录每位参与活动的老人的得分，以便在活动最后统计总分，排出名次。

现场秩序维护人员：负责现场巡视，及时发现老人突发的任何情况，如身体不适或意外跌倒，以便及时做出应对。可以根据活动的规模、场地的大小，安排现场秩序维护人员的数量。

领奖处工作人员：一般老年人的趣味运动会会给每位参与的老人一个鼓励奖，所以要设置一个领奖处，安排2～3名工作人员，随时可以给老人发放鼓励纪念品，并做好记录。

三、活动结束后的整理工作

（一）物资整理

活动结束后，组织者要带领团队的工作人员对活动物资进行整理和清点，注意不要遗漏物品和资料，对于比较贵重的物品要小心保存，可以重复利用的物品要整理好，以便下次类似的活动使用。

（二）活动总结

活动后的总结往往容易被组织者忽略，特别是娱乐类的活动一般都没有做过认真的活动总结，但活动总结非常重要。活动总结可以采取书面总结的方式，也可以采用团队讨论的方式，目的是总结活动中的经验和不足，以便以后的活动可以持续改进。

同步训练

方案设计：某养老院为了缓解员工的工作压力，拟举办一次员工春游活动，请你拟定一个活动方案。

项目小结

团队沟通方案设计项目包括组建团队、设计团队沟通方案、组织会议和组织活动四个任务。本项目主要内容为理解团队沟通的意义、在组建团队和开展任何形式的团队沟通的过程中认识有效沟通的重要性、对沟通处境进行分析判断、做出合理的沟通方式决策并制定科学的沟通方案。重点是掌握团队沟通的技巧及团队沟通方案设计的步骤和注意事项。

思考练习

1. 如何定义团队？

2. 什么是团队沟通？影响团队沟通管理的三大要素是什么？

3. 团队沟通中，有哪些常见障碍问题？如何处理这些障碍？

4. 团队沟通的技巧和团队沟通方案设计的步骤及注意事项是什么？

5. 会议的功能是什么？

6. 会议组织有哪些流程？

案例分析

1. 假如你是新上任的护理员小张，因为指出了资深护理员李姐的工作失误而让她生气并故意在工作中给你难堪，请你设计与她的沟通方案。

2. 假如你是护理员小李，某天需要向护士长汇报服务对象高爷爷的服药变化情况，请你设计简明扼要的汇报方案。

3. 居家护理员小王，在照护王奶奶8小时后，需要向夜班护理员交代王奶奶白天的情况变化、未完成的工作、需要注意的事项，请你列出需要交接的内容。

4. 某养老院要组织一场老人秋季运动会，请你为活动主持人小刘写一份主持词。

5. 方案设计：某培训中心的项目部最近接到了一个以员工心理咨询技能提升为主题的培训任务，由于中心以前未开展过此类培训，因此项目部计划召开一次讨论会，策划一下培训的内容。请你为部门的这次沟通会设计一个团队沟通方案。

延伸阅读

一只木碗

从前有个老人，跟他的儿子、儿媳和孙子住在一起。老人老得连路都走不动了，他眼睛花，耳朵也背，双膝还不停地发抖。老人无法照料自己，他坐在餐桌前吃饭的时候，汤匙也握不稳，常常会把菜汤洒在桌布或地上。儿子和儿媳都嫌弃他。

有一回，老人吃饭时，又把汤洒了一地，碗也摔碎了。儿媳妇非常生气，指着老人的鼻子大声嚷道："你怎么吃的饭！天天把汤和别的东西洒一地，还把碗都给摔碎了！尽给我添乱。你知道我一天多忙吗？想把我累死呀！"于是，他们不许老人上桌吃饭了。吃饭时，他们把他赶到灶后的角落里，给他一只瓦盆，瓦盆里只有一点点饭菜。老人每顿饭都吃不饱，还得经常挨骂。老人伤心极了，常常一个人在灶后的角落偷偷眼泪。

有一天，老人的手颤抖得连那只瓦盆都端不稳了，瓦盆掉到地上打碎了。儿媳没完没了地训斥他，老人一声不吭，只是不住地叹气。夫妻俩商量：咱这爹，什么都能被他摔碎，长此下去，咱得花多少钱给他买碗买盆呀！得想个办法，什么东西是不容易摔碎的呢？对了，用木头给他做个碗。

于是，儿子找来了一块木头，开始动手做木碗。一会儿工夫，木碗就做好了。儿媳正想把碎木片清除出去，老人四岁的小孙子跑了过来，他把地上的碎木片拾掇到了一起。“你这是干什么？要这些没用的碎木片做什么用？”老人的儿子问。“我要把这些碎木片做成一只木碗，留着它，等我长大了，就把它拿出来给爸爸妈妈吃饭用。”听到这话，儿子和儿媳相互对视了一会儿，先是一脸苦笑，最后哭了起来。他们终于明白了：自己的所作所为，儿子都是看在眼里，记在心上的。

从此，他们不再将老人赶到角落里吃饭，而且，即使老人洒了点什么，他们也不再说什么了。慢慢地，他们对老人越来越好了。

卖氦气球的老人与黑人小孩

一天，几个白人小孩在公园里玩。这时，一位卖氦气球的老人推着货车进了公园。白人小孩一窝蜂地跑了上去，每人买了一个气球，兴高采烈地追逐着放飞的气球跑开了。白人小孩的身影消失后，一个黑人小孩怯生生地走到老人的货车旁，用略带恳求的语气问道：“您能卖给我一个气球吗？”“当然可以，”老人慈祥地打量了他一下，温和地说，“你想要什么颜色的？”他鼓起勇气说：“我要一个黑色的。”脸上写满沧桑的老人惊诧地看了看这个黑人小孩，随即递给他一个黑色的气球。他开心地接过气球，小手一松，气球在微风中冉冉升起。老人一边看着上升的气球，一边用手轻轻地拍了拍他的后脑勺，说：“记住，气球能不能升起，不是因为它的颜色，而是因为气球内充满了氦气。”

成就与出身无关，与信心有关。这个世界是用自信心创造出来的。有自信，积极地面对自己所拥有的一切，会帮助人登上成功的山顶。

参考文献

1. 王建民编著．企业管理沟通实务（第三版）．北京：中国人民大学出版社，2012.
2. 赵慧军主编．管理沟通——理论·技能·实务．北京：首都经济贸易大学出版社，2004.
3. 康青主编．管理沟通教程．上海：立信会计出版社，2003.
4. 申明，郭小龙编著．管理沟通．北京：企业管理出版社，2002.
5. 盖勇，王怀明主编．管理沟通．济南：山东人民出版社，2003.
6. 孙健敏主编．管理中的沟通．北京：企业管理出版社，2004.
7. 陈春花主编．管理沟通．广州：华南理工大学出版社，2002.
8. [美] 查尔斯·E·贝克著．管理沟通——理论与实践的交融．康青，等，译．北京：中国人民大学出版社，2003.
9. 魏江编著．管理沟通——理念与技能．北京：科学管理出版社，2001.
10. 王磊编著．管理沟通．北京：石油工业出版社，2001.
11. [美] 基蒂·O·洛克著．商务与管理沟通．梁洨洁，译．北京：机械工业出版社，2002.
12. [美] 迈克尔·E·哈特斯利，林达·麦克詹妮特著．管理沟通——原理与实践．北京：机械工业出版社，2000.
13. 时代光华图书编辑部编．有效沟通技巧．北京：中国社会科学出版社，2003.
14. MBA 核心课程编译组编译．哈佛商学院 MBA 最新核心教程——谈判与沟通．北京：九州出版社，2002.
15. [美] R·勒德洛，F·潘顿著．有效沟通．李博，黄红，译．北京：中信出版社，1998.
16. [美] 拉尔夫·G·尼科尔斯，等著．有效沟通．李维安，等，译．北京：中国人民大学出版社，2001.
17. 苏勇，罗殿军主编．管理沟通．上海：复旦大学出版社，1999.
18. 罗锐韧，曾繁正主编．管理沟通．北京：红旗出版社，1997.
19. 谢进编著．精妙沟通技巧．广州：广东高等教育出版社，1998.
20. [美] 史蒂芬·P·罗宾斯著．管理学（第四版）．黄卫伟，等，译．北京：中国人民大学出版社，1997.
21. [美] 史蒂芬·P·罗宾斯著．组织行为学精要．郑晓明，译．北京：机械工业出版社，2000.
22. 汤小映主编．演讲谋略与技巧．成都：四川大学出版社，1997.
23. 李东主编．知识型企业的管理沟通．上海：上海人民出版社，2002.
24. 赵春明主编．团队管理——基于团队的组织构造．上海：上海人民出版社，2002.

25. ［美］小艾尔弗雷德·D·钱德勒著．看得见的手——美国企业的管理革命．重武，译．北京：商务印书馆，1987.

26. 胡巍主编．管理沟通——原理与实践．济南：山东人民出版社，2004.

27. 顾炜主编．多元文化与护理．北京：人民卫生出版社，2008.

28. 姚慧编著．全方位养老照护指南．宁波：宁波出版社，2011.

29. 洪立，王华丽主编．聪明的照护者——家庭痴呆照护教练书．北京：中国新闻联合出版社，2011.

30. 冷晓红主编．人际沟通．北京：人民卫生出版社，2006.

31. 刘惠军主编．医学人文素质与医患沟通技能教程．北京：北京大学医学出版社，2011.

32. 吴华，张韧韧主编．老年社会工作．北京：北京大学出版社，2011.

33. 邬沧萍，姜向群主编．老年学概论（第二版）．北京：中国人民大学出版社，2011.